南药治疗妇科疾病方剂集萃

何军雷　麦鸿飞　主编

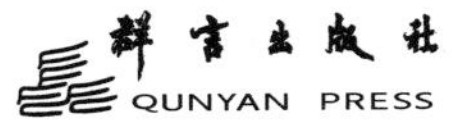

·北京·

图书在版编目（CIP）数据

南药治疗妇科疾病方剂集萃 / 何军雷，麦鸿飞主编 . -- 北京：群言出版社，2024.7
ISBN 978-7-5193-0963-3
Ⅰ. R289.5
中国国家版本馆 CIP 数据核字第 20244MC329 号

出 版 人：马红治
责任编辑：孙平平
封面设计：李士勇

出版发行：群言出版社
地　　址：北京市东城区东厂胡同北巷 1 号（100006）
网　　址：www.qypublish.com（官网书城）
电子信箱：qunyancbs@126.com
联系电话：010-65267783　65263836
法律顾问：北京法政安邦律师事务所
经　　销：全国新华书店

印　　刷：三河市腾飞印务有限公司
版　　次：2024 年 7 月第 1 版
印　　次：2024 年 7 月第 1 次印刷
开　　本：710mm × 1000mm　1/16
印　　张：26.75
字　　数：452 千字
书　　号：ISBN 978-7-5193-0963-3
定　　价：138.00 元

编委会

前　言

“南药”指产自我国广东、广西、海南、云南及福建等亚热带、热带地区的中药材和历史上经海路从非洲和亚热带地区进口的中药材，是我国中药资源的重要组成部分。海南因具有温度适宜、空气湿润、地理环境多样的特殊地理和气候条件，成为孕育南药的天然植物宝库。

海南南药按历史来源和药材产地可分为两类：一类是进口南药，即传统南药，是指从西汉时期开始从东南亚进口与引种的南药，早期引进的南药主要有象牙、犀角、玳瑁、乳香、郁金、苏木、青木香、胡椒、荜茇、雄黄、沉香、苏合香、血竭、阿魏、丁香、珍珠、龙脑香、琥珀、补骨脂、白豆蔻、安息香、没药、草果、胖大海、降香、琥珀、肉豆蔻、芦荟、番红花等；1949 年以后，我国共引种南药 100 余种，包括爪哇白豆蔻、南天仙子和催吐萝芙木等。另一类是本土南药，其中野生资源储量大的品种有苦楝、白茅、青葙子、九节、白背叶、三叉苦、土茯苓、白花蛇舌草、草豆蔻等。新世纪以来，海南立足独特的药材资源，提出“宝岛无污染，海南出好药”的口号，努力打造“热带宝岛南国药库”，为南药的临床应用提供了有力保障。

第四次全国中药资源普查工作数据显示，海南有近 2500 种药用植物，所产槟榔、益智仁、砂仁、巴戟天、牛大力、降香等一大批南药，独具特色与道地性。其中，槟榔、益智仁、砂仁、巴戟天四大南药闻名遐迩。除知名南药外，还有像朱藤、娃娃藤、元根等许多寂寂无名的海南中草药，在临床上发挥着独特的疗效，如我国药用植物学专家黄燮才教授主编的《妇科病中草药原色图谱》一书，精选了妇科病临床常用中草药 100 种，其中 84 种均种植生长在海南。

2021 年，琼海市中医院妇科被遴选为海南省临床医学中心（中医妇科）建设单位，其后成为海南省中医优势专科集群（产后康复）牵头单位，将热带地区的南药黎药对中医妇科疾病的临床应用作为学科重点发展方向。故此，本书以槟榔、巴戟天、益智仁、砂仁、豆蔻、何首乌、鸡血藤、高良姜、胡椒、沉香、藿香、檀香、安息香、降香、莪术15味妇科常用南药为纲，本着吸取精华、注重实效的原则加以归纳整理，选取了历代医著中的妇科常用方剂1079首，按方名拼音顺序予以排列。本书力求选方博而不杂，内容简明扼要，方切实用，并邀请深研方剂及临床多年的专家学者对部分重要方剂分析撰写方解，以备临证参考。同时，为更好地展现每味南药在中医妇科临床的应用情况与特色，保留不同章节中的重复方剂，对同一章节内的同名异方则按次序予以标注。本书出版得到海南省临床医学中心建设项目资助，在中国医学科学院药用植物研究所海南分所刘洋洋博士指导下完成。在本书编写过程中，承蒙北京中医药大学东直门医院妇科史云主任、群言出版社马红治社长的指点策划与鼎力相助，在此深表谢意。由于水平所限，书中讹误纰漏在所难免，敬请读者批评指正。

目　录

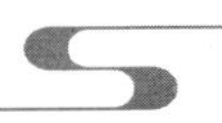

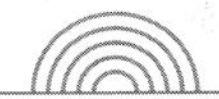

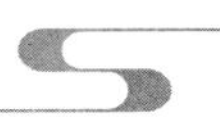

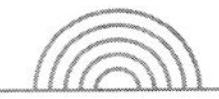

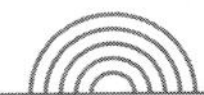

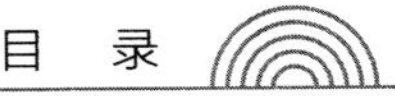

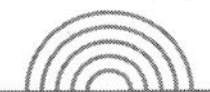

第十二章　沉香……301

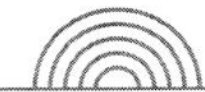

第一章　海南南药的历史与现状

在我国的辽阔疆域中，分布着种类繁多、产量丰富的药物资源。海南省具有温度适宜、空气湿润、地理环境多样的特殊地理和气候条件，具有南药生长的优越环境，成为孕育南药的天然植物宝库。根据杨小波编撰的《海南植物图志》收载，海南目前有 6 036 种植物，具备药用价值的有 3 800 余种，素有“天然药库”之称。第四次全国中药资源普查工作数据显示，海南有近 2 500 种药用植物，所产槟榔、益智、砂仁、巴戟天、牛大力、降香等一大批南药，独具特色与道地性。其中，槟榔、益智仁、砂仁、巴戟天四大南药闻名遐迩。

“南药”指产自我国广东、广西、海南、云南及福建等亚热带、热带地区的中药材和历史上经海路从非洲和亚热带地区进口的中药材，是我国中药资源的重要组成部分。根据历史来源和药材产地，可将海南南药划分为两类：一类是进口南药，即传统南药，是指从西汉时期开始从东南亚进口与引种的南药，早期引进的南药主要有象牙、犀角、玳瑁、乳香、郁金、苏木、青木香、胡椒、荜茇、雄黄、沉香、苏合香、血竭、阿魏、丁香、珍珠、龙脑香、琥珀、补骨脂、白豆蔻、安息香、没药、草果、胖大海、降香、琥珀、肉豆蔻、芦荟、番红花 29 种；1949 年以后，我国共引种南药 100 余种，包括爪哇白豆蔻、南天仙子和催吐萝芙木等。另一类是本土南药，其中野生资源储量大的品种有苦楝、白茅、青葙子、九节、白背叶、三叉苦、土茯苓、白花蛇舌草、草豆蔻 9 种。

一、海南南药的历史渊源

海南开埠设治，始于汉代，距今已有两千多年。从《汉书》始，已有海南地区疾病流行、药物治疗等相关记载，如《郝通志》曾言：“琼州由山水峻恶，罹其瘴毒，鲜能全治。”

关于海南南药的记载，可追溯到公元304年，晋朝嵇含《南方草木状》一书中所述及的槟榔和益智等。及至唐代，海南槟榔、益智、藿香、砂仁、沉香等南药均见于史料中。此外，天宝七年鉴真大师东渡日本时因遇台风至海南崖州、万州地区，对当地的槟榔、沉香等药材已有了一定的研究。

宋代文学家苏东坡曾被谪海南，见百姓病无药饵，遂以大陆友人寄来之药品，援助病者。苏轼还研究当地的物产、花木，尝百草，采药用，教民治病。宋元道教南宗葛长庚（1134—1229），别号白玉蟾，系琼山县人，亦以医济世。明代李时珍编著的《本草纲目》载有岭海槟榔、益智、藿香、砂仁等药材，并指出其药用价值极佳。

清代屈大均在《广东新语》“黩货”中指出：“又戒在任官吏不得私市南药。”这可能是“南药”一词的最早记载。

民国时期，海南各县市的中药店发展较快，部分药店主营当地药材，如著名的海南槟榔、益智仁、砂仁、沉香、藿香、珍珠、海螵蛸、牡蛎、海马、海龙等，并有一些中药材出口。

1949年以后，党中央十分重视中医药事业的发展。以郑道锦为代表的一代人，从1956年开始，致力于中药材栽培的学习和实践，尤其专注于南药的种植和研究。在郑道锦等人的努力下，创办了海南药材场，培育了1 000多种药材，为南药产业的发展做出了巨大贡献。他们还潜心研究槟榔栽培技术，引种黄花梨并试种成功，研究沉香的人工造香方法，推动了南药种植技术的进步。郑道锦因此被誉为海南“南药第一人”。

1969年，国家商业部、外贸部、农垦部、林业部、卫生部、财政部六部委联合签发《关于发展南药生产问题的意见》。自此，“南药”一词开始逐渐频繁地见诸各种文献资料和中药材生产的文件中。

此外，我国进口南药的历史源远流长。据考证，最早可以追溯到汉代。大体上可分为三个时期：即以西汉张骞二次出使西域为代表的陆路传入时期；以汉武帝时从雷州半岛起航到东南亚各国采购外国药材为起始的水路传入时期；以及中华人民共和国成立和落实中医政策后发展起来的计划引入时期。在不同的历史时期，前后共进口南药80余种。千百年来，我国南药的发展历久弥新，是我国中医药宝藏的重要组成部分，它在不同的历史时期，为我国各族人民抵御疾病、捍卫人民生命健康发挥着重要作用。

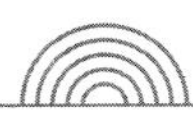

二、海南南药的发展现状

为大力发展南药生产，国家有关部委曾召开四届全国南药会议。1970 年，首届南药会议在广东湛江召开，在海南作大会总结。此次会议主要研讨的内容和布置的生产计划均涉及砂仁、槟榔、巴戟天、益智、安息香、儿茶、海马等我国地产的中药材品种，以及将积极引种的传统进口品种如白豆蔻、丁香、肉豆蔻、胖大海、乳香、没药、血竭、藏红花等，并将寻找进口南药代用品提上日程。

南药主要产自于热带非洲、亚洲以及我国的广东湛江、海南省、福建南部、广西南部、云南西双版纳等地。考虑到发展南药，满足国内用量需要，1975 年商业部、农林部、卫生部、供销合作总社四单位联合发出《关于发展南药生产十年规划的意见》，将江西、贵州、四川、浙江等省份也列入全国南药生产地。海南的药用植物生产与利用开始有组织地开展起来。20 世纪 60 年代，南药的种植面积仅为 929 公顷，栽培种类仅 13 个。20 世纪 70 年代初，国家提出发展四大南药的方针。1989 年，海南药材种植面积即达到 27 743 公顷。2000 年海南省药品监督管理局成立后，立足海南独特的药材资源，提出“宝岛无污染，海南出好药”的口号，努力打造“热带宝岛南国药库”，制定关于发展南药产业的政策措施。2000 年，海南药用植物面积已达到 52 000 公顷，其中槟榔约 30 000 公顷，益智约 15 000 公顷，芦荟约 1 300 公顷。

海南拥有一批科研单位，已建立 12 个国家、省、部实验室和中药研发平台。海南南药研究所主要研究枫蓼肠胃康系列产品、胆木系列产品、贯黄感冒颗粒、鱼腥草注射液等，为海南的南药开发做出了积极的贡献。海南岛已经初步形成了以南药开发为主的新型产业发展模式，在《国务院关于推进海南国际旅游岛建设发展的若干意见》中明确地将海南南药产业作为海南的区域优势产业和特色产业，提出“增加南药、黎药、海洋药物的自主研发能力”。2010 年 5 月，科技部批复同意开展国家中药现代科技产业（海南）基地建设。2011 年 9 月，国家中医药管理局和海南省人民政府签订了《促进中医药事业发展合作协议》，内容包括支持海南南药和民族医药开发利用等。

2020 年，为全面推动中医药在海南的传承创新发展，中共海南省委、海南省人民政府印发《关于促进中医药在海南自由贸易港传承创新发展的实施意见》，提出要推动中药质量提升，保障中药安全有效，加强中药材质量控制，实施海南道地药材推进工程，加强海南道地药材研究，遴选和推动一批热带道地中药材发展，建好国家中药种子资源库、中药材种子种苗繁育基地、省中药资源动态监测和信息服务体系，提供中药资源和中药材市场动态监测信息，重点推进南药和芳香药等资源开发，充分利用海南独特的热带气候资源，开展南药、芳香药、黎药、海洋药资源的研究、保护和开发利用工作，促进中药饮片和中成药质量提升，鼓励对传统中药饮片炮制规范进行深入研究，推进省级中药饮片炮制规范制定工作，加快推进中药生产工艺流程的标准化、现代化，提升中医药知识产权运用能力，逐步形成大型中药企业集团和产业集群，加大中成药上市后评价工作力度。

海南南药产业在政策支持、市场需求和技术进步等多方面因素的推动下，呈现出蓬勃发展的态势。市场需求方面，随着人们对南药的认识和需求的提高，以及医疗保健需求的增加，对天然药物和天然保健品的需求持续增长，为海南南药产业提供了广阔的市场空间和商机。

三、海南南药的挑战

海南南药在发展中面临着一系列挑战。

（一）资源保护与利用问题

南药种苗繁育、引种驯化、种植栽培等方面滞后，野生资源过度采挖，导致资源破坏严重，这已成为制约中药可持续发展的“瓶颈”。南药资源信息数据不完整，导致在开发利用方面存在盲目性和无节制性。同时，人工种植缺乏规范性和规划性，部分野生资源由于需求量大，被盲目和无节制地采摘，造成资源缺失。

（二）种植规模与产品模式问题

虽然海南省已经建立了南药种植示范基地，但为数甚少，不能从根本上解决南药缺乏的现状。此外，南药种植规模分散、产品模式单一，缺乏科技引领和标准化、规范化种植，这影响了南药的产量和品质，制约了产业的规模化发展。人工种植基地建设落后，缺乏系统规范的监管体系，导致海南南药蕴藏量

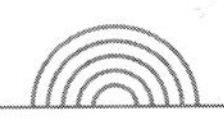

不高。农民尚无进口南药种植习惯，而地产南药多为野生或半野生，人们对这些南药缺乏栽培技术知识，需经培训普及。

（三）市场竞争力不足

目前，海南南药主要以原料的形式出售，市场竞争力不强，产品价格低廉、利润偏低，这在一定程度上限制了南药产业的快速发展。中成药、中药保健食品等加工商品研发不足。高新科技的产业化程度不高，大多数企业缺乏自主创新能力，还停留在初加工和低水平仿制阶段，未能形成自己的知识产权和自主品牌。

（四）科研技术相对薄弱

海南南药在科研方面存在不足，开发力度还不够大，缺乏一个高水平活性筛选和产品研发平台。这影响了南药产品的深度开发和市场竞争力。比如，有效活性物质的提取、道地性的研究、安全性的考证、饮片生产规范等的研究还很欠缺，亟须开展。

此外，海南南药在立法和政策法规方面，也有一定的缺失。海南药物资源丰富，各类偷盗海南珍稀濒危野生南药的案件屡禁不止。海南南药资源被破坏严重，要想保护海南南药资源，首先就要从立法上进行保护。国家保障自然资源的合理利用，保护珍贵的动物和植物，禁止任何组织或者个人用任何手段侵占或者破坏自然资源。只有完善的立法，才能从根本上保护海南南药资源及其可持续发展。

四、海南南药的机遇

海南南药在发展中虽然面临着一些挑战，亦拥有诸多机遇。

（一）政策支持与产业发展

国家对中医药事业的支持力度不断加大，海南南药产业的发展得到了政策层面的有力支持，这为南药产业的快速发展提供了良好的外部环境。各项有利政策相继出台，如加强南药资源的统计和整理，完善资源信息数据，为合理开发和优化利用提供科学依据，建立统一、规划及有效的管理和协调组织，形成产业化的生产基地，把科研成果转化为生产力，推动人工种植的规范性和规划性。

（二）市场需求增长

瞄准大健康产业，包含医疗产品、保健用品、营养食品等多个领域的大健康产业，已成为拥有巨大市场潜力的新兴产业。企业、科研机构积极探索南药深度开发，海南南药要注重原生及衍生产品开发，形成中成药、芳香、保健、医疗美容等系列特色南药产品，拓宽南药的市场需求。这为南药产业提供了广阔的市场空间和发展前景。研发高附加值产品，海南还可以结合旅游需求，打造南药小镇，引导游客深入南药产地，购买具有海南特色的南药旅游产品，让“南药 +”加出更多产业潜力。

（三）科研与技术进步

加大科技投入，提升企业的自主创新能力，推动南药产业的转型升级。随着科研技术的不断进步，南药的开发和利用水平将不断提高，这将有助于提升南药产品的品质和市场竞争力，推动产业的快速发展。中国医学科学院药用植物研究所海南分所成功保存了超万份南药种子资源，并致力于南药活态保护的研究。海南南药在质量标准制定和中药饮片炮制规范方面也取得了重要突破。海南南药已成功完成多个仿制药的质量和疗效一致性评价，并获得多个仿制药生产批文。同时，海南南药还加强自主研发与创新能力，推动核心领域项目取得新进展。这些创新成果不仅提升了海南南药的市场竞争力，也为海南南药的可持续发展提供了有力支撑。

（四）国际合作与交流

海南可以利用其独特的地理位置和资源优势，加强与国际中医药市场的合作与交流。海南南药在国际合作方面应注重与国内外高校、科研机构及企业的合作，共同推动南药的研发与创新，促进南药资源的开发利用和成果转化。这种合作模式有助于提升海南南药的科研水平，推动其走向国际市场。通过引进国外先进的技术和管理经验，推动南药产业的国际化发展。海南还可充分利用其自由贸易港政策制度优势，将中医药服务贸易作为全省开展服务贸易创新发展的重点领域进行突破。

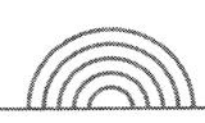

总之，海南南药在发展中既面临一些挑战，也拥有诸多机遇。面对挑战，需要政府、企业和社会各界共同努力，加强科研投入、提升产品品质、拓展市场渠道、保护野生资源等。同时，抓住机遇，充分利用政策支持和市场需求，加大海南热带药用植物资源开发利用的力度，推动海南南药产业的快速发展。

第二章　中医妇科常见疾病概述

中医妇科学是中医学的重要组成部分，有着悠久的历史、深厚的理论和丰富的经验，几千年来，对中华民族的繁衍昌盛、保障母子健康、防治疾病作出了巨大的贡献。

一、中医妇科疾病的范围

总的来说，男女脏腑、气血、经络的活动规律基本相同，由于女性有胞宫等特殊的生殖器官和月经、带下、妊娠、产褥、哺乳等特殊生理，故而决定了女性会出现一些特有的疾病，正如《医宗金鉴·妇科心法要诀》所云："男妇两科同一治，所异调经崩带癥，嗣育胎前并产后，前阴乳疾不相同。"

二、中医妇科疾病及其诊治特点

在长期的临床实践中，中医学对妇科疾病的诊治形成了理论独特、病种特有、内治重调、节欲防病的特点。在认识妇科疾病过程中，重视肝脾肾三脏、天癸、气血、冲任督带与妇女生理、病理的联系，突出"肾主生殖""妇人以血为本"，创立了肾—天癸—冲任—胞宫轴的新理论，治疗中突出"调"，以处处顾护精血为宗旨。

三、女性的生理特点

女性一生各时期具有不同的生理特点，其中以生殖系统的变化最为显著。《素问·上古天真论篇》明确指出："女子七岁，肾气盛，齿更发长；二七而天癸至，任脉通，太冲脉盛，月事以时下，故有子；三七，肾气平均，故真牙生

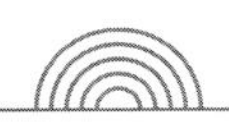

而长极；四七，筋骨坚，发长极，身体盛壮；五七，阳明脉衰，面始焦，发始堕；六七，三阳脉衰于上，面皆焦，发始白；七七，任脉虚，太冲脉衰少，天癸竭，地道不通，故形坏而无子也。”这是以七岁为节律，按女性各年龄阶段生理变化分期的最早记载，指出肾气的盛与衰，天癸的至与竭，主宰着女子的生长发育、生殖与衰老的过程；还指出了“阳明脉衰”“三阳脉衰于上”在衰老的过程中也起着重要的作用。其中最突出的是从“二七”至“七七”这35年左右的生殖生理活动时期所表现出的经、带、胎、产、乳的生理特点。

女性生理特点包括月经、带下、妊娠、产褥与哺乳，认识女性的生理特点及其产生的机理，才能有效地防治经、带、胎、产、杂病。

（一）月经生理

月经是指有规律的周期性的子宫出血，月月如期，经常不变，故有“月信”“月事”“月水”之称，以示月经有“月节律”的周期性。“月经”之名首见于晋朝《脉经》一书。月经是女性最显著的生理特点，月经初潮标志着青春期的到来，已初具生殖功能。初潮后30～35年间，一般每月行经一次，信而有期。

（二）带下生理

带下是健康女性从阴道排出的一种阴液，无色无味透明如蛋清样，或黏而不稠如糊状，其量适中，无腥臭气，称生理性带下，俗称白带。因生理性带下黏而不稠，流动性小，具滋养作用，属人体“阴液”之一，故又称“带液”。

（三）妊娠生理

妊娠是从受孕至分娩的过程。“两神相搏，合而成形”是妊娠的开始，“十月怀胎，一朝分娩”是妊娠的结束。妊娠后，阴血下聚冲任、子宫以养胎，上荣乳房以化乳，子宫藏精气而不泻，月经停闭不潮。

（四）产育生理

分为分娩与产褥两部分。

分娩是指成熟胎儿和胎衣从母体全部娩出的过程。分娩结束后，产妇逐渐恢复到孕前状态，约需要6～8周，此期称为“产褥期”，又称“产后”。产

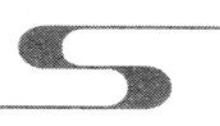

后一周称“新产后”，产后一月称“小满月”，产后百日称“大满月”，即所谓“弥月为期”“百日为度”。由于分娩时的产创与出血，以及产程中用力耗气，产妇气血骤虚，因此新产后可出现畏寒怕冷、微热多汗等“虚”象；同时，分娩后子宫缩复而有腹痛及排出余血浊液等“瘀”候，故产褥期的生理特点是“多虚多瘀”。

（五）哺乳生理

乳汁由精血、津液所化，赖气以行。精血津液充足，能化生足够的乳汁哺养婴儿，哺乳次数按需供给，哺乳时间一般以 8 个月为宜。

月经、带下、妊娠、产育和哺乳都是妇女的生理特点，经、带、孕、产、乳更是女性一生中阴阳气血自我调节不可缺少的健康环节，其产生与调节的机理都与脏腑、天癸、气血、经络、胞宫有密切关系。

四、妇科疾病的病因病机

（一）病因

妇科疾病病因，包括导致经、带、胎、产、乳和杂病发生的原因和条件、致病因素的特性、致病特点、规律及其所致病证的临床表现。妇科常见的病因有寒热湿邪、七情内伤、起居失宜和体质因素等。

1. 寒、热、湿邪

风、寒、暑、湿、燥、火，在自然界气象正常的情况下称六气。当自然界气候反常，六气成为异常气象变化，即致病因素，合称为“六淫邪气”。此外，人体阴阳的盛衰，气血、津液、脏腑功能的失常，五行的胜复，也可表现出类似六淫邪气的特点。这类病邪从内而生，又以五脏病变为主，故称之为“内生五邪”。妇科疾病多属内伤脏腑、气血、天癸、经络，进而影响生殖系统的病变，故“内生五邪”较“外感六淫”更为多见。因寒、热、湿邪易与血液相搏而致病，故六淫及五邪中与妇科关系最大的是寒、热、湿邪。

寒为阴邪，易伤阳气；寒主收引，易致气血阻滞不通。寒邪由外及里，伤于肌表、经络、血脉，或经期、产后血室正开，寒邪由阴户上客，入侵冲任、子宫，进而发生经行发热、经行身痛、月经后期、月经过少、闭经、产

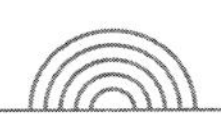

后身痛、不孕症等病证。机体阳气虚衰，命火不足，或阴寒之气不散，气化功能减退，阳不化阴，阴寒性病理产物如水湿、痰饮堆积，阳气的温煦和气化功能减退，常导致闭经、多囊卵巢综合征、月经后期、痛经、带下病、宫寒不孕等。

热为阳邪，其性炎上，故热邪伤人，以高热恶寒、出血、扰乱神明等症状多见；又热邪易耗气伤津，正气受损，津液亏乏，可出现机能减退之证；热邪易生风动血，所谓“热极生风”，故可出现抽搐；热迫血行，则可出现出血动血之证。外热为外感火热之邪，尤其是月经期、孕期、产褥期，热邪易乘虚而入，损伤冲任，发为经行头痛、经行发热、月经先期、月经过多、崩漏、妊娠小便淋痛、产后发热等病证；热邪结聚冲任、胞宫之中，气血壅滞，热盛则肿，热盛肉腐，则发为产褥热、盆腔炎或盆腔脓肿、阴疮等病证。内热即“火热内生”，若伤及冲任，迫血妄行，可发为月经先期、月经过多、经行吐衄、经行头痛、经行情志异常、妊娠恶阻、胎漏、子烦、子痫、产后发热、阴疮等病证。

湿为阴邪，其性黏滞，患部重着，病情缠绵；湿性趋下，易袭阴位。湿邪致病，有内湿、外湿之分。外湿多与气候环境有关，如阴雨连绵，或久居湿地，或经期、产后冒雨涉水，湿邪内渗，留蓄日久，又可随体质的阴阳盛衰而发生寒化或热化，导致带下、阴痒或盆腔炎等病证。内湿，又称湿浊内生，主要是由阳气的运化和输布津液的功能下降引起的水湿痰浊在体内蓄积停滞致病。湿为有形之邪，随着湿邪留滞的部位、时间不同，可引发经行浮肿、经行泄泻、闭经、多囊卵巢综合征、带下病、子肿、子满、产后身痛、不孕症等。

2. 七情内伤

七情，是指喜、怒、忧、思、悲、恐、惊七种情志变化，是人类对外界刺激因素在精神情志的反映，也是脏腑功能活动的情志体现。妇人以血为本，经、孕、胎、产、乳均以血为用。气为血之帅，血为气之母，故血病及气，气病又可及血。肝藏血，主疏泄，七情内伤最易导致肝的功能失常和气血失调，进而引发妇产科疾病。七情内伤导致妇科病，以怒、思、恐为害尤甚。抑郁忿怒，使气郁气逆，可致月经后期、闭经、痛经、不孕、癥瘕；忧思不解，每使气结，发为闭经、月经不调、痛经；惊恐伤肾，每使气下，可致月经过多、闭经、崩漏、胎动不安、不孕。妇科疾病或脏腑功能失常也可导致情志的异常，如闭经、崩漏、习惯性流产、不孕症等常引起情绪低落，焦虑悲伤；妇人脏阴不足，可致喜悲伤欲哭等。

女子七情内伤反映在女性一生各个不同的生理阶段中，因青春期、月经期、妊娠期、产褥期、围绝经期以及老年期特殊内环境的差异，在病因作用下更易发生情志异常，如经行情志异常、子烦、产后抑郁、脏躁等。

3. 起居失宜

生活起居失宜导致的妇产科疾病主要是房劳多产、饮食不节、劳逸失常、跌仆损伤等。不健康、不科学的生活方式和环境因素均可致月经失调、闭经、流产、不孕等疾病。

4. 体质因素

妇产科疾病与体质关系密切。如妇女先天肾气不足，在青春期常发生肾虚为主的子宫发育不良、月经迟发、原发性闭经、崩漏、痛经、月经过少、多囊卵巢综合征；在生育期容易发生月经稀发、闭经、崩漏、胎动不安、滑胎、不孕症；更年期易出现早发绝经的早衰现象。又如素性忧郁、性格内向者，易发生以肝郁为主的月经先后不定期、经前诸证、痛经、绝经前后诸证、子晕、子痫、不孕、阴痛等；如素体脾虚气弱，又常导致脾虚为主的月经先期、月经过多、崩漏、带下病、子肿等病证。此外，虽感同样外邪，体质不同，可以寒化或热化，表现为不同的证型。

（二）病机

病机，即疾病发生、发展与变化的机理。由于妇女特殊的解剖生理特点，其月经、妊娠、分娩和哺乳等特殊生理活动均以血为主，以血为用，并受肾—天癸—冲任—胞宫生殖轴的调控。因此，妇科疾病的主要病机，最终多直接或间接损伤冲任、胞宫，导致妇科疾病的发生。妇科疾病的主要病机是：脏腑功能失常，气血失调，冲任督带损伤，胞宫受损，以及肾—天癸—冲任—胞宫生殖轴失调。

1. 脏腑功能失常

中医学认为，人体是以五脏为中心的有机整体，脏腑生理功能的紊乱和脏腑气血阴阳的失调，均可导致妇产科疾病，其中关系最密切的是肾、肝、脾三脏。

肾藏精，主生殖，胞脉系于肾。若先天肾气不足或房劳多产，或久病大

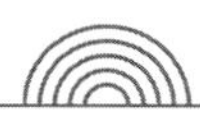

病，“穷必及肾”，导致肾的功能失常，冲任损伤，引发妇产科疾病。肾气的盛衰与天癸的至与竭，直接关系到月经与妊娠。临床上分为肾气虚、肾阳虚、肾阴虚及肾阴阳两虚。

肝藏血，主疏泄，喜条达。妇人以肝为先天，以血为本，若性情忧郁，或七情内伤，或他脏病变伤及肝木，则肝的功能失常，表现为肝气郁结、肝郁化火、肝经湿热、肝阴不足、肝阳上亢和由此而出现的相关病机，影响冲任，导致月经病、带下病、妊娠病等妇产科疾病。

脾为后天之本，气血生化之源，又主中气而统血。脾的病机主要是脾失健运、脾失统摄及脾虚下陷。

心主神明，心主血脉，若忧愁思虑，心气不得下通于肾，胞脉闭阻，可出现闭经、月经不调、不孕症；若心火偏亢，肾水不足，则水火失济，可出现脏躁、产后抑郁等。

肺主气，主宣发肃降，朝百脉而输精微，通调水道，若肺阴不足，虚火灼伤肺络，下注冲任，则可出现经行吐衄；若肺失宣降，不能通调水道，可引起子嗽或妊娠小便异常、产后小便异常等。

人体是一个有机的整体，脏腑之间相生相克，互相影响，与妇科关系最密切的肾、肝、脾三脏之间更是难以分割，常出现肝郁肾虚、肝郁脾虚、脾肾两虚、肾虚血瘀等复杂的病机。

2. 气血失调

气血失调是妇产科疾病的重要病机。妇女经、孕、产、乳的生理活动均以血为用，又须耗血，致使机体处于血常不足、气常有余的状态。由于气和血相互依存，相互滋生，气为血之帅，血为气之母，在病机上往往气病及血，血病及气，血气不和，气血同病，虚实错杂，常见气滞血瘀、气虚血瘀、气血两虚等。

3. 冲、任、督、带损伤

妇产科疾病的病机与其他各科的区别，就在于直接或间接地损伤冲、任、督、带。冲任督带损伤的常见病机是冲任损伤、督脉虚损和带脉失约。

冲任通盛才有正常的月经与妊娠。天癸对人体的生长、发育与生殖功能的影响，亦主要通过冲任二脉得以实施，因此冲任损伤必然导致妇产科诸疾。冲任损伤主要表现为冲任不固、冲任不足、冲任失调、冲任血热、冲任寒凝和冲任阻滞等。

督脉与肾、心、肝的关系尤为密切，督脉为“阳脉之海”，总督诸阳。督脉与任脉同起于胞宫，二脉协同调节人体阴阳气血的平衡，维持胞宫的生理功能。若督脉虚损，阴阳平衡失调，易致闭经、崩漏、绝经前后诸证、绝经期妇女骨质疏松症等。

带脉束腰一周，约束诸经，故带脉失约可导致带下病、胎动不安、子宫脱垂等。

4. 胞宫、胞脉、胞络受损

胞宫借经络与脏腑相连，完成其生理功能。同时，妇科疾病，多在胞宫中表现出来，主要有子宫形质异常、藏泻失司和子宫闭阻。胞脉、胞络是脏腑联系胞宫的脉络。若胞脉胞络受损，同样可发生闭经、痛经、崩漏、不孕等病证。

5. 肾—天癸—冲任—胞宫生殖轴失调

肾—天癸—冲任—胞宫生殖轴以肾气为主导，由天癸来调节，通过冲任的通盛、相资由胞宫体现经、带、胎、产的生理特点。其中任何一个环节失调都会引起生殖轴功能失调，发生崩漏、闭经、月经迟发、绝经早发、流产、不孕症等妇科病。

综上所述，妇科疾病的病机是错综复杂的，既有脏腑功能失常和气血失调的病机间接影响冲任、胞宫或生殖轴为病，又有冲任督带、胞宫、胞脉、胞络直接受损，以及肾—天癸—冲任—胞宫生殖轴失调发为妇产科病证。

五、妇科常见疾病

（一）月经病

月经病是以月经的周期、经期、经量、经色、经质等发生异常，或伴随月经周期，或于经断前后出现明显症状为特征的疾病。常见的月经病有：月经先期、月经后期、月经先后无定期、月经过多、月经过少、经期延长、经间期出血、崩漏、闭经、痛经、经行乳房胀痛、经行头痛、经行身痛、经行感冒、经行发热、经行口糜、经行泄泻、经行浮肿、经行风疹块、经行吐衄、经行情志异常、绝经前后诸证、经断复来、绝经期妇女骨质疏松症等。

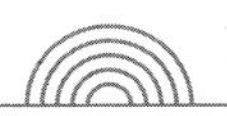

（二）带下病

带下病是指带下量明显增多或减少，色、质、气味发生异常，或伴有全身或局部症状。带下明显增多者称为带下过多，带下明显减少者称为带下过少。带下病是妇产科的常见病、多发病，常常合并有月经不调、闭经、阴痒、阴痛、不孕、癥瘕等。

（三）妊娠病

妊娠期间，发生与妊娠有关的疾病，称妊娠病，又称“胎前病”。妊娠病不但影响孕妇的身体健康，妨碍妊娠的继续和胎儿的正常发育，甚则威胁生命。常见的妊娠病有：妊娠恶阻、妊娠腹痛、异位妊娠、胎漏、胎动不安、堕胎、小产、滑胎、胎萎不长、胎死不下、子满、子肿、子晕、子痫、子嗽、妊娠小便淋痛、妊娠小便不通、妊娠瘙痒症、妊娠贫血、难产等。

（四）产后病

孕妇分娩后，母体恢复至孕前状态的一段时期，称产后，亦称“产褥期”，一般约需 6 周；产妇在新产后及产褥期内发生的与分娩或产褥有关的疾病，称为“产后病”。常见的产后病有：产后血晕、产后痉病、产后发热、产后小便不通、产后小便淋痛、产后腹痛、产后身痛、产后恶露不绝、产后汗证、缺乳、产后乳汁自出、产后抑郁、产后血劳等。

（五）妇科杂病

凡不属“经、带、胎、产”疾病范围，又与妇女解剖、生理、病机特点密切相关的各种妇科疾病，统称为妇科杂病。常见妇科杂病有：癥瘕、盆腔炎、不孕症、阴痒、阴疮、子宫脱垂、妇人脏躁等。杂病范围广，其病因病机较复杂。寒热湿邪、七情内伤、起居失宜、体质因素等诸多病因均可导致妇科杂病的发生。其病机主要是肾、肝、脾三脏功能失常，气血失调，直接或间接影响冲任、胞宫、胞脉、胞络而发生妇科杂病。最常见的病因病机是气滞血瘀、湿热瘀结、痰湿壅阻、肾虚、肝郁、脾虚、冲任不调、胞脉胞络损伤及脏阴不足等。

六、妇科疾病的治疗

中医治疗妇科疾病常以方药内服为主，针对妇科主要的病因病机，有调补脏腑、调理气血、调治冲任督带、调养胞宫等治法。

（一）调补脏腑

肾藏精，主生殖，为冲任之本而系胞宫；肝藏血，主疏泄，司血海；脾主中气统血，又为血气生化之源；胃主受纳、腐熟，“谷气盛则血海满”；心主血脉，“胞脉者，属心而络于胞中”；肺主气，朝百脉，输精微。若脏腑功能失常，诸脏不能分司气血的生化、统摄、储藏、调节与运行，而协同维系女性肾—天癸—冲任—胞宫生殖轴功能的正常发挥，则易于导致经、带、胎、产、乳生理异常，此时当辨明所属脏腑及何种病理表现而分别施以滋肾补肾、疏肝养肝、健脾和胃等法。

（二）调理气血

“妇人以血为本”，经、孕、胎、产、乳均以血为用，女性机体常处于气血相对不平衡的状态之中，形成了致病因素易于侵扰气血的病理特点。再则脏腑功能失调、经络失畅又常影响气血，故调理气血成为治疗妇科疾病的常用大法。调理气血首在分清病在气在血、属实属虚，以为立法依据。调气主要针对气虚、气滞、气逆、气陷等病变，有补气、理气、降气、升举诸法；理血则依据血虚、血热、血寒、血瘀的不同病机而以补血养血、清热凉血、温经散寒、活血化瘀分治之。气血同病，见诸气血两虚、气虚血脱、气滞血瘀等，当根据气或血病变的轻重主次，决定治法的主从而治之。

（三）调治冲任督带

冲任督带，尤其是冲任二脉，不仅与女性生理密切相关，而且在妇产科疾病的发病机理中占有重要地位，因此，调治冲任督带应为施治妇科疾病的重要治法之一。

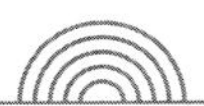

（四）调养胞宫

胞宫的生理活动，是以脏腑、血气、经络的功能活动为基础，一方面，通过调理脏腑血气、经络可达到调治胞宫之目的；另一方面直接调治胞宫。临床常用温肾暖宫、补肾育宫、补血益宫、补肾固胞、益气举胞等法。

此外，女性健康的预防与保健，也是提高妇女健康的重要环节。在妇女长达 30 年的育龄期中，要经历月经、带下、妊娠、分娩、产褥、哺乳以及围绝经期等特殊生理变化，故应时刻注意卫生、保持情志舒畅、饮食合理、劳逸结合、起居规律，以预防各种疾病的发生。

第三章　槟榔

阿魏丸（一）

【来源】《活人方》卷四

【组成】高良姜八两，东壁土炒　黑牵牛八两　莪术四两　赤豆四两　砂仁四两　三棱一两　青皮一两　陈皮一两　干姜一两　草豆蔻一两　槟榔一两　肉桂一两　真阿魏五钱

【用法】上药为末，醋调神曲糊为丸。每服一钱，一日二次，午前、午后姜汤吞服。

【功效与主治】男妇肠胃内外或食积、血积成块、虫积久聚，经络肌理之间，寒痰湿气留滞不通，久则成痞块，癥瘕。

阿魏丸（二）

【来源】《太平圣惠方》卷七十一

【组成】阿魏三分　木香一两　槟榔一两　肉豆蔻半两，去壳　青皮三分，汤浸去白瓤，焙　当归一两，锉，微炒　诃黎勒一两，煨，用皮　桃仁三两，汤浸去皮尖双仁，研令如膏　丁香半两　附子半两，炮裂，去皮脐　桂心半两　白术三分

【用法】上为末，用童便煎阿魏、桃仁成膏，入前药末为丸，如梧桐子大。每服二十丸，以温生姜酒送下，不拘时候。

【功效与主治】妇人脏气久虚，腹胀不能食。

安胎四物饮

【来源】《妇科玉尺》卷二

【组成】熟地黄　当归　白芍　川芎　肉桂　厚朴　枳壳　槟榔

【用法】水煎服。

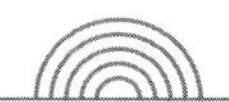

【功效与主治】妊娠诸痛。

安中归气汤

【来源】《普济方》卷二一九

【组成】当归　羌活　独活　厚朴　半夏曲　麦芽　苍术　陈皮　米壳　甘草　续断　桔梗　茴香　川芎　南星　槟榔　芍药　熟地黄各等分

【用法】上为细末。每服三钱，加生姜、大枣，水煎服。

【功效与主治】男子、妇人元阳虚惫，一切远近气疾，上攻头目及喘息，虚浮肿满，下注腿腰腹膝浮满，气噎心惊，十种水气，五种痃疾，三十六种风，二十四般气，咳嗽呕逆，远近泄利。

八物汤

【来源】《素问病机气宜保命集》卷下

【组成】四物汤加玄胡一两　苦楝一两　槟榔半两　木香半两

【用法】水煎服。

【功效与主治】妇人经事欲行，脐腹绞痛，痛经及血淋。

【方解】玄胡、苦楝、木香行气止痛；槟榔行气利水化湿；四物汤养血调经。全方共奏理气行滞，化湿消肿之功。

八仙妙应丹

【来源】《丹溪心法附余》卷十八

【组成】雷丸一两　锡灰一两半　白芜荑一两　木香一两，不见火　锦纹大黄一两　槟榔十二两，鸡心者　使君子一两，取净　黑丑头末三两，不见火

【用法】上为细末，加葱白一斤，煮沸，露一宿为丸，如粟米大。每服四钱，病重年深体实者，加至五钱，葱白汤送下；或木香汤送下。十五岁以上者可服，三岁、七岁者，每一服作三服，早晨空心冷水送下。务在房内坐桶，不要见风，出外通泄。

【功效】驱虫，化积，消气。

【主治】男子、妇人、小儿外感内伤，以致水谷停留肠胃，生虫成积，恶心呕吐，吞酸嘈杂，疟痢黄疸，水肿臌胀，膈噎翻胃；妇人癥瘕积聚，心腹疼痛；小儿疳证，面黄肌瘦，肚大脚细，一切虫积。

白茯苓丸

【来源】《圣济总录》卷一五一

【组成】白茯苓一两半，去黑皮　黄芪一两半，炙，锉　薏苡仁一两半　萆薢一两半　山茱萸一两半　赤芍药一两半　枳壳一两一分，去瓤，麸炒　白槟榔二两，炮，锉　熟干地黄二两，焙　桃仁二两半，汤浸，去皮尖双仁，麸炒黄色　当归一两，切，焙

【用法】上为末，炼蜜为丸，涂酥捣熟为丸，如梧桐子大。每服四十丸，空腹煎大枣汤送下。

【功效与主治】妇人月水不调，或多或少，脐下胀满疼痛。

白术猪肚粥

【来源】《圣济总录》卷一九〇

【组成】白术二两　槟榔一枚　生姜一两半，切，炒

【用法】上为粗末，以猪肚一枚，治如食法，去涎骨，纳药于肚中缝口，以水七升，煮肚令熟，取汁入粳米及五味同煮粥，空腹食之。

【功效】补中益气，健脾和胃。

【主治】妇人腹胁血癖气痛，冲头面熻熻，呕吐酸水，四肢烦热腹胀；脾胃气弱，消化不良，不思饮食，倦怠少气，腹部虚胀，大便泄泻不爽。

白薇丸

【来源】《妇人大全良方》卷一

【组成】白薇　柏子仁　白芍药　当归　桂心　附子　萆薢　白术　吴茱萸　木香　细辛　川芎　槟榔各半两　熟地黄二两　牡丹皮一两　紫石英一两　人参三分　石斛　白茯苓　泽兰叶　川牛膝各三分

【用法】上为细末，炼蜜为丸，如梧桐子大。每服三十丸，晚食前空心温酒送下。

【功效与主治】妇人月水不利，四肢羸瘦，饮食减少，渐觉虚乏，以致不孕。

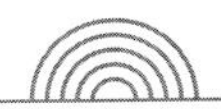

百灵丹

【来源】《良朋汇集》卷三

【组成】胡黄连另研　川黄连姜炒　当归酒洗　白术土炒　神曲炒，各三钱　芦荟微炒　阿魏　木香　厚朴姜炒　甘草蜜炙　三棱　莪术各一钱　使君子肉　五谷虫　虾蟆酥炙，各五钱　麝香三分　槟榔二钱　公鸡内金一两，不见水，微焙

【用法】上为细末，神曲醋糊为丸，如黍米大。每服三十丸，小儿一岁一丸，日三次，早、午米汤送下，临晚滚水或黄酒送下。

【功效与主治】小儿、室女五劳七伤。

半夏饮

【来源】《圣济总录》卷一五一

【组成】半夏二两，汤洗七遍，焙　大黄一两，锉，炒　川芎一两　当归一两，炒，焙　赤芍药一两　桂一两，去粗皮　吴茱萸一两半，洗，焙，微炒　桃仁一两，汤浸，去皮尖双仁，炒　桑寄生一两半　槟榔三枚，煨

【用法】上为粗末。每服三钱匕，水一盏，加生姜一枣大（切），煎至七分，去滓，空腹温服。

【功效与主治】妇人月经不调，腰腹冷痛，面无血色，日见消瘦，胸腹满闷，欲成骨蒸，及已成者宜服。

保身丹

【来源】《扶寿精方》引《医林集要》

【组成】白槟榔　车前子　大麻子一两，略炒，砖微磨去壳，另研　郁李仁二两，汤泡去皮　菟丝子二两，酒浸二宿，蒸，捣，晒，去皮，再酒蒸　牛膝二两，酒浸二宿　山茱萸二两，酒洗取肉　山药二两　大黄五两，酒拌，蒸黑色　枳壳一两　独活一两

【用法】上为细末，炼蜜为丸，如梧桐子大。每日早、晚服二十丸，米汤、茶、酒、任下。药后如泄，以羊肚、肺煮羹补之。

【功效】搜风顺气。

【主治】三十六种风，七十二般气，上热下冷，腰膝酸疼，手足倦怠，喜睡恶食，颜枯肌馁，赤黄疮毒，气块下注，肠风痔漏，语颤言謇，左瘫右痪，

憎寒毛竦，久疟吐泻，洞痢，男子阳痿，女人无嗣，七癥八瘕。

必应散

【来源】《女科百问》卷上

【组成】熟地　槟榔　陈皮　草果去皮　当归　砂仁　甘草炙　柴胡各等分

【用法】上为粗末。每服三钱，水二盏，加生姜五片，煎八分，去滓温服，不拘时候。

【功效与主治】久寒热如疟状。

鳖甲三棱丸

【来源】《圣济总录》卷七十三

【组成】鳖甲九肋，重四两以上者，水浸洗，去脊骨、裙襕，醋浸一宿，炙，为末　京三棱三两，水浸二宿，锉，醋浸一宿，焙干，为末　干漆三两，炒烟出　木香一分，干姜一分，炮　补骨脂一分，炒　槟榔一分，锉为末　没药一分，研　硇砂一分，研　墨一分，研

【用法】上为末，醋煮面糊为丸，如绿豆大。每服二十丸，生姜、盐汤送下；妇人血病，醋汤送下。

【功效与主治】男子、妇人、小儿虚中癖气，脏腑不调，食饮不消，久致瘦弱者；又治虚气膨胀，心胸闷滞；并妇人产后血积蓐劳，瘦瘁甚者。

鳖甲汤

【来源】《圣济总录》卷一五一

【组成】鳖甲三分，去裙襕，醋炙　大黄三分，锉，炒　桂三分，去粗皮　羌活三分，去芦头　枳壳三分，去瓤，麸炒　当归三分，切，焙　川芎三分　吴茱萸三分，汤浸七遍，焙干，炒　瞿麦穗三分　牛膝三分　槟榔三个，锉

【用法】上为粗末。每服三钱匕，水一盏，加生姜一枣大（拍破），煎至六分，去滓温服。

【功效与主治】妇人月水不调，或不通利，发即刺痛。

槟沉饮

【来源】《丹台玉案》卷五

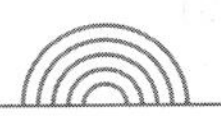

【组成】槟榔　沉香磨水　官桂　广木香磨水，各一钱　大腹皮　青皮　香附　小茴香各一钱五分

【用法】加生姜五片，水煎服。

【功效与主治】妇人阴疝。小腹近阴之处结聚胀痛，或皮内顶起如鸡头子大。

槟榔煎丸

【来源】《圣济总录》卷七十三

【组成】槟榔三两，锉，捣为末，酒一升熬成膏　吴茱萸一两，为末，醋一升熬成膏　京三棱一两，为末，醋半升熬成膏　硫磺一两　巴豆一两，去皮，以绢袋子盛，用水五升与硫磺同煮及一升将硫磺与巴豆同研　木香一两　白豆蔻一两，去皮　肉豆蔻一两，去壳　桂一两，去粗皮　陈皮一两，汤浸，去白，焙　青皮一两，汤浸，去白，焙　高良姜一两　荜茇一两　诃黎勒皮一两　白术一两　胡椒一分　当归半两，切，焙　干漆半两，炒烟出　草豆蔻一两，去皮

【用法】上为末，与前三味膏同搜为丸，如绿豆大。每服三五丸，生姜汤送下，食后服。

【功效与主治】痃癖气及两胁积聚，并妇人血刺疼痛。

槟榔散

【来源】《普济方》卷三三八引《产经》

【组成】槟榔一枚，面裹煨熟，去面　赤茯苓各等分

【用法】上为粗末，每服五钱，用水一盏半，煎至七分，去滓温服，空心食前。治妊娠中恶心腹疞痛，温酒调下一钱。

【功效】利尿通淋，行气止痛。

【主治】胎前诸般淋涩，小便不通，医作转胎，用他药不愈；寻常男子妇人血淋，小便淋沥，水道疼痛；妊娠中恶心腹疞痛。

槟榔汤

【来源】《重订严氏济生方》

【组成】槟榔　香附子去毛　陈皮去白　紫苏叶　木瓜去瓤　五加皮　甘草炙，各一两

【用法】上㕮咀。每服四钱，水一盏半，加生姜五片，煎至八分，去滓温服，不拘时候。

【功效与主治】妇人脚气痛疼。

槟苏败毒散

【来源】《校注妇人大全良方》卷二十四

【组成】人参　羌活　独活　前胡　柴胡　桔梗　枳壳麸炒　茯苓　川芎　甘草　槟榔　紫苏各一钱

【用法】水煎服。

【功效】疏风清热，败毒消肿。

【主治】疮疡焮痛，寒热，或拘急头痛。

【方解】本方人参大补元气；羌活祛风湿、止痛，独活祛风除湿；前胡疏散风热，柴胡解表退热；桔梗排脓，枳壳行滞消积，茯苓渗湿利水，川芎行气开郁，槟榔下气；紫苏清热解毒，甘草泻火解毒、兼调和诸药。诸药共奏疏风清热，败毒消肿之功。

补母汤

【来源】《名家方选》

【组成】当归　茯苓　桔梗　柴胡　木香　芍药各一钱　莪术　藿香　川芎　人参　黄芪　肉桂　桂心　熏陆　沉香　乳香　熟地黄　丁香　石膏　滑石　大黄　升麻　砂仁　槟榔　黄芩　甘草　安息香各三钱

【用法】水煎服。

【功效】行气活血，和里缓急。

【主治】产前产后，或金疮打扑，凡从血症变出者。

补心养胃汤

【来源】《疮疡经验全书》卷三

【组成】陈皮　半夏　茯苓　甘草　白术　黄连　当归　川芎　生地　青皮　白芍　槟榔　乌药　远志　滑石　山栀仁　车前子　延胡索

【用法】上㕮咀。水煎服。

【功效与主治】阴蚀疮。

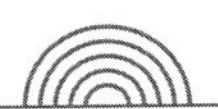

补阴丹

【来源】《博济方》卷二

【组成】朱砂去石　硇砂去石　延胡索　木香　半夏汤浸七遍　芫花醋浸，炒黄色　斑蝥去翅足，酒浸后炒令焦黑止，各半两　川苦楝子醋浸，炒黄　荆三棱　海蛤　莪术　大附子炮，去皮脐　八角茴香　青皮各一两　肉豆蔻三枚　槟榔三枚

【用法】上一十六味，捣箩为细末，酒煮面糊为丸，如梧桐子大。每服五七丸，女人用醋汤，丈夫用温酒或盐汤下，空心临卧各一服。

【功效】大健脾元。

【主治】男子本脏气，妇人血气，一切气疾，及产后一切血脏病患；小肠气、膀胱气刺疼痛，妇人产后恶物不尽、变作血瘕者。

仓公下气汤

【来源】《妇人大全良方》卷十二

【组成】羌活半两　赤芍药半两　甘草半两　槟榔半两　青皮半两　大腹皮半两　陈皮半两　赤茯苓半两　半夏半两　桑白皮半两　桂心半两　紫苏茎二两

【用法】上㕮咀。每服三钱重，水一盏，加生姜五片，大枣二个，煎至七分，去滓温服。不拘时候。

【功效与主治】妊娠心腹胀满，两胁肋闷，不下饮食，四肢无力。

草豆蔻散

【来源】《赤水玄珠》卷九

【组成】草豆蔻炒紫色　槟榔炒紫色　罂粟壳烧灰，各等分

【用法】上为末，每服二钱，饮下。

【功效与主治】丈夫伤血，妇人血崩，渍入大肠出血。

柴胡丸

【来源】《圣济总录》卷一五〇

【组成】柴胡去苗　黄连去须　知母焙　赤芍药　龙胆　黄芩去黑心　地骨皮　麦门冬去心，焙　茯神去木　甘草炙，各一两　槟榔三分，锉

【用法】上为末，炼蜜为丸，如梧桐子大。每服二十丸，以温酒送下，不

拘时候。

【功效与主治】妇人血风劳气，头目昏眩，胸背拘急，四肢酸痛，心躁烦热，气满腹胀，腰膝无力，经候不调。

长生聚宝丹

【来源】《医方类聚》卷一五三引《经验秘方》

【组成】古老钱十文，真者，煮蘸火煅醋淬七次　虎骨三两，酥炙黄色　自然铜二两，煮蘸火煅醋淬七次　龟板三片，酒浸，炙，醋淬蘸　肉苁蓉酒浸，焙干　桑螵蛸炒　骨碎补炒去毛，各三两　当归二两半，酒浸，炙　川牛膝酒浸　没药　滴乳香另研　龙骨煅　槟榔　诃子肉去核，炒　川乌炮，去皮脐　木鳖子去壳，炒去油　川楝子去核　胡芦巴酒浸，炒　白胶香　人参去芦　白附子　草乌去皮脐，青盐炒　何首乌焙　木香不见火　丁香　砂仁　赤芍药　补骨脂酒浸　天麻酒浸，火煨　熟地黄酒浸一宿，焙干　香白芷　干木瓜去瓤，炒　续断酒浸，焙　巴戟天去心，炒　乌药炒　菟丝子酒浸　五加皮去土　鹿茸　酸枣仁炒　沉香　地龙一两半　金刚骨炒　五灵脂　琥珀研，各一两　白茯苓半两　安息香二两，酒浸　鹿角霜二两，以上二味，酒熬成膏子　朱砂五钱　麝香半两，以上二味，各一半入药、一半为衣

【用法】上为末，用酒熬安息香、鹿角膏，酒糊为丸，如梧桐子大，以麝香、朱砂为衣。每服三十丸，空心温酒、盐汤任下。更量虚实加减，至五十丸亦妙；妇人艾醋汤下。

【功效】大壮筋骨，益诸虚百损，壮元阳，固真气，长寿，助脾，祛风邪，厚肠胃，安魂定魄，耳聪目明，进美饮食。

【主治】男子妇人诸虚百损，五劳七伤，肾脏久寒，膀胱怯冷，心神恍惚，元气虚惫，目昏耳聋，唇焦口燥，四肢倦怠，百节酸疼，面色黧黑，腰脚沉重，肢体羸瘦，行步艰辛，小腹坚硬，下部湿痒，两胁胀满，手臂麻疼，不能动举，夜梦遗精，小便滑数、白浊，神思不定，虚汗、盗汗，阳事不举；及诸种风气，手足不遂，痰涎壅塞，语言不出，事多健忘，一切虚损。

车前散

【来源】《古今医统大全》卷八十五

【组成】车前子一钱，微炒，研　赤茯苓五分　赤芍药五分　木通五分　石韦四分，炙，去毛　陈皮四分　槟榔四分　川芎四分　滑石八分　当归八分　栀子八分

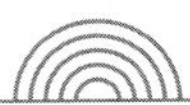

枳壳八分　甘草节四分

【用法】水一盅半，加灯心同煎，空心温服。

【功效与主治】妊妇小便频涩作痛，下焦有热。

沉香鳖甲散

【来源】《博济方》卷四

【组成】木香一两　沉香三分　鳖甲一两半，九肋者一枚，净去裙襴，醋炙令黄香　常山一两　当归一两，去土并苗　柴胡一两，去苗　人参一两，去苗　白茯苓一两，去黑皮　官桂一两，去粗皮　青皮一两，去瓤　陈皮一两，去瓤　生地黄一两　半夏一两，以汤洗七遍去滑止　槟榔三分　甘草三分，炙

【用法】上各制好，焙干为末。每服二钱，水一盏，加生姜三片，同煎至七分，去滓温服，空心、日午、临卧各一次。

【功效与主治】室女荣卫不调，经候凝滞，或时头目昏闷，上膈积涎，肢体不利，五心虚烦，饮食进退，多困少力。

【方解】木香、沉香行气止痛；鳖甲退热除蒸，软坚散结；常山清热化痰；当归、人参补气生血；茯苓健脾和胃；柴胡疏肝解郁；官桂温里散寒；青皮疏肝破气；陈皮行气调中；生地黄清热凉血，养阴生津；半夏消痞散结；槟榔行气消积。全方祛邪不伤正，具有温中行气，补益气血，兼以清热化痰的功效。

沉香导气丸

【来源】《女科百问》卷上

【组成】牵牛子二两，黑丑、白丑各一两，炒，共取末一两　青皮去白，同巴豆　陈皮去白，同巴豆　槟榔半两，锉碎，用巴豆五十粒、去皮膜，将三味炒黄色，去巴豆不用　沉香　全蝎炒　荜澄茄　丁香　胡椒　甘遂锉，炒黄色，各半两　千金子一钱，研　莱菔子三两，炒

【用法】上为细末，用葱白研如膏为丸，如梧桐子大。每服二十丸，炒酒酵煎汤送下；醋汤亦得。

【功效】顺气消肿。

【主治】脾胃不调，冷气暴折，客乘于中而胀满。

沉香煎丸（一）

【来源】《普济方》卷三二七

【组成】丁香一两　南木香半两　诃子肉五钱　肉豆蔻五钱　陈皮五钱　甘草五钱　人参五钱，去芦　胡椒五钱　青皮五钱　生姜屑五钱　白豆蔻五钱半　缩砂仁五钱半　槟榔五钱半　干姜五钱半　官桂五钱半，去皮　沉香三钱半　麝香二两　白术四钱

【用法】上为细末，炼蜜为丸，如枣子大。每服一丸，细嚼，空心、食前以生姜汤送下，温红酒亦可，一日三次。

【功效】温经理气。

【主治】妇人杂病。

沉香煎丸（二）

【来源】《圣济总录》卷四十四

【组成】沉香一两　丁香一两　木香一两　胡椒一两　没药一两　丹砂别研，水飞，一两　高良姜一两　槟榔面裹煨熟，去面，一两　硇砂别研，水飞，用石器慢火熬干，一两　青橘皮汤浸，去白，焙，一两　硫磺别研，水飞，一两　阿魏醋浸，去砂石，面和作饼，炙，半两　缩砂去皮，半两　吴茱萸陈者，汤洗，取沉者，炒，半两　巴豆去皮，心，膜，出油，二钱半

【用法】上除研药外为末，与研药和匀，炼蜜为丸，如绿豆大，瓷器封。每服两丸，食前、临卧以温生姜、橘皮汤送下。

【功效】化水谷，消积聚；除中满，调顺脾胃。

【主治】饮食不消，噫气生热，面黄腹胀，脏腑不调；嗝气呕逆不下食，恶心，心腹疼痛，及脾积气，纳呆，怠惰，水谷不化，癥瘕积聚；小儿呕逆，心腹疼痛。

沉香汤

【来源】《圣济总录》卷一五一

【组成】沉香三分　槟榔三分，锉　甘草三分，炙　鳖甲一两半，九肋者，去裙襕，醋炙　木香一两　当归一两，切，焙　柴胡一两，去苗　人参一两　白茯苓一两，去黑皮　桂一两，去粗皮　青皮一两，汤浸，去白，焙　陈皮一两，汤浸　去白，焙　生地黄一两

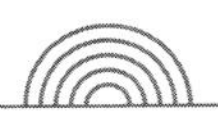

【用法】上锉，如麻豆大。每服三钱匕，水一盏，加生姜一枣大（拍碎），同煎至七分，去滓温服，空心，日晚各一次。

【功效与主治】室女荣卫凝涩，月水不利，或时头目昏闷，肢体拘急，五心虚烦，饮食进退，多困少力。

沉香透膈汤

【来源】《普济方》卷一八一

【组成】丁香半两　木香半两　沉香半两　白豆蔻半两　砂仁半两　藿香叶半两　白茯苓半两　青皮半两，去白　厚朴半两，姜制　半夏半两，姜制　甘草半两，炙　肉豆蔻半两，面煨　神曲炒，半两　麦芽半两　人参半两　肉桂半两　草果半两　槟榔一枚　陈皮一两，去白

【用法】上㕮咀。每服三钱，水一大盏，加生姜三片，大枣一枚，煎至七分，去滓，食前温服。

【功效与主治】男子、妇人五种气滞，胸膈闷满，心腹疼痛，翻胃吐食；两胁臌胀，噎膈不通，饮食减少，多困少力。

沉香猪肚丸

【来源】《百一选方》卷四

【组成】沉香三两　丁香三两　木香三两　川椒三两，炒　荜澄茄三两　陈皮三两　葫芦巴三两，炒　破故纸三两，炒　食茱萸三两　桂三两　巴戟三两，去心　茴香三两，炒　牛膝三两　肉苁蓉三两　附子三两，炮，去皮脐　槟榔四两　肉豆蔻四两

【用法】上为细末，生猪肚一个去脂，先用生绢袋盛药末，令在猪肚内缝合，用酸浆水一桶于银石锅内煮令猪肚软，取出放冷，不用猪肚，将药焙干，酒面糊为丸，如梧桐子大。每服五十丸，以温酒送下；妇人以醋汤送下，与壮气丸相间服。

【功效与主治】男子、妇人久病气虚。

赤芍汤

【来源】《女科万金方》卷五

【组成】赤芍　当归　木香　甘草　肉豆蔻　槟榔　黄芩　黄连　大黄

【用法】水煎服。

【功效与主治】赤白痢。

赤芍药汤

【来源】《圣济总录》卷一五六

【组成】赤芍药一两　槟榔一枚，面裹煨熟，去面

【用法】上为粗散，每服三钱匕，水一盏，煎至七分，去滓，空心温服。

【功效与主治】妊娠子淋，小便涩少，疼痛烦闷。

赤芍药丸

【来源】《圣济总录》卷一六六

【组成】赤芍药一两一分　桂一两，去粗皮　瞿麦三分，取穗　大黄一两半，锉，炒　槟榔二两，锉　当归二两，切，炒　羌活二两，去芦头

【用法】上为末，炼蜜为丸，如梧桐子大。每服二十丸，米饮送下，以利为度。

【功效与主治】产后风气壅结，大小便不通。

除湿丹

【来源】《宣明论方》卷七

【组成】槟榔　甘遂　威灵仙　赤芍药　泽泻　葶苈子　大戟炒，各二两　乳香　没药另研，各一两　牵牛子黑丑，半两　陈皮四两，去白

【用法】上为细末，面糊为丸，如梧桐子大。每服五十丸至七八十丸，食前以温水送下。服药前后，忌酒一日，药后忌湿面，食温粥补暖。中病即止，虚弱者当慎。

【功效与主治】诸湿客搏，腰膝重痛，足胫浮肿，筋脉紧急，津液凝涩，便溺不利，赤瘾疹，疽痈发背，疥癣走注，脚气，疮疖。妇人腰胯疼痛、两脚麻木，恶寒喜暖者。闪肭膝踝足腕大痛及杖疮落马，坠堕打扑等。

除湿汤

【来源】《女科万金方》

【组成】槟榔　甘遂　威灵仙　赤芍药　葶苈子　半夏　厚朴　苍术　藿香　陈皮　白茯苓　白术

【用法】每服五钱，加生姜五片，大枣一枚，煎服。

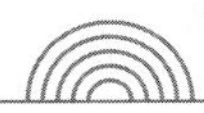

【功效与主治】诸湿，腰膝肿疼，项颈浮肿，筋骨紧急，精液凝滞。

川白姜散

【来源】《普济方》卷三六一引《直指》

【组成】木香 陈皮 槟榔 官桂 川白姜 甘草炙，各等分

【用法】上锉，每取一捻，水一合煎，以绵蘸与之。

【功效与主治】产妇取冷太过。

川楝汤

【来源】《竹林女科》卷一

【组成】川楝子炒 八角茴香 小茴香 猪苓 泽泻 白术蜜炙，各一钱 乌药炒 槟榔 乳香去油 延胡索各八分 木香五分 麻黄六分

【用法】加生姜三片，葱一根，水煎服。

【功效】温通肝脉，散寒止痛。

【主治】经来有两条筋从阴吊至两乳，痛不可忍，身上发热。

【方解】方中川楝子、延胡索、乳香疏肝活血止痛；小茴香、八角茴香、乌药散寒止痛，温通肝脉；木香、槟榔疏肝理气行滞；白术、泽泻、茯苓健脾渗利湿浊；麻黄、生姜、葱宣发阳气以散风寒。诸药合用，共奏温通肝脉，散寒止痛之功。

穿山甲散（一）

【来源】《太平圣惠方》卷七十七

【组成】穿山甲二分，炒令黄色 牡丹半两 肉桂半两，去皱皮 鬼臼一两，去毛 驴护干一两 蒲黄一两 当归一两 莲子一两 川大黄半两，锉碎 微炒 桃胶三分 槟榔一分

【用法】上为散。每服三钱，以水、酒各半中盏，煎至六分，去滓，每于食前温服。

【功效与主治】妇人经脉不通，一月至三个月，腹内有气块，发来从胁下起冲心，此是鬼胎。

穿山甲散（二）

【来源】《太平圣惠方》卷七十一

【组成】穿山甲二两，炙令黄色　京三棱二两，微炮，锉　木香一两　槟榔一两　桂心一两　白术三分　鬼箭羽半两　川大黄一两，锉碎，微炒　桃仁三分，汤浸，去皮尖双仁，麸炒微黄　防葵三分　鳖甲一两半，涂醋炙令黄，去裙襕　当归三分，锉，微炒

【用法】上为粗散。每服四钱，以水一中盏，入生姜半分，煎至六分，去滓，食前稍热服。

【功效与主治】妇人癥瘕，及血气凝滞，心腹痛，四肢羸瘦，时吐清水，不欲饮食。

苁蓉大补圆

【来源】《太平惠民和剂局方》卷五

【组成】木香炮　附子炮，去皮、脐　茴香炒　肉苁蓉酒浸　川椒炒去汗，各十两　巴戟天去心　牛膝酒浸　白蒺藜炒，去刺　桃仁炒，去皮、尖　黄芪　泽泻　胡芦巴　五味子各五两　槟榔　天麻　桂心　川芎　羌活各二两

【用法】上为细末，蜜圆如梧桐子大。盐酒、盐汤空腹任下三、五十圆。

【功效与主治】元脏虚惫，血气不足，白浊遗泄，自汗自利，口苦舌干，四肢羸瘦，妇人诸虚。

寸金塌气丸

【来源】《普济方》卷一六九引《鲍氏方》

【组成】陈皮　香附子　巴豆和壳捶碎，炒　干姜各一两　大黄煨　木香　青礞石煅　白丁香尾起者　三棱　莪术　干漆炒烟尽，各半两　斑蝥三两，用身　虻虫用身，二钱　芫青用身　麝香各一钱　京墨烧烟尽　芫花醋浸，焙干，各三钱　槟榔五枚　水蛭炒

【用法】上为末，醋糊为丸，如皂角子大。每服一丸，醋汤嚼下。泻三行自止。产孕不可服；脏虚人勿服；气虚人减量服。

【功效与主治】一切积聚，一切气症，小肠风气、膀胱气、横梁气、走注气、心脾气、血气胁气，气块，癥瘕，蛊毒，宿食、积饮结胸中，伤寒，夹食伤寒，风漏气。

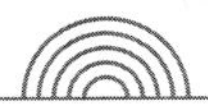

大阿魏丸（一）

【来源】《博济方》卷二

【组成】阿魏一两半，以醋化，入白面三两匙，同和为饼子，炙令黄　石菖蒲一两半，并以泔浸一宿，炒　厚朴三分，去粗皮，以生姜汁涂炙　硫磺一两半，别研如粉　槟榔一两　白术一两，炒　诃子一两，炮，去核　桃仁三分，麸炒，去皮尖，研细　青木香一两　干姜半两，生　附子一两半，炮　当归三分

【用法】上药除硫磺、桃仁外，同杵为细末，次入硫磺、桃仁同研令匀，以稀面糊为丸，如梧桐子大。每服十丸，温酒、盐汤任下；女人醋汤送下，并用空心服。

【功效】大壮元气，进食驻颜。

【主治】男子、女人一切冷气，霍乱吐泻，元气将脱，四肢厥冷，本脏气上攻筑，心疼闷绝，不知人事；及治伤冷、伤寒，或气虚夹阴气伤寒。一切冷气，攻刺疼痛，心腹胀满。

大阿魏丸（二）

【来源】《鸡峰普济方》卷十三

【组成】阿魏一两半，以醋化，入白面三匙，同和为饼子，炒令黄　硫磺一两半　青木香一两　附子一两半，浸一宿，炒　石菖蒲一两半，泔浸，炒　槟榔一两　白术四两　干姜半两　肉豆蔻半两　青皮半两　白豆蔻半两

【用法】上为细末，炼蜜为丸，如弹子大。每服一丸，食前生姜汤嚼下。

【功效】固真气。

【主治】男子、女人一切冷气，霍乱吐泻，元气将脱，四肢厥冷，本脏气上攻筑，心闷绝不知人事；及治伤冷、伤寒、气虚挟阴伤寒。

大补丸

【来源】《三因极一病证方论》卷十三

【组成】木香十两，炮　附子十两，炮，去皮脐　茴香十两，炒　苁蓉十两，酒浸　川椒十两，炒去汗　桃仁五两，炒，去皮尖　葫芦巴五两　牛膝五两，酒浸　巴戟五两，去心　五味子五两　黄芪五两　白蒺藜五两，炒，去刺　泽泻五两　羌活二两　槟榔二两　天麻二两　川芎二两　桂心二两

【用法】上为末，炼蜜为丸，如梧桐子大。每服三五十丸，空心盐汤、盐酒任下。

【功效与主治】元脏虚惫，血气不足，白浊遗泄，自汗自利，口苦舌干，四肢羸瘦；及妇人诸虚。

大腹皮汤

【来源】《普济方》卷三五五

【组成】大腹皮一两　前胡一两，去芦　槟榔一两，煨　百部根一两　陈皮一两，去白　枳实一两，麸炒　桑皮一两　杏仁一两，去皮尖双仁，麸炒　当归一两　人参一两

【用法】上为末。每服二钱，水一盏，煎七分，去滓温服，不拘时候。

【功效与主治】产后上气，喘急满闷。

大腹皮丸

【来源】《圣济总录》卷一五三

【组成】连皮大腹一两半　防己一两　泽泻一两　木香一两　莪术一两，煨，锉　枳壳一两，去瓤，麸炒　槟榔三分，煨，锉　陈皮三分，汤浸，去白，焙　牵牛子三分，微炒

【用法】上为末，炼蜜为丸，如梧桐子大。每服三十丸至四十丸，空心、日午、夜卧生姜汤送下。如减，即少服。

【功效与主治】妇人水分，肿满不消，经水断绝。

大腹散

【来源】《圣济总录》卷一五三

【组成】大腹皮一两，锉　桑白皮一两，锉　槟榔一两，锉　当归二两，切，炒　牡丹皮半两　甘遂半两　苦葶苈一分，炒　牛膝一两，去苗，酒浸，切，焙　赤茯苓一两，去黑皮　生干地黄一两，焙　人参半两　木香半两

【用法】上为散。每服二钱匕，浓煎紫苏汤调下，一日二次。

【功效与主治】妇人血分，身体通肿，虚烦不食。

大腹汤

【来源】《圣济总录》卷一六三

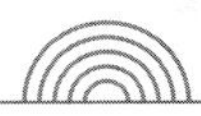

【组成】大腹皮一两，锉，炒　前胡一两，去芦头　槟榔一两，煨，锉　百部根一两，锉　陈皮一两，汤浸，去白，焙　枳实一两，去瓤，麸炒　桑白皮一两，锉，炒　杏仁一两，汤洗，去皮尖双仁，炒，研如膏　当归一两，切，焙　人参一两

【用法】上为粗末。每服二钱匕，水一盏，煎至七分，去滓温服，不拘时候。

【功效与主治】产后上气，喘急满闷。

大黄丸

【来源】《太平圣惠方》卷七十一

【组成】川大黄二两，锉碎，微炒　麝香一分，细研　硇砂三分，细研　槟榔三分　巴豆一分，去皮心，研，纸裹压去油　川乌头三分，炮裂，去皮脐　桂心三分　木香三分　当归三分，锉，微炒　京三棱一两，锉，醋拌炒干　干姜三分，炮裂，锉

【用法】上为末，炼蜜为丸，如小豆大。每服五丸，空心及晚食前以粥饮送下。以利为度。

【功效与主治】妇人痃癖气，疼痛。

大戟散

【来源】《太平圣惠方》卷六十九

【组成】大戟一两　前胡一两，去芦头　木通一两，锉　当归半两　陈皮三分，汤浸，去白瓤，焙　桑白皮半两，锉　赤茯苓一两　紫苏茎叶三分　汉防己半两　槟榔一两

【用法】上为粗散。每服四钱，以水一中盏，加生姜半分，煎至六分，去滓，空心温服。以利为效，未利再服。

【功效与主治】妇人水气，四肢浮肿，心胸痞满，痰毒壅滞，喘息稍急，小便不利，坐卧不安。

大剂归芍汤

【来源】《傅青主男女科》

【组成】当归　白芍各二两　枳壳　槟榔各二钱　滑石三钱　广木香　莱菔子　甘草各一钱

【用法】水煎服。

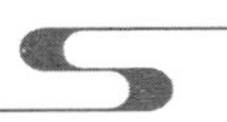

【功效与主治】痢疾感湿热而成，红白相见，如脓如血，至危至急者。

【方解】方中用当归、白芍柔养肝血，使肝木不克脾土，自然大肠有传送之功；配枳壳、槟榔逐秽去积，补中用攻；再伍滑石、甘草、木香，调达于迟速之间，不疾不徐，使瘀滞尽下。

大麻仁丸

【来源】《太平圣惠方》卷七十二

【组成】大麻仁二两，别捣如膏　川大黄二两，锉碎，微炒　槟榔一两　木香一两　枳壳一两，麸炒微黄，去瓤

【用法】上为末，入大麻仁膏，研令匀，以炼蜜为丸，如梧桐子大。每服二十丸，空心以温水送下。

【功效与主治】妇人肠胃风结，大便常秘。

【方解】大麻仁润肠通便；大黄泄热通便；槟榔、木香、枳壳理气宽中，健脾消食，缓泻通便；蜂蜜润肠通便，兼以调和药性。全方共奏行气泄热，润肠通便之功。

大乌金丸

【来源】《朱氏集验方》卷十

【组成】当归一两　熟地黄一两　白芍药一两　川芎一两　附子一两　肉桂一两　沉香一两　延胡索半两　粉草半两　香附子半两　乳香半两　缩砂仁半两　败姜半两　白芷半两　蒲黄半两　姜黄半两　槟榔半两　白茯苓二两　丁香二两　白术二两　没药二钱　人参二钱

【用法】上为细末，酒糊为丸，如弹子大，百草霜为衣。每服一丸，当归酒送下，或嚼姜下。或作梧桐子大，则加丸数。

【功效与主治】妇人心腹刺痛，身体疼痛，产前恶心，产后恶露不下，疼痛不已。

大效紫菀丸

【来源】《鸡峰普济方》卷二十五

【组成】紫菀　人参各二两　巴豆醋煮，去心膜，研　肉苁蓉　吴茱萸　石菖蒲　干姜　白槟榔　当归　防风　茯神　桔梗　车前子　川椒　乌头炮，去皮脐

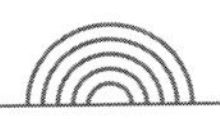

猪牙皂角去皮子，涂酥炙，各一两　白术　汉防己　柴胡　羌活　麦门冬　甘草各一两一分　黄连　厚朴　干地黄　茯苓　大黄各一两半　肉豆蔻三分

【用法】上为末，炼蜜为丸，如梧桐子大。每服五丸，空心茶、酒或熟水送下。当宜三、五行，不定，以温粥止之。

【功效与主治】积聚癖块，大如拳掌，亦如杯碗；及黄疸病，朝起呕吐，上攻心膈，两肋分痛胀，彻连肩脊，痛无休息，时常绕脐；九种心痛，五淋、五痔；胃口闭塞，吐逆，饮食积年不消；妇人断续多年；诸风，身体顽麻，不知痒痛，半面浮疼，眼目冷泪，遍身如锥刀所刺，眉毛坠落，面上生疮，游如虫行，莫知所有，或手足烦热，或夜卧不安；小儿七十二种风，及二十五种惊痫；夜梦鬼交，四肢无力沉重，饮食无味，昏昏似醉，只欲求死，真如鬼魅，终日忧烦不乐，悲啼歌哭；月候不调，或多或少，时似有孕，连年羸瘦，在床渐困。

大延胡索散

【来源】《宣明论方》卷七

【组成】延胡索一分　当归一分　芍药一分　京三棱一分，煨　川苦楝一分　莪术一分　官桂一分，去粗皮　厚朴一分，姜制　木香一分　川芎一分　桔梗半两　黄芩半两　大黄半两　甘草一两　槟榔二钱

【用法】上为粗末。每服三钱，水一盏，煎至六分，去滓，食前热服。

【功效与主治】妇人经病，并产后腹痛，或腹满喘闷，或癥瘕癖块，及一切心腹暴痛。

丹参散

【来源】《太平圣惠方》卷四十四

【组成】丹参　槟榔各一两　青皮汤浸，去白瓤，焙　茴香子各半两

【用法】上为细散。每服二钱，食前以温酒调下。

【功效与主治】外阴疼痛或肿胀。

丹砂沉香煎

【来源】《鸡峰普济方》卷九

【组成】沉香为末，以蜜半斤，煎五七沸　没药为末，酒半升，慢火熬尽　硇砂以

酒半升，研令化尽，各一两　阿魏一分，以酒半升，研细，银器内熬尽　巴豆一钱，去皮，研细，酒半升，煎十余沸，上五味同合，慢火熬成膏　朱砂半两，细研　硫磺一两，滴雪水研一日　槟榔　木香　人参　胡椒　青皮　高良姜水煮五七沸　肉桂各一两　丁香半两　干姜三分

【用法】上为细末，入朱砂、硫磺再研令匀，以前膏为丸，如梧桐子大。每服二三丸，温橘皮汤送下；如心痛，嚼破温酒送下，不拘时候；妇人血气，当归酒送下。

【功效与主治】久积虚冷伏滞，及呼吸寒气臌胀，心腹暴痛，两胁刺痛，并妇人血气疼痛。

丹砂沉香丸

【来源】《圣济总录》卷一五六

【组成】丹砂一两，别研如粉　沉香一两，锉细　肉豆蔻一两，去壳　半夏一两，汤洗七遍，去滑，切作片子，焙　人参三分　丁香三分，微炒　白茯苓半两，去黑皮，锉　陈皮半两，汤浸去白，焙　甘草半两，炙　槟榔半两，锉

【用法】上药除丹砂外，捣箩为末，入丹砂研拌令匀，炼蜜为丸，如梧桐子大。每服十五丸，食前生姜汤送下。

【功效与主治】妊娠痰盛，膈脘满痞，不思饮食。

单兵散

【来源】方出《证类本草》卷十三引《简要济众》，名见《产科发蒙》卷二。

【组成】白槟榔一个，鸡心大者

【用法】上为末，用童便、生姜汁、温酒共半盏，调作一服。不拘时候。

【功效与主治】脚气冲心。子痫。

当归柴胡汤

【来源】《产科发蒙》卷四引《经效方》

【组成】当归　芍药　桔梗　槟榔　枳壳　桂枝　柴胡　青木香

【用法】以水二合，煮取一合服。

【功效与主治】产后血气胁肋胀痛。

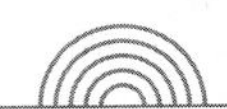

当归煎丸

【来源】《博济方》卷四

【组成】川当归二两，去土　槟榔半两　赤芍药半两　牡丹皮半两　延胡索半两

【用法】上先将当归用米醋一升二合慢火熬成膏，入众末，和为丸，如梧桐子大。每服二十丸，空心、日午温酒送下。

【功效与主治】妇人久积，血气时发，发刺痛，肌瘦力乏，月候不调。

当归荆芥散

【来源】《杨氏家藏方》卷十五

【组成】荆芥穗　川芎　人参去芦头　当归洗，焙　桔梗去芦头　附子炮，去皮脐　柴胡去苗　防风去芦头　丁香　白芍药　蒲黄炒　鳖甲醋炙令黄　香白芷　牛膝酒浸一宿　焙干　白薇　肉桂去粗皮　半夏汤洗七遍　羌活去芦头　杏仁汤洗，去皮尖，麸炒　木香　白茯苓去皮　续断　槟榔　没药别研　肉苁蓉　柏子仁　地骨皮各等分

【用法】上为细末。每服三钱，水一盏半，加生姜五片，煎八分，温服，不拘时候。

【功效与主治】妇人血风攻注，四肢疼痛，饮食减少，胸满恶心，日渐羸瘦。及血海虚冷，经脉不调，夜梦多惊，瘕癖气块。

当归没药丸

【来源】《圣济总录》卷一五一

【组成】没药三分，研　丁香三分　木香一两　丁香皮半两　桂半两，去粗皮　麒麟竭半两，研　延胡索半两　干漆半两，炒烟出　牡丹皮半两　当归半两，锉，炒　肉豆蔻半两　槟榔一两，锉　安息香一两　乳香一两，二味同捣末，再用酒研，滤去滓，银器内熬成膏

【用法】上十二味为末，以二香膏和丸，如膏少即少入炼蜜，丸如梧桐子大，以丹砂为衣。每服二十丸至三十丸，温酒或生姜汤送下，早、晚食前各一服。

【功效与主治】妇人血气不调，月水滞涩，身体麻痹瘙痒疼痛，饮食减少，面黄肌瘦，背脊拘急，骨间酸痛，多吐清水，脐腹胀闷。

当归丸

【来源】《圣济总录》卷一五一

【组成】当归二两，切，焙　槟榔一两，生锉　赤芍药一两　牡丹皮一两　延胡索一两

【用法】上为末，醋煮面糊为丸，如梧桐子大。每服二十丸至三十丸，空心温酒送下，日晚再服。

【功效与主治】室女气血不和，月水欲来，先攻少腹刺痛。

导水丸

【来源】《杨氏家藏方》卷十

【组成】人参去芦头　木香　丁香　槟榔　青皮去白　陈皮去白　香白芷　郁李仁去皮　杜仲生用　桔梗去芦头　大戟　泽泻　黑牵牛生用　木通　樟柳根　桑白皮　大黄湿纸裹，煨熟用　干漆炒烟尽　甘遂麸炒令黄　榆根白皮各等分

【用法】上为细末，每药末二两，炼蜜为丸，分作四丸。每服一丸，临卧用荆芥茶清嚼下。

【功效与主治】男子妇人水气肿满。

涤热逐瘀汤

【来源】《中医妇科治疗学》

【组成】丹参15克　丹皮　生地各9克　三棱　莪术　延胡索　通草　香附　槟榔各6克　大黄3克

【用法】水煎，温服，每日一剂。

【功效】清热祛瘀，行气定痛。

【主治】血热气滞，经前腹痛，拒按，痛时如刺，有时引及两侧，经血紫黑，时有热气上冲之感，大便燥结。

抵圣汤

【来源】《陈素庵妇科补解》卷五

【组成】木香　泽兰　延胡　半夏　苏木　槟榔　蒲黄　川芎　生地　甘草　归尾　赤芍　枳壳　陈皮　桔梗　厚朴　泽泻

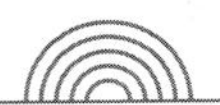

【用法】水煎服。

【功效与主治】产后两胁胀满气痛者。由膀胱宿有冷水，因产后恶血不尽，水壅与气相搏，积在膀胱，故令胁肋胀满，气与水相搏故作痛也。亦有肝经血瘀致胀满者，有肝经气血虚而致胀满作痛者，有脾土虚不能制水，膀胱夙壅，因致胀满而作痛者。

【方解】木香、半夏、陈皮、厚朴行气调中；泽兰活血化瘀；延胡、苏木活血祛瘀，行气止痛；泽泻利水渗湿；生地、赤芍、归尾、川芎养血调经；蒲黄收敛止血；槟榔、枳壳行气消胀；甘草益气补中；桔梗引药至胁肋。全方共奏利水行气，养血祛瘀之功。

丁沉丸（一）

【来源】《博济方》卷二

【组成】丁香半两　沉香半两　木香半两　槟榔半两　白豆蔻半两　云南根半两　肉豆蔻半两，去皮　甘草半两，炙　青皮半两，去白　人参二两　茯苓二两　白术四两　官桂一分　丁香皮半两　诃子一两，去核　麝香一钱，研　玄参一两半　柳桂一分　干姜一分，炮　金钗石斛一两

【用法】上为细末，续入麝香，和匀，炼蜜为丸，如酸枣大。每服半丸或一丸，烂嚼，炒生姜、橘皮，盐汤送下，温酒亦可；妇人炒生姜、橘皮、醋汤送下。

【功效】理中。

【主治】脾胃一切气不和，吐逆，不思饮食，霍乱不止，心腹刺痛膨闷，胸膈噎塞，久积虚气，伤酒痰逆，妇人血气及月候不调。

丁沉丸（二）

【来源】《太平惠民和剂局方》卷三

【组成】甘草炙　青皮去瓤，锉，炒　丁香　白豆蔻仁　沉香　木香　槟榔　肉豆蔻仁各五两　白术四十两，锉，微炒　人参去芦　茯苓去皮　诃子煨，取皮，各十两　肉桂去粗皮　干姜炮裂，各二两半　麝香一两，别研

【用法】上为细末，入麝香令匀，炼蜜和丸，如酸枣大。每服一丸，细嚼，炒生姜、盐汤送下，温酒亦得，空心食前服。

【功效与主治】一切冷气攻心腹，胁肋胀满刺痛，胸膈噎塞，痰逆恶心，

嘻气吞酸，不思饮食，胃中冷逆，呕吐不止；及翻胃嗝气，宿食留饮，心痛霍乱；妇人血气心腹疼痛。

丁沉香丸（一）

【来源】《传家秘宝》卷中

【组成】安息香　乳香　雄黄　沉香　木香　白檀　丁香　朱砂已上细研　阿魏少许，用面筋　荜茇一分　槟榔二个　肉豆蔻二个，去皮　真麝香一分，研，箩过

【用法】上将安息香、乳香、阿魏三味，以暖水浸软后，令勿烂，将余药杵箩为末，相和入在上件药膏内，研丸，如鸡头子大，用朱砂为衣，空心、食前服一丸或二丸，用烧生姜煎酒送下。

【功效与主治】丈夫、妇人血气上攻心胸，及腹内一切不测恶气。

丁沉香丸（二）

【来源】《普济方》卷一八一引《鲍氏方》

【组成】丁香　沉香　木香　青皮　肉豆蔻　胡椒　荜茇　槟榔一分　乳香半两　麝香一钱

【用法】上为细末，研匀，醋糊为丸，如粟米大，朱砂为衣。每服十五丸，美酒送下。心疼，醋汤送下；气血痛，烧绵灰，酒送下。

【功效与主治】诸气攻心腹痛，及妇人气。

丁香半夏汤

【来源】《圣济总录》卷一五六

【组成】丁香炒　木香炮　半夏生姜汁拌炒，各半两　人参　白术锉　桔梗炒　白豆蔻去皮　陈橘皮汤浸，去白，焙　甘草炙　槟榔锉　前胡去苗，锉，炒　赤茯苓去黑皮，各二两

【用法】上粗捣筛，每服三钱匕，水一盏，加生姜三片，煎至六分，去滓温服，不拘时候。

【功效】消痰逆，和胃气。

【主治】妊娠咳嗽不止。

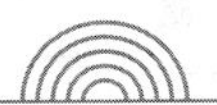

二十六味牡丹煎丸

【来源】《博济方》卷四

【组成】牡丹皮一两　黑附子一两，炮　牛膝一两，酒浸一宿　龙骨二两，细研，水飞过　五味子一两，生　官桂一两，去皮　人参一两　槟榔二两　白术一两　白茯苓一两　当归一两　续断一两，细者　木香一两　泽泻一两　延胡索半两　羌活二两　藁本一两，去土，用细梢　干熟地黄二两　赤芍药一两　干姜半两　山茱萸半两　干山药一两　缩砂仁半两　石斛三两　萆薢一两　白芷一两

【用法】上二十六味，并各州土新好者，洗净焙干，杵为细末，炼蜜为丸，如梧桐子大。每服十丸至二十丸，温酒送下，醋汤亦可，空心，临卧各一服，不嚼。

【功效与主治】妇人血刺，血痃上抢，血块走注，心胸疼痛，血海虚冷，脐下膨胀，小腹满闷，腿膝无力，背膊闷倦，手足麻痹，身体振掉，腰脊伛偻，月经不调，或清或浊，赤白带下，血山崩漏，面色萎黄，身生瘾疹，腹内虚鸣，面生鼾黯，手足热疼，并筋挛骨疼，两胁攀急，起坐托壁，腰背牵掣，舒蜷不得。

二十四味建中汤

【来源】《简易方》引《卫生家宝》（见《医方类聚》卷一五〇）

【组成】黄芪蜜炙　肉桂　秦艽　肉豆蔻煨　柴胡　荆芥　白芷　川芎　鳖甲醋炙　桔梗各二两　当归　莪术炮　麦门冬去心　白芍药　人参去芦　茯苓　甘草炙　木香　酸枣仁炒　海桐皮　枳壳去瓤，煨　干地黄各一两　沉香　槟榔各半两

【用法】上为细末。每服二钱半，水一盏，加生姜三片，乌梅二个，煎至七分，温服。如觉脏腑冷，即空心热服；小便多，即食后临卧时服。

【功效与主治】虚劳，体倦骨疼，羸瘦少力，心悸胸满，痞闷不食；妇人血气风劳，月水不调，不孕者。

防己枳壳汤

【来源】《圣济总录》卷一六五

【组成】防己一两　枳壳二两，去瓤，麸炒　桑白皮一两，锉　当归一两，切，焙　木香半两　紫苏茎一两，锉　槟榔一两，锉

【用法】上为粗末。每服五钱匕，水一盏半，煎至一盏，去滓温服，不拘时候。

【功效与主治】产后肿满喘咳。

【方解】防己利水消肿；枳壳、紫苏茎理气宽中，行气消胀；桑白皮泻肺平喘，利水消肿；当归补血调经；木香行气调中；槟榔降气行滞，利水化湿。全方共奏利水消肿，降气平喘之功。

防葵方

【来源】《太平圣惠方》卷四十九

【组成】防葵　桔梗去芦头　京三棱微煨，锉　赤芍药各三分　桂心半分　木香　吴茱萸汤浸七遍，焙干，微炒　当归锉，微炒　五味子各半两　川大黄锉研，微炒　郁李仁汤浸，去皮，微炒，各一两　鳖甲涂醋炙令黄，去裙襕　槟榔各一两半

【用法】上为末，炼蜜为丸，如梧桐子大。每服不计时候，以温酒下二十丸。

【功效与主治】癥瘕喘嗽，腹中痛，吃食减少，四肢乏力。

防葵散

【来源】《太平圣惠方》卷二十八

【组成】防葵　京三棱锉碎，醋炒三遍　郁李仁汤浸，去皮尖，微炒，各三分　莪术　诃子煨，用皮　槟榔　赤茯苓　人参去芦头　白术　桂心　枳壳麸炒微黄，去瓤　白豆蔻去皮　木香　川大黄锉碎，微炒　附子炮裂，去皮脐，各半两　丁香一分　鳖甲三两，洗去尘土，用硇砂半两研碎，以醋二合浸硇砂去却石，涂醋炙鳖甲、硇砂，醋尽为度

【用法】上为细散。每服一钱，空心及晚食前以温酒调下。忌苋菜、生冷、湿面。

【功效】行气活血，健脾养阴。

【主治】虚劳癥瘕，或气攻脾胃，令人心下及胃管两傍坚硬，喘息急促，牵引两胁痛。

【方解】方中防葵行气散解，京三棱、莪术行气破血、消积止痛，枳壳理气宽胸，白豆蔻化湿行气，木香行气止痛，川大黄攻积滞、清湿热；诃子、槟榔、郁李仁下气利水，赤茯苓行水、利湿热；人参大补元气、补脾益肺，白术健脾益气、燥湿利水，桂心益气明目；丁香温中降逆，附子散寒除湿；鳖甲滋阴清热。诸药合用，共奏行气活血、健脾养阴之功。

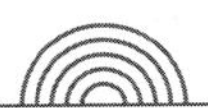

分膈丸

【来源】《鸡峰普济方》卷十七

【组成】人参一两　槟榔二个　肉豆蔻仁二个　木香一两　茯苓一两　水银四两，水煮一伏时，枣肉内研星尽　没药一两　青橘一两　当归八两　不蛀皂角一挺　麒麟竭半两

【用法】上为细末，分一半，别入灯上燎者巴豆、杏仁各二十一个，同用面糊为丸，如梧桐子大；一半药末只炼蜜为剂，杵一千下。吃时旋丸小豆大，并每服五七丸。汤使临时。

【功效与主治】血气及一切积聚败血为病，以及产后注滤，心腹疾涎，腹秘不通。

分气汤

【来源】《圣济总录》卷一五八

【组成】麦门冬一两，去心，焙　槟榔一两，生，锉　当归一两，切，焙　人参一两　甘草一两，炙　木通一两，锉　羌活一两，去芦头　川芎一两　大腹皮一两，锉　桑白皮一两，锉　大黄三分，炒

【用法】上为粗末。每服三钱匕，水一盏，煎至六分，去滓，空心、日午、临卧温服。

【功效】利心经，疏壅滞。

【主治】妊娠诸疮。

分心气饮

【来源】《宋氏女科》

【组成】桔梗　枳壳　木香　槟榔　乌药　香附　木通　肉桂　芍药　茯苓　大腹皮　桑皮　青皮　陈皮　真紫苏　羌活　甘草

【用法】上锉二剂，加生姜三片、大枣二个，灯心三十条，水二盅，煎八分，空心温服，滓更煎服。

【功效与主治】妇人内郁，血凝气滞成病者。

忿气散

【来源】《女科万金方》

【组成】木香　丁香　人参　麦冬　大腹皮　甘草　草果　香附　紫苏　槟榔　藿香　厚朴　桑皮　陈皮　姜　枣　灯心

【用法】水煎服。

【功效与主治】妇人噎膈。

茯苓导水汤

【来源】《医宗金鉴》卷四十六

【组成】木香　木瓜　槟榔　大腹皮　白术　茯苓　猪苓　泽泻　桑白皮　缩砂　苏梗　陈皮各等分

【用法】加生姜，水煎服。

【功效与主治】妊娠水肿胀满，喘而难卧，胀满难堪；产后浮肿，咳嗽，小便不利者。

【方解】木香行气调中；木瓜、槟榔行气化湿；大腹皮行气宽中，利水消肿；白术、茯苓、猪苓、泽泻健脾益气，利水渗湿；桑白皮泻肺平喘，利水消肿；砂仁、苏梗理气宽中；陈皮理气健脾，燥湿化痰。全方共奏理气行滞，利水除湿之功。

妇女香身丹

【来源】《全国中药成药处方集》(沈阳方)

【组成】沉香二钱　大黄二钱　藿香二钱　红花二钱　檀香二钱　青木香二钱　甘松二钱　细辛一钱　槟榔三钱　香附五钱　甘草一两　白芷一两　当归一两　麝香五分　川芎八钱　豆蔻五钱　藁本八钱　防风五钱　龙脑三分　公丁香四钱

【用法】上为极细末，炼蜜为丸，一钱重。每服一丸，每日服三次，饭后两小时，白开水送下。

【功效与主治】腋臭狐臊，口臭气秽，白带白浊，恶气熏人。

妇女紫金丹

【来源】《中国医学大辞典》

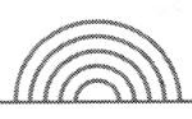

【组成】砂仁一两五钱　枳壳一两五钱，炒焦　天台乌药一两五钱　广木香一两　陈皮一两　延胡索一两　红豆蔻一两　莪术一两　京三棱一两　槟榔一两三钱

【用法】上为细末，赤米汤泛为丸，如梧桐子大。每服三钱，熟汤送下。

【功效与主治】妇女气郁血凝寒滞，经水不通，或乱经痛经，不能受孕，及肝血气块作痛。

攻补两益汤

【来源】《辨证录》卷七

【组成】榧子　使君子各十个　人参五钱　白薇　雷丸　神曲各三钱　槟榔二钱　白术一两

【用法】水煎服。一剂腹必大痛，断不可饮以茶水，坚忍半日。如渴，再饮二煎药汁，少顷必将虫秽之物尽下而愈，不必二剂。

【功效】补正以杀虫。

【主治】癥瘕。胃气虚弱，食不能消，偶食坚硬之物，存于胃中，久则变为有形之物，腹中乱动，动时痛不可忍，得食则解，后则渐大，虽有饮食亦痛。

【方解】方中尽是杀虫之味，用之于人参、白术之中，且以二味为君主之药。盖冲锋破阵之帅，必得仁圣之君，智谋之相，筹划于尊俎之间，始能奏凯成功耳。倘舍人参、白术不用，徒用杀虫之味，亦未必无功，然斩杀过伤，自损亦甚，非十全之师也。

观音救苦神膏

【来源】《仙拈集》卷四

【组成】大黄　甘遂　蓖麻子各二两　当归一两半　木鳖子　三棱　生地各一两　川乌　黄柏　大戟　巴豆　肉桂　麻黄　皂角　白芷　羌活　枳实各八钱　香附　芫花　天花粉　桃仁　厚朴　杏仁　槟榔　细辛　全蝎　五倍子　川山甲　独活　玄参　防风各七钱　黄连　蛇蜕各五钱　蜈蚣十条

【用法】选道地药材称准，用真香油六斤，浸瓷盆内五日，然后熬膏。外治者用桑皮纸摊成大小膏药，对症贴之；内服者作丸如绿豆大，每服七粒。偏正头风，左患贴左，右患贴右，正患贴印堂，兼卷条塞鼻孔中，口含甘草汤咽之；眼科七十二症，赤肿将耳上角，针刺血出贴上，星胀翳膜眷毛倒睫，迎风流泪等症，卷条左患塞左，右患塞右鼻，常服甘草汤；喉咙三十六症，单蛾双蛾，喉闭喉风，贴喉上，口含甘草汤，要速效，将膏口含化下，不服甘草汤；两颐浮肿，风火牙疼，贴上即止；诸般腹痛，胃口痛，丹田痛，即于痛处贴之，服甘草汤；中风瘫痪，左患贴左，右患贴右，服甘草汤，不省人事，痰声如锯，作丸如豆大，每服七粒，清汤送下，其痰立下，若口关紧闭，用铁箸撬开，将水灌下，或再作条插鼻孔中，真有起死回生之功；痨瘵病，贴夹脊穴，尾闾穴，肚脐，饮甘草汤，七日，痨虫尽死，咳嗽吐痰，贴前后心，仍服清痰降火补药，此膏能攻病，不能补虚，不可吞服；臌胀、水臌、气臌、血臌，俱贴脐下丹田，不可饮甘草汤；噎膈气膈，食膈痛膈，俱贴胃口肚脐，常饮甘草汤，如喉塞不咽，即贴喉外，口含甘草汤，如要速效，作丸服之，不必服甘草汤；哮喘咳嗽诸症，俱贴前后心，饮甘草汤，如痰盛气塞不通，或作条塞鼻孔，或作丸吞服，不可服甘草汤；大小便闭，俱贴肚脐，饮甘草汤自通，如数日不通，危在旦夕，作丸送下，小腹用葱汁甘草汁调敷，立下，勿服甘草汤；伤寒时疫，贴肚脐，饮甘草酒，一醉汗出即愈，如五六日不便，作丸吞下便解而愈矣；疟疾一日二日三日，俱贴肚脐，饮甘草汤，如发过四五次者，作丸早一时服下，饮热酒数杯，即日便止，不可饮甘草汤；赤白带下，贴脐下丹田，常服甘草汤；各种痢疾，俱贴胃口肚脐，四五日不愈，红用圆眼壳核七个打碎，煎汤送丸下，白用荔枝壳核七个打碎，煎汤送丸下，赤白兼者用圆眼荔枝壳核，各七个打碎，煎汤送丸下，不必服甘草汤；难产逆生，胞衣不下，作丸热酒送下，立刻便产，产门小腹，煎甘草汤水频洗不可服；小儿惊风，目翻上，气喘痰壅不通，作条塞鼻孔，贴一膏于脐上，如急极作丸服之，勿饮甘草汤；小儿诸疳证，贴脐上，口疳贴牙床，口疳不必饮甘草汤；经闭不通，贴丹田，如病久，作丸服之，小腹上，用甘草末调敷，葱汁涂之，不可服甘草汤；血块痞积，贴脐上，并贴痞上，饮甘草汤，人健壮者，作丸日服，便泄为上；外科疔疮，内服外贴，勿饮甘草汤，背疽一切痈疖毒，俱贴患处，日饮甘草汤作丸服，兼贴肺俞穴，勿服甘草汤；臁疮脚气，针孔反贴上，盖以纸带缚定，一日洗换，十日愈矣；肠风下血，梦遗白浊，俱贴肚脐，饮甘草汤；痔漏，内则卷条插入，外则贴之；跌打损伤，贴患处，饮甘草汤；吐血鼻血，贴两脚心，饮甘草汤。咳嗽吐痰禁吞服；孕妇忌用。

【功效与主治】偏正头风，眼科赤肿，障膜倒睫，咽喉单双蛾，喉闭，头面虚肿，风火开疼，九种心胃肚腹疼痛，中风，疟疾，痢疾，劳瘵，咳嗽吐

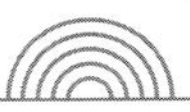

痰，臌胀，噎膈，痰火哮喘，大小便闭，伤寒，六七日不大便，妇人赤白带下，难产，胞衣不下，血块痞积，小儿惊风，疳证，肿毒恶疮，臁疮十年不愈，痔漏，便血肠风，梦遗，白浊，吐血，鼻血。

归尾丸

【来源】《妇科玉尺》卷一

【组成】槟榔　秦艽　归尾　延胡索　姜炭　木香　桃仁　丹皮

【用法】共研细末，水泛为丸，如梧桐子大。每服三钱，温酒送下。

【功效与主治】内结经闭腹痛；月经下血块。

桂心消积丸

【来源】《医略六书》卷三十

【组成】桂心一两半　当归三两　赤芍一两半，酒炒　桃仁三两　厚朴一两半，制　三棱一两半，醋炒　槟榔一两半　莪术一两半，醋炒　大黄三两，醋煮　鳖甲三两，醋炙

【用法】上为末，蜜炼为丸。每服三钱，酒煎，去滓温服。

【功效与主治】产后积聚，脉数弦洪紧涩者。

【方解】肉桂温经暖血，中心通闭力优；当归养血活血以荣其经；赤芍破血通经；桃仁破瘀清积；厚朴散聚宽胀；槟榔破气导滞以消其聚；三棱破气中之血以消坚；莪术破血中之气以消积；鳖甲滋阴散结；大黄涤热通幽，醋煮引入血分。蜜丸酒煎，使瘀化气行，则积聚并散，而遏热顿清，营阴暗复。

桂枝桃仁汤

【来源】《万氏女科》卷一

【组成】桂枝一钱五分　槟榔一钱五分　白芍一钱　生地一钱　枳壳一钱　桃仁二十五粒　炙草五分

【用法】加生姜、大枣为引。更宜常服四制香附丸。

【功效与主治】肠覃。因经行之时，寒气自肛门而入客大肠，以致经血凝涩，月信虽行而血却少，其腹渐大，如孕子状。

海桐皮散

【来源】《太平圣惠方》卷六十九

【组成】海桐皮一两，锉　桂心一两　白芷一两　当归一两，锉，微炒　漏芦一两　川芎一两　羚羊角屑一两　赤芍药半两　没药半两　川大黄半两，锉碎，微炒　木香半两　槟榔三两

【用法】上为细散。每服二钱，以温酒调下，不拘时候。

【功效与主治】妇人血风，身体骨节发歇疼痛不止。

和中煎

【来源】《鸡峰普济方》卷二十

【组成】槟榔　木香　橘皮　青皮　神曲　麦芽　茯苓　半夏各一两　人参　白术各半两

【用法】上为细末，姜煮面糊为丸，如梧桐子大。每服二十丸，生姜汤送下。

【功效】匀气宽中，宣通壅滞，调顺三焦，快利胸膈，温养脾胃，消化宿谷。

【主治】脾胃怯弱，饮食易伤，噎痞胀满，心腹刺痛，噫腐吞酸，呕逆恶心，及妊娠中虚痰逆，食饮化迟。

黑神丸

【来源】《苏沈良方》卷四

【组成】漆六两，半生，半用重汤煮一半日令香　神曲四两　茴香四两　木香半两　椒红半两　丁香半两　槟榔四个，除椒外，五物皆半生半炒

【用法】上丸如弹子大，取茴香末十二两，铺盖阴地阴干，候外干，并茴香收器中，极干乃去茴香。凡肾气、膀胱痃癖，七疝下坠，五膈血崩，产后诸血，漏下赤白，并丸分四服；死胎一丸，皆无灰酒下；难产，炒葵子四十九枚，捣碎酒煎下一丸。诸疾不过三服，元气十服，膈气癥癖五服，血瘕三丸。

【功效与主治】五膈，痃癖，七疝，血崩，难产，死胎不下，产后诸血，漏下赤白。

红蓝花散

【来源】《太平圣惠方》卷六十九

【组成】红蓝花一两　柴胡一两半，去苗　羚羊角屑一两　赤芍药一两　桑白皮二两，锉　槟榔二两　紫苏茎叶一两　红雪二两　甘草三分，炙微赤，锉

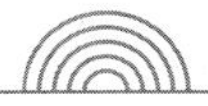

【用法】上为散。每服四钱，以水一中盏，加生姜半分，煎至六分，去滓，不拘时候温服。

【功效与主治】妇人脚气，心神烦闷。

琥珀丸

【来源】《太平圣惠方》卷六十九

【组成】琥珀一两　安息香三分　朱砂三分，细研，水飞过　木香三分　麒麟竭一两　败龟一两，涂醋，炙令黄　没药三分　地龙一两，微炒　雄黄半两，细研，水飞过　当归一两，锉，微炒　槟榔二两　麝香一分，细研

【用法】上为末，炼蜜为丸，如绿豆大。每日二十丸，空心时以温酒送下，晚食前再服。

【功效与主治】妇人血风，身体骨节疼痛。

琥珀万安丸

【来源】《古今医统大全》卷七十八

【组成】槟榔四两　白丑头末　黑丑头末，各二两　雷丸　大黄　贯众一两　芜荑八钱　沉香　木香各半两

【用法】上为末。每服四钱，五更时先嚼生姜一片，次用隔宿汤露一夜，次早调药服。取下黄、黑、赤、白虫积病根，直候日晡，吃白粥补之。或用水丸，每服约四钱。

【功效与主治】男妇酒食诸虫，服青木香丸后肿势未退者。

化虫丸

【来源】《活人方》卷六

【组成】大黄三钱　槟榔三钱　黑丑二两，头末　锡灰五钱　雷丸五钱　木香五钱　使君子五钱　芜荑四钱

【用法】葱汤为丸，如芥子大。每服或三钱，或二钱，量虚实加减；小儿或一钱，或五分，以大小酌用，择天气晴明早粥时分，不可进食，殊觉饥饿即以砂糖汤吞服。

【功效与主治】男妇小儿素有蛔结胸中，及寸白诸虫，喜食茶米泥炭等物，面黄肌瘦，痛止如常，久远难愈者。

化积散

【来源】《全国中药成药处方集》（济南方）

【组成】槟榔十斤　三棱五斤　莪术五斤

【用法】上为细末，每斤加巴豆霜一两六钱。每服一钱，红糖水送下。小儿酌减。

【功效与主治】男妇五积六聚，癥瘕痃癖；小儿乳积、食积、虫积，积聚痞块。

化积丸

【来源】《全国中药成药处方集》（沙市方）

【组成】青皮一两　公丁香五钱　硇砂五钱　龟版八钱，醋炒　槟榔一两　广木香五钱　莪术一两，醋炒　牙皂五钱　阿魏六钱，醋化　鳖甲八钱，醋炒　枳实一两，麸炒　甘草五钱　广陈皮一两　枳壳一两，麸炒　三棱一两，醋炒　二丑一两五钱

【用法】上为细末，以姜汁面糊为丸，如梧桐子大。成人每服二钱，以姜汤送下；小儿、老人减半。

【功效与主治】寒湿气结，癥瘕积聚，痞块，脾脏肿大。

化痞膏（一）

【来源】《辨证录》卷七

【组成】大黄　白术　山楂　麦芽各五钱　人参　枳实　厚朴　使君子肉各三钱　牡丹皮　两头尖　生甘草　槟榔二钱　鳖甲　神曲　当归　白芍　蒲公英　金银花各一两　防风一钱　川乌一个　香油三斤　薄荷叶二钱　乳香　没药各五钱　麝香一钱　赤石脂二两　冰片二钱　阿魏　血竭各三钱

【用法】上二十一味，锅熬煎数沸，用白布将药渣漉出，再煎，油滴水成珠。余药各为末，入油内再煎，又入炒过、水飞过铅丹末一斤，收之成膏。其膏药须摊得厚，不可大。贴痞块，止消一个即消。

【功效】平肝解郁，破血消癥。

【主治】肝气甚郁，结成气块，而成癥瘕，在左胁之下，左腹之上，动则痛，静则宁，岁月既久，日渐壮大，面色黄槁，吞酸吐痰，时无休歇。

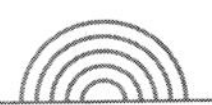

化痞膏（二）

【来源】《疡医大全》卷二十一

【组成】生大黄一两　半夏　荆三棱　苏木　穿山甲　陈皮　当归尾　全蝎　马钱子　红花　陈枳壳　厚朴　莪术　血余炭　大贝母　川乌　天南星　香附　赤芍药　草乌　槟榔各三钱　蜈蚣十条　巴豆仁五十粒　大鳖一个，切四块　桃枝　杨枝　桑枝　槐枝各十寸　葱十根　水红花子五钱　白凤仙根五根　铅丹二十四两　阿魏　苏合香各五钱　血竭　真没药去油　肉桂　孩儿茶　潮脑　滴乳香去油　虎骨煅　青黛各三钱　冰片　麝香　干漆各二钱　芒硝一两　瓦楞子三钱，煅

【用法】上三十一味，用麻油三斤同煎，药枯去滓，再入铅丹收膏，取起冷定。余药共研极细末，筛入膏内，搅匀摊布上，贴患处。

【功效】化瘀消积。

【主治】痞积癥瘕。

化痞膏（三）

【来源】《疡医大全》卷二十一引刘长随方

【组成】当归尾　红花　金银花　三棱　白芥子　莪术　胡芦巴　昆布　生地黄　桃仁　乱头发　大黄　熟地黄　鳖甲　穿山甲各一两　海藻　两头尖　阿魏　蓖麻子　川乌　巴豆仁　黄连　天南星　漏芦　大贝母　半夏　川萆薢　大戟　胡黄连　甘遂　凤仙子　芫花　海浮石　阿胶　威灵仙　槟榔　直僵蚕　全蝎　瓜儿血竭　乳香去油　粉甘草　金线重楼　没药去油，各三钱　木鳖子　马钱子　独蒜各三十个　蜈蚣三十条　水红花子四两　鲜商陆八两　活鲫鱼一个，重半斤　麻油三斤　黄丹一斤半，飞，晒炒　麝香一钱

【用法】上药除乳香、没药、血竭、麝香、阿魏五味另研收贮，临摊时掺膏药上，余药同油熬膏，悉如熬膏法修合。

【功效】化瘀消积。

【主治】痞积癥瘕。

活血散瘀汤（一）

【来源】《外科正宗》卷八

【组成】川芎一钱　当归尾一钱　赤芍一钱　苏木一钱　牡丹皮一钱　枳壳一钱

瓜蒌仁一钱，去壳　桃仁一钱，去皮尖　槟榔六分　大黄二钱，酒炒

【用法】水二茶盅，煎八分，空心服，滓再煎服。

【功效】活血散瘀，破气消积，润肠通便。

【主治】肠痈；产后恶露不尽，或经后瘀血作痛；或暴急奔走，或男子杖后，瘀血流注肠胃作痛，渐成内疽，腹痛，大便燥者。委中毒，木硬肿痛微红，屈曲艰难。

【方解】川芎、当归尾、赤芍、苏木、牡丹皮、桃仁活血祛瘀，消肿止痛；枳壳、槟榔理气通滞；瓜蒌仁润肠通便，消肿散结；大黄泻下攻积，逐瘀通经。全方共奏活血散瘀，破气消积，润肠通便之功。

活血散瘀汤（二）

【来源】《外科正宗》卷三

【组成】川芎　当归尾　赤芍　苏木　牡丹皮　枳壳　瓜蒌仁去壳　桃仁去皮，尖，各一钱　槟榔六分　大黄二钱，酒炒

【用法】水二盅，煎八分，空心服，渣再煎服。

【功效】活血散瘀。

【主治】产后恶露不尽，或经后瘀血作痛，或暴急奔走，或男子杖后瘀血流注肠胃作痛，渐成内痈，及腹痛大便燥结者；委中毒，局部肿痛微硬，屈曲艰难。

【方解】方中川芎、当归尾、赤芍药、苏木、牡丹皮、桃仁活血祛瘀，通调血脉；枳壳、槟榔破气消积，疏通气道；大黄、瓜蒌仁攻逐瘀结，润肠通腑。且槟榔、枳壳亦助大黄攻逐；归、芎、苏、芍之破瘀，得利气之品，则祛瘀之功益著。全方配伍甚佳。但究属攻破之剂，凡血虚无瘀者，切忌妄用。

鸡鸣遇仙丹

【来源】《北京市中药成方选集》

【组成】黑丑一百九十二两，炒　牙皂角十二两　槟榔二十四两　枳壳四十八两，炒　茵陈十二两　大黄二十四两　木香二十四两　橘皮四十八两　三棱二十四两，炒　莪术二十四两，炙

【用法】上为细末，过箩，用冷开水泛为小丸。每服二钱，温开水送下。

【功效】宽中除痰，化积消滞。

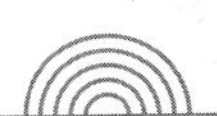

【主治】癥瘕积聚，胸满腹胀，痰涎堵塞，反胃呕吐。

积气丹

【来源】《宣明论方》卷七

【组成】槟榔二个　硇砂　木香各二钱　巴豆二钱半，生　青皮去白　陈皮　石菖蒲各三钱　芫花　莪术　鸡爪黄连　京三棱　章柳根　牛膝各一两　肉豆蔻三个　大戟　川大黄　甘遂　牵牛子白丑　干姜　青礞石　干漆各半两

【用法】上为末，醋面和为丸，如梧桐子大。每服一丸，临卧烧枣汤送下，每夜一丸或二丸。候肚内作声，病退为度。

【功效与主治】一切新久沉积气块，面黄黑瘦，诸气无力，癥瘕积聚，口吐酸水。

加减开郁二陈汤

【来源】《竹林女科》卷一

【组成】苍术　香附童便制　川芎各一钱　青皮　枳壳麸炒　槟榔各七分　木香五分

【用法】生姜为引。

【功效】行气导痰。

【主治】妇人形肥，痰滞经闭。

加减乌药汤

【来源】《中医妇科治疗学》

【组成】乌药三钱　砂仁八分　延胡索二钱　甘草一钱　木香一钱五分　槟榔一钱　当归三钱　白芍三钱

【用法】水煎，温服。

【功效】理气和血。

【主治】气滞所致月经先期，在经行前后，腹胸胀甚，中有血块，舌淡，脉弦涩者。

加味黄芩芍药汤

【来源】《女科秘书》

【组成】当归　黄芩　芍药　黄连姜汁炒　砂仁　枳壳　槟榔　木香

【用法】水煎服。痢止即止药。

【功效与主治】怀妊下痢，此是暑热寒温相搏而然。

加味四物六君汤

【来源】《寿世保元》卷七

【组成】厚朴姜汁炒　当归酒洗　香附各五分　砂仁　红花　黄连　延胡索各三分　甘草二分　桔梗　白术去芦　陈皮　枳实麸炒　白茯苓去皮　川芎　赤芍　苏叶　槟榔　半夏姜汁炒，各四分

【用法】上锉散。加生姜三片，水煎，空心热服。

【功效】健脾升阳，行气导滞。

【主治】妇人二十三四岁，经后潮热，误食生冷，心腹胀满，气凑上膈，不思饮食，腹内结块如覆盆。

【方解】误食生冷，伤损脾阳，脾虚则无力运化，故气机运行不畅、心腹胀满，饮食不化，久则结而成瘕。脾虚则中气不足，陷而不升，阳气内郁，不得外达，故身热。治宜健脾益气，行气导滞为主。方中白术、茯苓、甘草、生姜健脾益气，桔梗升举清阳；陈皮、半夏、砂仁、厚朴、苏叶、槟榔开胃导滞，降浊阴之逆；香附、延胡索、枳实疏肝解郁，红花、当归、川芎、赤芍养血凉血以清热。全方配伍，共奏健脾升阳，行气导滞之功。本方尤适用于伤食积滞而脾虚发热者。

加味通气汤

【来源】《产科发蒙》卷四

【组成】茴香　乌药　当归　芍药　香附　山楂子　陈皮　茯苓　白术　延胡索　吴茱萸　槟榔　泽泻　木香　甘草

【用法】水煎，温服。

【功效与主治】产后小腹及腰疼，甚则肛门窘迫不可忍。

加味乌药顺气散

【来源】《普济方》卷一一六

【组成】白芷　桔梗　陈皮　天台乌药　枳壳　茴香　砂仁　天南星　川

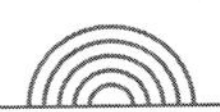

芎　当归　半夏　南木香　牛膝　木瓜　槟榔　香附子　甘草　萆薢各等分

【用法】上为粗末。每服二至三钱，水一大盏，加生姜三片，大枣二枚，煎至七分，去滓，看病上下服。如妇人患，用好当归服。

【功效与主治】男子、妇人三十六种风，七十二般气，左瘫右痪，半身不遂，口眼歪斜，腰脚疼痛，及治妇人胎前产后血虚血晕，血气不调，四肢麻痹，忽然手脚不能动之瘫痪，一切血气风，又治男子寒疝，风湿脚气下痈等疾。

加味乌药汤

【来源】《医宗金鉴》卷四十四

【组成】乌药　木香　砂仁　延胡索　香附制　甘草　槟榔各等分

【用法】上细锉。每服七钱，生姜三片，水煎温服。

【功效】行气活血，调经止痛。

【主治】血气凝滞，经前腹胀痛，胀过于痛。

【方解】痛经一证较为复杂，有痛在经前或经后，有胀甚于痛，或痛甚于胀，然不外实寒、虚寒、气滞、血瘀等。本方为肝郁气滞之痛经所设。肝气郁滞，疏泄失职，气血运行不畅，冲、任经脉不利，经血瘀滞胞宫而作痛，故见经前腹胀痛，胀过于痛。治宜疏肝解郁，调经止痛。方中用香附疏肝理气、调经止痛，乌药辛散温通、助香附解郁止痛，延胡索行气活血、调经止痛；木香、砂仁行气止痛而消胀，槟榔辛散苦泄、行气导滞，生姜辛散温通、以助行气散寒，甘草缓急止痛、兼调诸药。诸药相配，共奏行气活血、调经止痛之功，使气行血畅，经调痛止。

加味小承汤

【来源】《万氏女科》卷三

【组成】枳实麸炒　厚朴姜炒，各二钱　大黄二钱五分，酒炒　槟榔一钱五分　炙甘草一钱　生姜二片

【用法】水煎服。以快便为度，中病即止。后用四君子汤加陈皮和之。

【功效与主治】新产之时，饮食过伤，致痢疾腹中胀痛，里急窘迫，身热口渴，六脉数实。

家传秘结祛痛散

【来源】《保命歌括》卷三十

【组成】青皮去白　五灵脂研飞，去沙土　川楝子肉　穿山甲土拌炒　八角茴香各二钱　高良姜香油炒　延胡索　没药　槟榔各一钱五分　木香一钱二分　沉香一钱　砂仁少许　木鳖一钱二分，去壳

【用法】上㕮咀，为粗末，用木鳖切片，同药炒至香焦，去木鳖不用，研为细末。每服一钱，加盐一星，用酒或滚水调下。

【功效与主治】诸般心气疼痛，气滞不行，攻刺心腹，痛连胸胁，小肠吊疝，及妇人血气刺痛。

家秘祛痛散

【来源】《仁斋直指方》卷六

【组成】青皮去瓤　五灵脂研飞，去砂净　川楝子　穿山甲　八角茴香各二钱　高良姜香油炒　延胡索　没药　槟榔各一钱五分　木香一钱二分　沉香一钱　砂仁少许　木鳖子一钱二分，去壳

【用法】上㕮咀为粗末，用木鳖子锉片，同前药炒令焦香，去木鳖子不用，共为末。每服一钱，加盐一星，用酒或滚水送下。

【功效】疏肝理气，活血止痛。

【主治】诸般心气疼痛，气滞不行，攻刺心腹，痛连胸胁，小肠吊疝，及妇人血气刺痛。

【方解】本方是针对肝郁气滞，瘀血内停，心脉不畅之证而设，主治气滞血瘀之心痛而偏寒者。方以青皮、川楝子疏肝理气、散结止痛，为主药，加沉香、木香、槟榔、砂仁助其行气止痛之力；以五灵脂、穿山甲、没药、延胡索行气活血、散瘀止痛，加高良姜、八角茴香温散寒滞以助气血运行；与木鳖子同炒取其甘温之性通经散结，且可引诸药入肝经，因其有毒，故弃之不用。综观全方，药虽多而不乱，各有所主，使气畅血行，心脉遂通。

截疟丸

【来源】《嵩崖尊生书》卷十五

【组成】白术　槟榔　山楂并子　常山白酒煮干，炒紫色，各二钱　草果一钱，醋煮

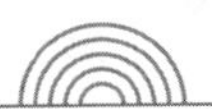

【用法】神曲为丸。《胎产心法》中本方改为“截疟汤”，水煎，遇发日五更服。

【功效与主治】小儿疟疾初期，妊娠疟疾初起。

截疟饮

【来源】《女科万金方》引陈光远方

【组成】青皮　半夏　甘草　黄芩　柴胡　茯苓　川芎　陈皮　常山　紫苏　乌梅　槟榔　枳壳

【用法】水、酒各一盅，加生姜三片，煎至八分，露一宿，清晨向东温服。

【功效与主治】疟疾。

解毒槟榔丸

【来源】《普济方》卷一六九

【组成】槟榔　黄连　青皮　陈皮去白　木香　沉香　巴戟天酒浸，去心　当归　莪术火炮　枳壳炮，去瓤　香附子炒　甘草去皮，炙　大黄各一两　黄柏三两　牵牛子四两，头末

【用法】上为细末，滴水为丸，如梧桐子大。每服三十丸或四五十丸，调血脉，每服五十丸，生姜汤送下，温酒亦可，食后食前，量病上下。急宜多服，速利三五行为妙。

【功效】抑上举下，壮阳、起阳道，添髓、强筋骨，益寿、益子精；流湿润燥，推陈致新，滋阴阳，散郁结，活气血，调血脉，发痈消痒。

【主治】心火有余，肾水不足，上实下虚，呕吐酸水，痰涎不利，大便脓血闭涩，风壅精热，口苦烦燥，涕唾稠，咳嗽，血溺血崩，腹胀气满，手足痿弱，四肢无力，面色萎黄；及酒疸食黄，宿食不消，口苦生疮，骨蒸肺萎，寒热往来；疟疾，肠风，痔漏，癥瘕血积，成块硬积，诸恶疮疔肿，背疔疽疮；四方人不服水土，伤寒结胸；妇人赤白带下，血崩漏不止，血胎艰难。

解郁散

【来源】《医略六书》卷二十八

【组成】槟榔　车前子各八两

【用法】上为散。每服三钱，米饮调下。

【功效与主治】孕妇气淋，溺有余沥，脉沉者。

【方解】妊娠气滞，三焦水府不得施化，故淋沥涩滞，溺出不止，此为气淋。槟榔疏化气滞、分理三焦，车前清利蕴热、宣通淋闭；二味成方为散，米饮调下，使滞气调适，则膀胱之气亦化，而小便无不清长快利。

金镞散

【来源】《博济方》卷五

【组成】白附子炮，取心　木香　肉豆蔻去皮　肉桂取心　大黄生　桔梗　吴茱萸麸炒　芍药　川芎净　知母　白芜荑取仁　白茯苓　当归　猪牙皂角生，去皮　人参各半两　地龙　白僵蚕直者，各三分　干蝎三十个　黄连二两，取净　槟榔二个，一个生，一个熟　巴豆二两，去皮，逐日换汤，浸二七日，又用麦麸水煮一日，细研末

【用法】上为细末；次入巴豆，于乳钵内同研令匀，然后入瓷器中密封，于暖处，候至一七日后，每服一字（约0.5克），汤使如后：卒中风，羊髓酒调下；头旋，菊花酒调下；血淋，大黄汤调下；腰膝疼，醋汤调下；子死胎，桂心水银汤调下，二服取下；吐血，竹茹汤调下；肠风背阴，繁柳草自然汁入热酒，又槲叶烧灰调酒调下；寸白虫，先吃牛脯，后以芜荑汤调下；霍乱吐泻，新汲水调下；肺气喘，杏仁汤调下；小儿一切痰，米饮调下；酒食，姜枣汤调；妇人血气，暖酒调下；冷血，艾汤调下；眼痛，菊花汤调下；疝气，茴香汤调下；五淋，木通汤调下；疟疾，蒜酒汤调下；久冷，椒汤调下；月脉不通，热酒调下；赤带，痢，豆汤调下；白带，艾汤调下；食癥，橘皮汤调下；疰痛，桃仁汤调下；疳等，米饮调下；产后，温酒调下，难产同；惊风，蝎梢汤入小便少许调下；赤白痢，干姜甘草汤调下；白痢，白术汤调下；赤痢，地榆汤调下；中热，麻黄汤调下；鬼箭，桃符汤调下；小儿齁，蜜汤调下；漆疮，椒汤调下；虎风足筋骨痛，画狮子烧灰调汤调下；精神恍惚，金银汤调下；妇人淋，葵菜汤调下；赤眼，甘草汤调下；腰膝疼痹，牛膝汤调下；噎噎，橘皮汤调下；肺气、蛤蚧汤调下；寒热，柳枝汤调下；小儿误吞钱，腻粉汤调下；水疾苦，葫芦汤调下；膈上食，淡竹叶汤调下；热毒风，山栀子汤调下；腰宣，姜枣汤调半钱；误吃水银粉泄不止，煎黑铅汤调下；妇人血劳黄瘦病，桂心汤服后下黑血愈，鲜血不愈；五劳，猪胆汤服七日后，鼻中出鲜血愈，黑血不可治；小儿天钓风，以蝉壳烧灰，入小便调下。

【功效与主治】卒中风，血淋，腰膝疼，子死胎，吐血，肠风背阴，寸白

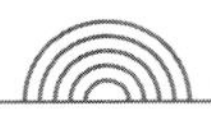

虫，霍乱吐泻，肺气喘，妇人血气，冷血，眼痛，疝气，五淋，疟疾，久冷，月脉不通，赤带、痢，白带，食癥，疰痛，难产，惊风，疳，赤白痢，白痢，赤痢，中热，小儿齁，漆疮，虎风足筋骨痛，精神恍惚，妇人淋，赤眼，腰膝疼痹，噢噎，肺气寒热，小儿误吞钱，水疾苦，膈上食，热毒风，腰宣，误吃水银粉泄不止，妇人血劳黄瘦病，五劳，小儿天钓风。

经效方

【来源】《济阴纲目》卷十一

【组成】当归一钱五分　芍药炒　苦梗　枳壳麸炒　槟榔各八分　桂心　青木香　柴胡各六分

【用法】水煎服。

【功效与主治】产后肝经气滞不平，胁肋腹痛，或寒热往来，内热晡热。

经验万病无忧散

【来源】《普济方》卷二五六引《医学切问》

【组成】槟榔　雷丸　贯众　大腹皮各二两　京三棱　莪术　鹤虱　木香各二钱　甘草四两　大黄十两，炒　粉霜二钱　牵牛子一两半，头末，生者

【用法】上为细末。每服五钱，五更初，鸡不叫、人不知，井华水调下，天明时取下，其病自出，恶物自下，然后补之。忌生冷。

【功效与主治】男子妇人远年近日沉重气块、水肿、血蛊、气臌，小肠膀胱偏坠，奔豚气，胃胀，脚气，下嗝气翻胃吐食，心气疼痛，肺胀咳嗽，吐血鼻衄，肠风下血，五淋腰疼，三十六种风，二十四般气；妇人赤白带下，癥瘕血块。

九物饮

【来源】《产科发蒙》卷二

【组成】神曲炒　麦芽　山楂　香附　青皮　干姜炮　木香　厚朴　槟榔各等分

【用法】加生姜，水煎服。

【功效】温中理气消积。

【主治】诸饮食伤。

【方解】本方主治证为阳虚中寒，或过食生冷，损伤中阳，以致传化失职，

饮食停滞，气机不利者。治当温中散寒，消食化滞，理气止痛。方中干姜温中回阳，散寒止痛；山楂消食化滞，二药合而为君。神曲、麦芽消食和中；厚朴、槟榔行气祛湿，消痞除满，共为臣药。佐以青皮疏郁破气，散结消滞；香附疏郁行气止痛；木香行气调中止痛。生姜为引，温中和胃，降逆止呕。本方与三棱丹均属温中行气消积之剂，但后者温散及降逆之力较强，而本方消食之力为胜。

决经汤

【来源】《叶氏女科》卷一

【组成】陈皮　白茯苓　枳壳麸炒　川芎　赤芍　苏叶　槟榔　桔梗　白术蜜炙　半夏制，各五分　当归　香附制　厚朴姜制，各七分　甘草三分　红花　黄连酒炒　柴胡各六分　砂仁四分　生姜三片

【用法】水煎，去滓，空腹时服。

【功效】疏肝健脾，化痰调经。

【主治】妇人二十三、四岁，因经后潮热，误食生冷，聚成痰饮，心腹胀满，气升上膈，饮食不思，腹中结块成瘕。

绝疟饮

【来源】《郑氏家传女科万金方》卷五

【组成】常山　陈皮　青皮　茯苓　槟榔　半夏　甘草　柴胡　苍术　草果　乌梅　生姜

【用法】白酒一杯同水煎，露一宿，五更凉服。

【功效】截疟。

【主治】疟母。

君子汤

【来源】《女科旨要》卷一

【组成】陈皮　茯苓　枳实　川芎　赤芍　苏叶　槟榔　桔梗　白术　半夏各二钱　当归　香附　厚朴各三钱　甘草　红花　黄连酒炒　柴胡各一钱　砂仁一钱五分

【用法】上分八帖，加生姜三片，酒、水各半煎，空心服。

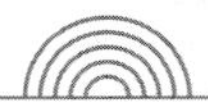

【功效与主治】妇人经后潮热，误食生冷，聚成痰饮，腹心胀满，气升上膈，饮食不思，腹结块成瘼。

开郁二陈汤（一）

【来源】《万氏妇人科》

【组成】陈皮　白茯苓　苍术　香附　川芎各一钱　半夏　青皮　莪术　槟榔各七分　甘草　木香各五分

【用法】生姜为引，水煎服。

【功效】理气化痰，破瘀消癥。

【主治】气郁血闭，经闭不行。

【方解】陈皮、半夏理气健脾，燥湿化痰；白茯苓、苍术健脾利湿；川芎、莪术行气活血；青皮疏肝破气；香附、木香、槟榔开郁理气；甘草调和诸药。全方共奏理气化痰，破瘀消癥之功。

开郁二陈汤（二）

【来源】《竹林女科》卷一

【组成】苍术　香附童便制　川芎各一钱　青皮　莪术　槟榔各七分　木香五分

【用法】生姜为引。

【功效】开郁行滞。

【主治】形瘦血郁经闭。

宽胀散

【来源】《疡医大全》卷二十四

【组成】槟榔　肉桂　木香　大腹皮　沉香　青皮各一钱　香附　小茴香各一钱五分

【用法】上药加生姜为引，水煎，去滓温服。

【功效】温肾暖肝，理气消疝。

【主治】妇人阴疝。

利生丸

【来源】《惠直堂经验方》卷一

【组成】茅苍术　乌药二味俱米泔浸一宿，晒干　香附一半童便浸，炒，一半米醋浸，炒　藿香　纯苏叶　厚朴姜汁炒　陈皮　青皮醋炒　赤芍酒炒　砂仁去壳　小茴香微炒　木香　草果面裹，煨，去壳，各二两　川芎微炒　当归身微炒　黄芩微炒　枳壳麸炒　白茯苓　木通　鸡心槟榔各一两　粉甘草五钱

【用法】上药不可烘、不可见火，日晒干为末，陈早米糊为丸，每重一钱五分，亦须晒干，每丸九分。每服一丸。心痛，灯心二分，生姜一片，煎汤送下；肚痛，生姜一片捣碎，入炒盐三分，开水冲服；胸腹臌胀，生姜皮五分，大腹皮一钱，煎汤送下；疟疾发日，用桃脑七个、生姜一片，煎汤送下；风痰喘嗽，苏叶、薄荷汤送下；赤痢，白蜜二钱，米汤调下；白痢，红糖二钱、生姜汁一匙，同米汤调下；疝气，小茴川楝汤送下；嗝食呕酸、小儿痞积，生姜汤送下；血崩、恶露不净，当归一钱，煎汤送下；身面黄胖、湿痰流注、无名肿毒，俱陈酒送下。忌生、冷、硬物。

【功效】调气止痛，利湿祛痰。

【主治】心腹胀痛，风痰喘嗽，嗝食呕酸，赤白痢疾，疟疾，身面黄胖，湿痰流注，无名肿毒，疝气，妇人血崩，恶露不净，小儿痞积。

连翘圆

【来源】《太平惠民和剂局方》卷三

【组成】连翘洗　陈皮各二百四十两　青皮洗　莪术炮　肉桂去粗皮，不见火　好墨煅，各一百六十两　槟榔八十两　牵牛子二百二十两，碾，取末　三棱二百四十九两，炮　肉豆蔻二十五两

【用法】上为末，面糊为圆，如梧桐子大。每服三十圆，生姜汤下。久患赤白痢及大肠风秘，脾毒泻血，黄连煎汤下，妇人诸疾，姜醋汤下，不拘时。孕妇莫服。

【功效与主治】男子、妇人脾胃不和，气滞积聚，心腹胀满，干呕醋心，饮食不下，胸膈噎塞，胁肋疼痛，酒积面黄，四肢虚肿，行步不能，但是脾胃诸疾，并宜服之。

芦橘姜槟汤

【来源】《产科发蒙》卷一

【组成】生芦根　生姜各一两　橘红七钱　槟榔子三钱

【用法】上作三次，水煎服。或加半夏。

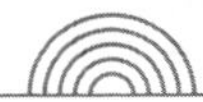

【功效】清热化痰，和胃降逆。

【主治】妊娠呕吐痰水，不食。

马蔺花丸

【来源】《医学正传》卷四

【组成】马蔺花醋炒　川楝子　橘核　海藻洗净　海带洗净　昆布三味俱盐，酒洗，炒　桃仁去皮尖，各一两　厚朴姜制　木通　枳实麸炒黄色　延胡索杵碎，炒　肉桂去粗皮　木香　槟榔各五钱

【用法】上为细末，酒糊为丸，如梧桐子大。每服五、七十丸，或酒或姜盐汤送下。

【功效与主治】七疝癞气，及妇人阴癞坠下，小儿偏坠。

妙应丹

【来源】《太平惠民和剂局方》卷九

【组成】晚蚕沙炒　鲤鱼鳞烧为末　当归去芦　石膏煅，研　泽兰去梗　附子炮，去皮、脐　木香炮，各二两　熟干地黄洗，酒浸，蒸，焙　川芎　防风去芦、叉　芜荑炒　马牙硝烧　人参　黄芪　川椒微炒　柏子仁微炒，别研　蝉蜕去足，洗，焙　白薇　槟榔不见火，各一两　厚朴去粗皮，姜制　藁本去苗　白姜炮　甘草炙赤，各三两　吴茱萸汤洗七次　红花炒，各半两

【用法】上为末，炼蜜搜和，杵数千下，圆如弹子大。每服一圆。血瘕块痛，绵灰酒下；催生，温酒吞细下；血劳血虚，桔梗酒下；血崩，棕榈灰酒下；血气痛，炒白姜酒下；血风，荆芥酒下；血晕闷绝，胎死腹中，胞衣不下，并用生地黄汁、童子小便、酒各一盏，煎二沸调下。常服，醋汤、温酒化下，并空心，食前服。

【功效与主治】妇人众病，无所不治。

牡丹煎圆

【来源】《太平惠民和剂局方》卷九

【组成】延胡索　砂仁　山茱萸　干姜炮，各半两　赤芍药　牡丹皮　藁本去土　五味子　人参　白芷　当归去芦，酒浸　干山药　泽泻　续断细者　肉桂去粗皮　白茯苓　白术　附子去皮、脐　木香　牛膝去苗，酒浸一宿，焙　萆薢炮，为末，炒熟，

各一两　龙骨细研水飞　熟干地黄酒浸　槟榔　羌活各二两　石斛三两，去根、酒浸

【用法】上为细末，炼蜜和圆，如梧桐子大。每服二十圆至三十圆，温酒或醋汤下，空心，食前，日二服。妊娠不宜服。

【功效与主治】妇人冲任本虚，少腹挟寒，或因产劳损，子脏风寒抟于血气，结生瘕聚，块硬发歇，脐腹刺痛，胁肋紧胀，腰膝疼重，拘挛肿满，背项强急，手足麻痹，或月水不调，或瘀滞涩闭，或崩漏带下，少腹冷疼，寒热盗汗，四肢酸痛，面色萎黄，多生皯黷，羸乏少力，心多惊悸，不欲饮食。

木槟汤

【来源】《医学入门》卷八

【组成】木香　槟榔　延胡索　川楝子　三棱　莪术　厚朴　桔梗　川芎　当归　白芍　黄芩　甘草各等分

【用法】水煎服。

【功效与主治】产后七情感伤，血与气并，发为心痛。

蟠葱散

【来源】《太平惠民和剂局方》卷三（新添诸局经验秘方）

【组成】延胡索三两　苍术米泔浸一宿，去皮　甘草各半斤　茯苓白者，去皮　莪术　三棱煨　青皮去白，各六两　丁香皮　砂仁去皮　槟榔各四两　肉桂去粗皮　干姜炮，各二两

【用法】上捣，箩为末。每服二钱，水一盏，连根葱白一茎，煎七分，空心，食前稍热服。

【功效】温中宣化，祛湿健脾，行气活血。

【主治】男子妇人脾胃虚冷，攻筑心腹，连胁肋刺痛，胸膈痞闷，背膊连项拘急疼痛，不思饮食，时或呕逆，霍乱转筋，腹冷泄泻，膀胱气刺，小肠及外肾肿痛；及妇人血气攻刺，癥瘕块硬，带下赤白，或发寒热，胎前产后恶血不止，脐腹疼痛；一切虚冷，不思饮食。

【方解】苍术燥脾以消肿，茯苓和脾胜湿，甘草和中和胃；肉桂暖血祛风，干姜暖胃气以散寒湿，丁皮温中散寒；砂仁祛虚劳冷泻、宿食不消以下气；槟榔破滞气以开结，延胡索通经气以活血，青皮疏肝破气、散结消痰，三棱、莪术破血行气，消积止痛；葱白汤下以通阳，连须葱更通脉络，使滞气化开，则

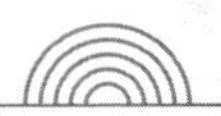

风寒解散而湿气化。诸药合用，可治前症属寒气不散疼痛，治冷气不行，攻刺心腹。

参附大正气散

【来源】《医方类聚》卷一二三引《经验良方》

【组成】附子一个炮，去皮脐　人参半两，去芦，不用北参　木香半两，不见火　藿香叶半两　缩砂仁半两　槟榔半两　白术半两　白茯苓半两　益智仁半两　草果仁半两，煨，去壳　丁香半两，不见火　陈皮一两，去白　粉草一两，炙　香附子一两，炒，去毛　肉桂一两，不见火　乌药一两，炒黄　枳壳一两，麸炒，去瓤　青皮一两，去白　黄芪一两，擘开，盐水浸一宿　厚朴一两，姜制　沉香半两，不见火

【用法】上为细末箩过。每次二钱，水一大盏，加生姜三片，大枣一个，同煎，空心服。

【功效】顺气快脾，进美饮食。

【主治】男子妇人虚弱，及疟安后体虚。

神仙一块气

【来源】《万病回春》卷三

【组成】青皮　陈皮　三棱炒　香附童便炒　莪术各一两　神曲　麦芽炒　莱菔子炒　牵牛子白丑，取头末　槟榔　郁金　黄连各半两　枳实三钱　百草霜　皂角各二钱半

【用法】上为细末，面糊为丸，如绿豆大。每服三十丸，视疾之上下为食之先后，热酒姜汤送下。

【功效】疏肝理气，导滞化痰。

【主治】诸气食积及噎塞痞满，胸胁刺痛，癥瘕疝气。

疏管灵

【来源】杨宗孟方

【组成】雷丸　郁金　石见穿各 20 克　百部　麦冬　槟榔　赤芍　桃仁　路路通各 15 克　牡丹皮　穿山甲　皂角刺各 10 克　桂枝　细辛各 5 克

【用法】水煎服，每周四剂。

【功效】活血通络，理气调经。

【主治】血瘀胞宫，冲任不畅。

调经回春膏

【来源】《北京市中药成方选集》

【组成】当归三两　生地　厚朴　全蝎　白芷　延胡索　防风　蓖麻子　杏仁　天花粉　白芍　黄柏　玄参去芦　草乌　乌药　川芎　丹参　丝瓜络各一两　细辛　独活　羌活　枳实各五钱　穿山甲　桃仁　三棱　莪术　红花　牛膝各六钱　黄连　猪牙皂　槟榔各八钱　大黄　川乌　木香各一两四钱　香附　益母草　熟地各二两　肉桂一两炼膏，四两作细料粉，去粗皮　丁香七钱　阿魏一钱　干姜　乳香　没药　血竭　麝香各二钱　冰片六钱

【用法】上九味，研为细粉过箩。余药酌予碎断，用香油三百二十两炸枯，过滤去滓，炼至滴水成珠，春用铅丹一百三十八两，秋用铅丹一百三十六两，搅匀成膏，取出放入冷水中，出火毒后，加热熔化，兑细料粉：每十六两膏油，兑药粉八钱，搅匀摊贴，大张六钱，小张四钱。用时贴脐上。孕妇忌用。

【功效】理气通经，化瘀止痛。

【主治】月经不调，血色不正，瘀血结块，胁胀腹痛。

调气丸

【来源】《太平圣惠方》卷七十二

【组成】槟榔　羌活　桂心　川芎　木香各一两　郁李仁汤浸去皮，微炒　川大黄锉，微炒　牵牛子半生半炒熟　青皮汤浸去白瓤，焙，各二两

【用法】上为末，炼蜜为丸，如梧桐子大。每服三十丸，空心以温生姜汤送下。

【功效与主治】妇人大便不通。

调中和气饮

【来源】《叶氏女科》卷二

【组成】大黄　石膏各一钱　槟榔　枳壳麸炒　黄芩　知母各八分　黄连六分　黄柏五分　柴胡三分

【用法】水煎，空心服。

【功效与主治】胎气攻心。妊娠过食辛热，毒物热积胎中，以致胎儿不安，

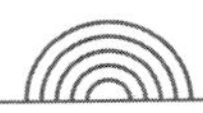

手足乱动，上攻心胞，母多痛苦。症见母多烦躁痛苦，两胁疼痛。

通闭方

【来源】《医略六书》卷二十八

【组成】大黄　诃子炒，各三两　赤茯苓二两　槟榔　枳壳炒　大腹皮各一两半

【用法】上为散，每服两至三钱，葱白汤煎，去滓温服。

【功效】导滞通幽，清热行气。

【主治】大肠实热，妊娠便秘。

香连化滞丸

【来源】《妇科玉尺》卷二

【组成】木香　黄连　滑石　甘草　槟榔各二两　青皮炒　陈皮　厚朴炙　枳实炒　黄芩各二两半　当归　白芍各五两

【用法】上共研为细粉，过箩，炼蜜为丸。每服二钱，一日二次，温开水送下。

【功效】清热化湿，消积导滞。

【主治】妊娠下痢赤白。

【方解】本方所治腹泻腹痛、下痢赤白等症，乃脾胃湿热、气机壅阻所致。方中用理气化湿导滞的木香、槟榔、青皮、陈皮、厚朴、枳实，合以清热燥湿调血的黄芩、黄连、当归、白芍，共奏清热化湿，消积导滞之功。

郁李仁散

【来源】《鸡峰普济方》卷十六

【组成】郁李仁　牵牛子各一两　槟榔　干地黄各三分　肉桂　木香　青皮　延胡索各半两

【用法】上药为细末。每次二钱，食前用温酒调下。

【功效与主治】妇人气血壅涩，腹胁胀闷，四肢浮肿，坐卧气促。

泽泻散

【来源】《太平圣惠方》卷七十五

【组成】泽泻　桑根白皮锉　木通锉　枳壳麸炒微黄，去瓤　赤茯苓　槟榔各一两

【用法】上药捣粗箩为散。每服四钱，以水一中盏，入生姜半分，煎至六分，去滓，食前温服。以稍利为效。

【功效与主治】妊娠气壅，身体腹胁浮肿，气喘息促，大便难，小便涩。

枳实槟榔丸

【来源】《宣明论方》卷十一

【组成】枳实　槟榔　黄连　黄柏　黄芩　当归　阿胶灰炒，细研　木香各半两

【用法】上药为末，水和为丸，如小豆大。每服三十丸，温米饮送下，不计时候，一日三次。

【功效】安养胎气，调和经候，久服血气通和，兼宽膈美食。

【主治】癥瘕痞块，有似妊孕。

枳实连槟丸

【来源】《医略六书》卷二十八

【组成】枳实　黄连　槟榔　黄芩　木香　黄柏各一两　当归　阿胶粉炒，各二两

【用法】上药研末，蜜丸。每次三钱，蟹爪汤下。

【功效】清泻瘀热，消痞行滞，养血补阴。

【主治】妇人腹怀鬼胎，脉涩数者。

【方解】妇人身感异气，腹怀鬼胎，日久失下，遂成瘀热腹胀。方中黄连清心脾之火，黄柏清肾膀胱之火，黄芩清肺肠之火，木香醒脾胃之气，枳实消痞满，槟榔泻滞气，当归养血荣经脉，阿胶补阴益血脉。白蜜以丸之，蟹爪以下之，务使异气消散，则鬼胎无不速下，而经府亦得肃清。

治气六合汤

【来源】《素问病机气宜保命集》卷下

【组成】当归　川芎　白芍　熟干地黄各一两　木香　槟榔各半两

【用法】水煎服。

【功效】补血调血，理气除满。

【主治】妇人血气上冲，心腹肋下满闷。

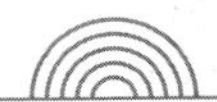

紫金丸

【来源】《寿世保元》卷三

【组成】血竭 青皮 陈皮 厚朴姜炒 干漆炒过性 槟榔 黄矾各二两 枳壳去瓤，麸炒，二两半 沉香 百草霜 秦艽 香附去毛 针砂醋炒，各一两 皂矾四两，用醋煮过 莪术醋炒 三棱用醋炒，各三两 甘草半两

【用法】上药研为细末，用大枣煮烂，去皮、核，打糊为丸，如梧桐子大。每服六七十丸，用温酒或米饮送下。

【功效与主治】酒疸、食疸，癥瘕积聚，心腹疼痛，潮热。

第四章　巴戟天

八味丸

【来源】《寿亲养老新书》卷四

【组成】川巴戟一两半，酒浸，去心，用荔枝肉一两，同炒赤色，去荔枝肉不要　高良姜一两，锉碎，用麦门冬一两半，去心，同炒赤色为度，去门冬　川楝子二两，去核，用降真香一两，锉碎同炒，油出为度，去降真香　吴茱萸一两半，去梗，用青盐一两，同炒后，茱萸炮，同用　胡芦巴一两，用全蝎十四个，同炒后，去全蝎不用　山药一两半，用熟地黄同炒焦色，去地黄不用　茯苓一两，用川椒一两，同炒赤色，去椒不用　香附子一两半，去毛，用牡丹皮一两，同炒焦色，去牡丹皮不用

【用法】上药研为细末，盐煮面糊为丸，如梧桐子大。每服四十至五十丸，空腹时用盐汤或温酒送下。

【功效】温补肝肾，暖丹田，聪耳目。

【主治】积年冷病，及遗精，白浊，妇人赤白带下。

巴戟圆

【来源】《太平惠民和剂局方》

【组成】良姜六两　紫金藤十六两　巴戟三两　青盐二两　肉桂四两，去粗皮　吴茱萸四两

【用法】上为末，酒糊为圆。每服二十圆，暖盐酒送下，盐汤亦得，日午、夜卧各一服。

【功效】补肾脏，暖丹田，兴阳道，减小便，填精益髓，驻颜润肌。

【主治】元气虚惫，面目黧黑，口干舌涩，梦想虚惊，眼中冷泪，耳作蝉鸣，腰胯沉重，百节酸疼，项筋紧急，背胛劳倦，阴汗盗汗，四肢无力。及治妇人子宫久冷，月脉不调，或多或少，赤白带下，并宜服之。

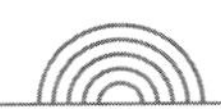

白带丸

【来源】《全国中药成药处方集》（济南方）

【组成】人参八两　白术四两，土炒　茯苓四两　艾炭四两　川芎四两　当归四两　白芍四两，炒　煅龙骨四两　煅牡蛎四两　阿胶四两，炒　山药四两，炒　巴戟四两，炒　熟地四两　杜仲炭四两　肉桂四两　黄芪四两　川断四两　香附四两　赤石脂四两　半夏二两　苍术二两　黄柏二两　破故纸六两

【用法】上为细末，水泛小丸，青黛三两为衣。每服一钱五分，临睡时白水送下。

【功效与主治】赤白带下，淋漓不止，凝滞腹疼，腰酸腿疼，四肢倦怠，多睡少食。

百补济阴丸

【来源】《北京市中药成方选集》

【组成】香附五十两，炙　当归五十两　熟地五十两　杜仲炭五十两　续断五十两　山药五十两　茯苓十三两　丹皮十三两　泽泻十三两　山萸二十二两，炙　巴戟肉九两，炙　苁蓉九两，炙　补骨脂八两，炒　青盐八两　大茴香八两

【用法】上为细末，炼蜜为丸，重三钱，温开水送服。

【功效】滋阴补气，养血调荣。

【主治】妇人诸虚百损，经水短少，虚火上升，腰痛耳鸣。

柏子仁丸

【来源】《女科百问》卷上

【组成】柏子仁一两，别研　当归一两，洗　熟地一两　白茯苓一两　丹皮一两　卷柏一两　白芍药一两　石斛一两　巴戟一两，去心　肉苁蓉一两，酒浸　山药一两　杜仲一两　白薇一两　蒲黄一两　枳壳一两　肉桂一两　京三棱一两，煨　莪术一两，煨　覆盆子一两　枸杞子一两　附子半两，炮，去皮脐

【用法】上为细末，炼蜜为丸，如梧桐子大。每服五十丸，空心、食前温酒或米饮送下。

【功效与主治】妇人血闭不通，渐成痨瘵。

斑龙固本丹

【来源】《寿世保元》卷二

【组成】人参二两，去芦　干山药二两　怀生地黄二两　熟地黄二两，酒蒸　天门冬二两，去心　菟丝子四两，酒煨，捣饼，焙干　山茱萸二两，酒蒸去核　巴戟二两，酒浸，去心　甘枸杞子二两　麦门冬二两，去心　杜仲二两，姜炒　五味子二两　肉苁蓉二两，酒浸　牛膝二两，酒洗，去芦　远志一两，甘草水泡，去心　覆盆子二两五钱　泽泻一两　地骨皮一两五钱　老川椒一两　白茯苓二两，去皮　石菖蒲二两　车前子一两五钱　大附子一两，面裹煨，去皮脐，切片，童便浸炒　木香二两　虎胫骨二两，酥炙　柏子仁二两

【用法】上为细末，用好酒化五仁斑龙胶为丸，如梧桐子大。每服一百丸，空心时温酒送下。

【功效】大补虚寒。

【主治】诸虚百损，五劳七伤，形容羸瘦，颜色衰朽，中年阳事不举，精神短少，未至五旬，发须先白，并左瘫右痪，步履艰辛，脚膝酸软，小腹疝气；妇人下元虚冷，久无孕育。

保真广嗣丸

【来源】《全国中药成药处方集》（杭州方）

【组成】潞党参二两　车前子一两五钱　怀牛膝二两，酒浸　天门冬二两　石菖蒲一两　炒远志一两　当归二两，酒洗　五味子一两　山萸肉二两　怀山药二两　覆盆子一两五钱　杜仲二两，姜汁炒　巴戟肉二两　赤石脂一两，另研　地骨皮一两五钱　广木香二两　大生地二两　枸杞子二两　川椒一两，微炒　泽泻一两五钱　菟丝子四两，酒炒　淡苁蓉四两　大熟地二两　柏子仁二两　白茯苓二两

【用法】上为细末，炼蜜为丸。每服三至四钱，空腹淡盐汤送下；冬月温酒或开水送下。

【功效】补益气血，滋培肝肾。

【主治】男子诸虚羸瘦，精神衰弱，腰膝酸痛，阳痿乏嗣；妇人下元虚冷，久不孕育。

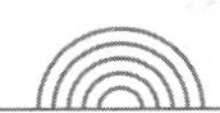

葆真丸

【来源】《鳞爪集》卷二

【组成】熟地黄二两　山药二两　杜仲三两　益智仁一两　牛膝一两　鹿角胶八两　茴香一两　巴戟一两　补骨脂一两　杞子一两　龟板胶四两　远志一两　枳实一两　胡芦巴一两　萸肉一两半　柏子霜五钱　五味一两　茯苓二两　川楝子二两　菟丝一两半　石菖蒲五钱

【用法】用淡苁蓉四两捣烂为丸。每服三至四钱，淡盐汤送下。

【功效】通十二经脉，发阴起阳，定魄安魂，开三焦之积聚，补五脏之虚损，壮筋健骨，益寿延龄。

【主治】气血不足，肝肾虚亏，经络闭塞。或禀赋素薄，或调理失宜，男子衰弱无子，妇人寒冷无孕。

并提汤

【来源】《傅青主女科》卷上

【组成】大熟地一两　巴戟天一两　白术一两　人参五钱　黄芪五钱　山萸肉三钱　枸杞二钱　柴胡五分

【用法】水煎服。

【功效】补肾气，兼补脾胃。

【主治】肾气不足。

【方解】山萸肉、巴戟肉温肾补气，配熟地、枸杞益肾填精，俾精足气腾，以人参、黄芪大补元气升阳，配白术健运中土，土能旺而精自生。此意在以后天养先天矣。少佐柴胡疏肝理气，不致肝木侮土也。全方共奏补肾健脾益气之效。

补肝养血汤

【来源】《揣摩有得集》

【组成】蛇床子一钱半，炒　巴戟天五钱，去心，盐水炒　牛膝一钱半　续断二钱　大熟地三钱　炒黄柏五分　鹿角胶二钱　蒸首乌五钱　云茯苓三钱　山药一钱半，炒

【用法】水煎服

【功效】温补肝血，滋肾润燥。

【主治】妇人阴内发痒肿痛，属血虚不能养肝，宜温补则愈。

补肾地黄丸

【来源】《保命歌括》卷三十四

【组成】熟地黄八两，酒洗，再蒸，焙干，取末，忌铁　山药四两，刮去赤皮　茱萸四两，去核，取肉，焙干　白茯苓四两，去筋膜　巴戟四两，去心，取肉　肉苁蓉二两，酒洗，去外鳞，破去内白膜，晒干　杜仲三两　，去粗皮，切，盐水炒，取末　川牛膝三两，去芦，酒洗，焙干　芡实三两，取肉　甘枸杞二两，焙　远志二两，去芦，取肉

【用法】每服五十丸，空心、食前温酒送下；盐汤亦可。每服五十丸，空心、食前温酒送下。

【功效】壮阳益精补肾。

【主治】男子服之壮阳益精补肾。女子服之则月事以时下，能令有子，小儿服之能治胎禀怯弱之病。

补肾固冲丸

【来源】《古今名方》引罗元恺方

【组成】菟丝子 250 克　川续断 90 克　白术 90 克　鹿角霜 90 克　巴戟天 90 克　枸杞子 90 克　熟地 150 克　砂仁 150 克　党参 120 克　阿胶 120 克　杜仲 120 克　当归头 60 克　大枣 50 个

【用法】上为细末，炼蜜为丸。每服六至九克，日三次。

【功效】补肾固冲，补气健脾，养血安胎。

【主治】先兆流产和习惯性流产有先兆症状者。

【方解】菟丝子、川续断、巴戟天、枸杞子可补肾固冲；白术、熟地、党参、阿胶、当归合用可补气健脾，养血安胎。肾气旺，精血充，则胎自固，本方能补肾填精固冲任，故为安胎之良方。

补肾养血化瘀汤

【来源】《医方考》卷六

【组成】人参一两，去芦　天门冬一两，去心　当归一两，酒洗　泽泻一两，去毛　山茱萸一两，去核　石菖蒲一两，炒　赤石脂一两　五味子一两，去梗　覆盆子一两，去萼　白茯苓一两　车前子一两　广木香一两　柏子仁一两　山药二两，姜汁炒

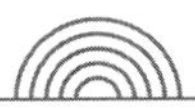

川巴戟二两，去心　川椒二两，去目与梗及闭口者，炒出汗　川牛膝二两，去芦，酒洗　生地黄二两　熟地黄二两　地骨皮二两，去木与土　杜仲二两　远志三两，去芦，甘草汤泡，去心　肉苁蓉三两，酒洗，去心膜，晒干　枸杞子三两　菟丝子四两，酒洗，去土，及用酒蒸，捣饼晒干

【用法】水煎服。上为末，炼蜜为丸，如梧桐子大。每服三十丸，日三次。

【功效与主治】男妇艰嗣，男子劳损羸瘦，中年阳事不举，精神短少，未至五旬，须发早白，步履艰难。妇人下元虚冷，久不孕育者。

【方解】人参、天门冬、五味子，用之补肺。石菖蒲、柏子仁、当归、远志，用之养心；白茯苓、怀山药，用之养脾。山茱萸、熟地黄、覆盆、杜仲、牛膝、巴戟、苁蓉、枸杞、菟丝，用之补肝肾，所以然者，肝肾同一治也。乃车前、泽泻，利其灼阴之邪。生地、骨皮，平其五脏之火。石脂之涩，所以固精。木香之窜，所以利六腑。川椒之辛，所以散湿痹也。此则兼五脏六腑而调之，五脏之精实，六腑之气和，夫然后可以媾精而宜子矣！

补心丸

【来源】《魏氏家藏方》卷二

【组成】酸枣仁炒，去壳　沉香不见火　薏苡仁炒　乳香别研　柏子仁炒　鹿茸酥炙　车前子炒　当归去芦，酒浸　五味子去枝　人参去芦　覆盆子炒　防风去芦　巴戟去心　枸杞子　菟丝子淘净，酒浸，研成饼　白茯苓去皮　肉苁蓉去皴皮，酒浸　熟干地黄洗，各等分

【用法】上为细末，炼蜜为丸，如梧桐子大。每服五十丸，莲心汤送下，一日二次，盐汤饭饮亦得。

【功效】生养气血，补不足，泻有余，滋润精血，养固其元，使邪气无侵，令营卫坚守。

【主治】男子妇人，童男童女，忧愁思虑，食饱恚怒，耗伤心气，精神不守，酒后行房，百脉离经，营卫失调，脏腑遂生疾病：阴阳不足，则寒热往来；气血虚耗，皮毛枯槁；心气不足，怔忡冒乱，梦寐惊惶；肾不足，则乏力失精，小便淋沥；肝气不足，目昏疲倦，四肢烦疼；肺不足，则秘利不常，痰嗽喘急；脾不足，则面黄腹急，饮食无味。并治鼻衄，砂石淋及妇人产后蓐劳，平日恶露，肌瘦骨蒸，久无子息，或妊月未足，多致损堕，诸虚不足，日久淹延之疾。

补阳宿凤丸

【来源】《胎产指南》卷一

【组成】北五味一两　白术一两　黄芪一两　茯苓一两　炙川芎一两　甘草一两　白芍一两　巴戟一两　破故纸一两　山萸肉一两　天冬一两　苁蓉一两　川牛膝一两　广皮一两　怀山药一两　黄柏一两　知母一两　杜仲一两　虎骨一两　真怀生地四两　熟地四两　麦冬四两　人参四两　当归三两　甘枸杞三两

【用法】用十年陈老鸡一只，蒸熟去皮油，取肉，骨焙燥，合诸药炼蜜为丸服。

【功效】补肾健脾，益气养血。

【主治】年老气血虚弱求子者。

【方解】以四君合黄芪、陈皮以补气健脾，以四物补血柔肝，乃八珍气血双补之意；以枸杞、山药、山萸肉滋补肝肾之阴，益精血，合麦门冬、天门冬有金水相生之妙；以巴戟天、破故纸、肉苁蓉可温肾补阳，则方中阴阳双补，肾精充盛；肾虚则骨软筋痿，当归、牛膝、杜仲、虎骨以补肝肾强筋骨；以黄柏、知母祛下焦湿热，除肾中相火，合麦冬清心，可交通心肾；以五味子酸涩固精。全方气血双补，阴阳并重，脾肾同调。

补阳益气丸

【来源】《胎产心法》卷上

【组成】人参三两　肉苁蓉三两，酒洗，去鳞甲泥　白茯苓三两　白芍药三两，酒洗　巴戟天三两　当归身三两，酒洗　麦冬三两，去心　大熟地八两　山萸肉四两，蒸，去核　白术四两，土炒　淮山药四两，炒　川附子一个，重一两二三钱，童便制，去皮脐　鹿茸一付，乳酥炙　紫河车一具，首胎者佳，火焙干，捣粉入药　肉桂一两　远志肉一两，制　柏子仁一两，炒，研去油　杜仲一两，盐水炒断丝　补骨脂一两，盐水炒　五味子一两　枣仁一两，炒，去壳　炙草一两　砂仁五钱，去壳炒

【用法】上为细末，炼蜜为丸，如梧桐子大。每日五钱，空心淡盐汤送下

【功效与主治】填精益气。

蚕蛾散

【来源】《圣济总录》卷一六一

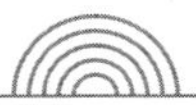

【组成】原蚕蛾一两，炒　陈曲一两　桂一分，去粗皮　麝香一钱，别研　肉苁蓉二两，酒浸，切，焙　防风二两，去杈　巴戟天二两，去心　白芍药二两　丹砂半两，别研　生干地黄半两，焙　白芷半两

【用法】水煎服。

【功效】壮阳补肾，养血化瘀，软坚止痛。

【主治】产后中风、偏风，声音不利，或只发热昏冒，筋脉挛急。

长春益寿丹

【来源】《慈禧光绪医方选议》

【组成】天冬二两，去心　麦冬二两，去心　大熟地二两，不见铁　山药二两　牛膝二两　大生地二两，不见铁　杜仲二两　山萸二两　云苓二两　人参二两　木香二两　柏子仁二两，去油　五味子二两　巴戟二两　川椒一两，炒　泽泻一两　石菖蒲一两　远志一两　菟丝子四两　肉苁蓉四两　枸杞子一两五钱　覆盆子一两五钱　地骨皮一两五钱

【用法】上为极细末，炼蜜为丸，如梧桐子大。初服五十丸，一月后加至六十丸，一百日后可服八十丸，便有功效，每早空心以淡盐汤送下。

【功效】大补心、肾、脾、胃四经虚损不足，壮筋骨，补阴阳，乌发，壮神，健步，暖子宫，泽颜色。

【主治】腰酸体倦，神衰力弱。

沉香保生丸

【来源】《普济方》卷二一七引《德生堂方》

【组成】沉香一两　母丁香一两　巴戟一两，去心，酒浸　莲蕊一两　木香一两　莲心一两　菟丝子一两，酒浸　葫芦巴一两，酒浸　八角茴香一两，盐炒　肉苁蓉一两，酒浸　韭子一两，酒浸　红花一两　雄蚕蛾一两二钱　川椒一两，净　仙灵脾一两，醋炒　川山甲炮，二两二钱半　水蛭五钱，糯米炒　青盐五钱　细墨五钱，烧去油　益智仁七钱半　牛膝一两，酒浸　麝香一钱半　蛤蚧一对，别研，去虫，生用　川楝子一两，炒，以上为末　川楝子四两，捶碎　山药一两二钱　破故纸一两二钱　甘草二两　五味子二钱

【用法】后五味为末，用水一斗熬成浓膏，和前药末面糊为丸，如梧桐子大。每服五十丸，空心以酒或盐汤送下，干物压之。

【功效】固精气，益精髓，驻颜色，安魂定魄，延年不老，长壮阳事，暖子宫下元。

【主治】男子精气不固，余涩常流，小便血浊，梦中频数泄出，口干耳鸣，腰膝痛，阴囊湿痒，阳事不举，小便如泔，及妇人血海久冷，胎气不盛，赤白带，漏下。

沉香牡丹丸

【来源】《圣济总录》卷一五二

【组成】沉香一两半，锉　牡丹皮一两　赤芍药一两　当归一两，切，焙　桂一两，去粗皮　川芎一两　黄芪一两，锉　人参一两　白茯苓，去黑皮一两　山芋一两　白芷一两　吴茱萸一两，汤浸，焙干，炒　巴戟天一两，去心　陈橘皮一两，汤浸，去白，焙　木香一两　牛膝一两，去苗，酒浸，切，焙　枳壳一两，去瓤，麸炒　肉豆蔻一两，去壳　厚朴一两，去粗皮，生姜汁炙　干姜一两，炮　白龙骨一两

【用法】上为细末，炼蜜和丸，如梧桐子大，每服二十丸，空心温酒下。

【功效与主治】妇人血海久虚，经候不利，赤白带下，血气冲心，多发刺痛，四肢困烦。

陈橘皮煎丸

【来源】《圣济总录》卷七十二

【组成】陈橘皮十五两，汤浸，去白，焙，别捣箩为末　巴戟天三两，去心　石斛三两，去根　牛膝三两，酒浸，切，焙　肉苁蓉三两，酒浸，切，焙　鹿茸三两，去毛，酒炙　菟丝子三两，酒浸三日，别捣，焙　杜仲三两，去粗皮，炙，锉　阳起石三两，酒浸，研如粉　厚朴三两，去粗皮，生姜汁炙　附子三两，炮裂，去皮脐　吴茱萸三两，汤洗，焙干，炒　当归三两，切，焙　干姜三两，炮　京三棱三两，煨，锉　萆薢三两　甘草一两，炙，锉

【用法】上为末。先以好酒五碗，于银石器内煎橘皮末，令如饧，入诸药搅匀，稍干，更入酒少许为丸，如小豆大。每服二十至三十丸，空心温酒送下，盐汤亦得。

【功效与主治】气血不足，肝肾虚亏，经络闭塞，久积冷气，攻心腹疼痛，痃癖呕逆，腹胀不思饮食，肌肤瘦瘁，腰膝倦痛，下痢泄泻，痃疾肠风，并妇人血海久冷无子。

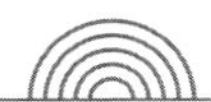

楮实丸

【来源】《太平圣惠方》卷九十八

【组成】楮实一升，水淘去浮者，微炒，捣如泥　牛膝半斤，去苗　干姜三两，炮裂，锉　桂心五两　附子二两，炮裂，去皮脐　石斛二两，去根，锉　巴戟二两　麋角屑二两，酥拌，微炒

【用法】上为末，炼蜜为丸，如梧桐子大。每服三十丸，渐加至四十丸，空心时以温酒送下。

【功效】补暖下元，益阳道。

【主治】下元虚冷惫极，不能久立。男子冷气，腰疼膝痛，冷痹风顽，阴汗盗汗，夜多小便，泄痢，阳道衰弱，妇人月水不通，小腹冷痛，赤白带下，一切冷气，无问大小。

磁石丸

【来源】《朱氏集验方》卷八引湘中赵伯海方

【组成】熟磁石半两，醋煅　黄芪半两，蜜炙　覆盆子半两　赤茯苓半两，去皮　干姜三钱，炮　巴戟三钱，去心　桂心三钱　鹿茸三钱，蜜炙　苁蓉四钱，酒浸，焙干　牛膝四钱，酒浸，焙干　川椒四钱，炒　柏子仁二钱半，别研　防风二钱半　地骨皮二钱半　远志二钱半，去心　大附子一个一两，炮，去皮　大川乌一个一两，炮，去皮　紫霄花一两，去木

【用法】上药共研细末，和匀，酒煮面糊为丸，如梧桐子大。口服。每服三十丸，汤酒任下。

【功效】壮阳补肾，养血化瘀，软坚止痛。

【主治】心肾诸虚不足。妇人白带下及男子泄精，加龙骨半两，海螵蛸一两，牡蛎半两（盐泥固济，火煅）。

苁蓉大补圆

【来源】《太平惠民和剂局方》

【组成】木香十两，炮　附子十两，炮，去皮脐　茴香十两，炒　肉苁蓉十两，酒浸　川椒十两，炒去汗　巴戟五两，去心　牛膝五两，酒浸　白蒺藜五两，炒，去刺　桃仁五两，炒，去皮尖　黄蓍五两　泽泻五两　葫芦巴五两　五味子五两　槟榔二两

天麻二两　桂心二两　川芎二两　羌活二两

【用法】上为细末，蜜圆如梧桐子大。盐酒、盐汤空腹任下三、五十圆。

【功效与主治】元脏虚惫，血气不足，白浊遗泄，自汗自利，口苦舌干，四肢羸瘦，妇人诸虚，皆主之。

大补丸

【来源】《三因极一病证方论》卷十三

【组成】木香十两，炮　附子十两，炮，去皮脐　茴香十两，炒　苁蓉十两，酒浸　川椒十两，炒去汗　桃仁五两，炒，去皮尖　葫芦巴五两　牛膝五两，酒浸　巴戟五两，去心　五味子五两　黄芪五两　白蒺藜五两，炒，去刺　泽泻五两　羌活二两　槟榔二两　天麻二两　川芎二两　桂心二两

【用法】上为末，炼蜜为丸，如梧桐子大。每服三十至五十丸，空心盐汤、盐酒任下。

【功效与主治】元脏虚惫，血气不足，白浊遗泄，自汗自利，口苦舌干，四肢羸瘦；及妇人诸虚。

丹鈆丹

【来源】《女科百问》卷上

【组成】鹿茸一两　灵砂一两　白龙骨一两　川椒一两　阳起石一两　牡蛎粉一两　肉桂一两　肉苁蓉一两　石斛一两　川巴戟一两　木贼一两　泽泻一两　天雄一两，酒浸，炮　沉香一两　菟丝子一两，酒浸　腽肭脐一两　磁石半两，醋淬　麝香半两

【用法】上为细末，炼蜜为丸，如梧桐子大。每服一百丸，温酒或盐汤送下。

【功效与主治】妇人一切虚寒冷病。

二仙四物汤

【来源】《中医内科临床治疗学》

【组成】仙茅9克　仙灵脾9克　巴戟天6克　鹿角霜12克　当归9克　白芍9克　川芎6克　熟地9克　甘草4.5克

【用法】水煎服。

【功效】壮阳补血，调理冲任。

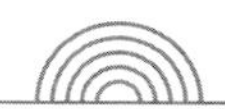

【主治】妇女冲任不调，月经超前或错后，量少色淡，或色暗兼有瘀块，每于经前身发疹块，经期瘙痒，经后不治自消，下次经前又发，舌淡或紫暗，脉沉细或弦滑。

【方解】仿二仙汤意，用仙茅、仙灵脾、巴戟天温肾壮阳，鹿角霜温补督脉，调理冲任；当归、白芍、川芎、熟地补血养血；甘草调和诸药。合用而有壮阳补血、调理冲任之功。

二仙汤（一）

【来源】《妇产科学》

【组成】仙茅 9 克　仙灵脾 9 克　当归 9 克　巴戟天 9 克　黄柏 4.5 克　知母 4.5 克

【用法】水煎服。

【功效】温肾阳，补肾精，泻肾火，调冲任。

【主治】妇女月经将绝未绝。周期或前或后，经量或多或少，头眩耳鸣，腰酸乏力，两足欠温，时或怕冷，时或轰热，舌质淡，脉沉细者。现用于妇女更年期综合征、高血压、闭经，以及其他慢性疾病见有肾阴、肾阳不足而虚火上炎者。

【方解】仙茅、仙灵脾温肾阳，补肾精，辛温助命门而调冲任，共为主药。巴戟天温助肾阳而强筋骨，性柔不燥以助二仙温养之力；当归养血柔肝而充血海，以助二仙调补冲任之功，二者共为辅药。知母、黄柏滋肾阴而泻虚火，即可治疗肾阴不足所致之虚火上炎，又可缓解仙茅、仙灵脾的辛热猛烈，故以为佐使药。全方寒热并用，精血兼顾，温补肾阳又不失于燥烈，滋肾柔肝而不寒凉滋腻，主次分明，配伍严谨，简而有要，共奏温补肾阳、滋阴降火、调理冲任、平其失衡的作用。

二仙汤（二）

【来源】《中医方剂临床手册》

【组成】仙茅 12 克　仙灵脾 12 克　巴戟天 10 克　当归 10 克　黄柏 9 克　知母 9 克

【用法】水煎服。

【功效】温肾阳，补肾精，泻肾火，调冲任。

【主治】更年期综合征、高血压病、闭经以及其他慢性病见有肾阴阳两虚、虚火上扰者。

【方解】仙茅、仙灵脾为君，巴戟天为臣，黄柏、知母为佐，当归为使。六味药集寒热补泻于一方，温而不燥，凉而不寒，阴阳并调，以温肾阳，补肾精，泻相火，滋肾阴，调理冲任，平衡阴阳见长。

府判补药方

【来源】《卫生宝鉴》卷十五

【组成】菟丝子三钱，酒浸　肉苁蓉三钱，酒浸　牛膝二钱，酒浸　巴戟二钱，去心，酒浸　没药二钱，研　麻黄一钱半，去节　穿山甲二钱，醋炙　鹿茸二钱，酥炙　乳香一钱，研　麝香一钱，研　甘草五钱，头末　通草三钱　海马二对，酥炙

【用法】上为末，炼蜜为丸，如梧桐子大。每服三十至五十丸，空心温酒送下；盐汤亦得。

【功效与主治】白淫。

固本暖脐膏药

【来源】《活人方》卷二

【组成】真麻油一斤四两　甘草片二两　天冬五钱　麦冬五钱　熟地五钱　肉苁蓉五钱　牛膝五钱　枸杞五钱　当归五钱　杜仲五钱　汉防己五钱　防风五钱　羌活五钱　独活五钱　川芎五钱　续断五钱　锁阳五钱　虎胫骨五钱　桃仁五钱　远志肉五钱　杏仁五钱　菟丝子五钱　巴戟肉五钱　蛇床子五钱　红花五钱　木鳖子五钱　姜黄片五钱　延胡索五钱　南星五钱　半夏五钱　天麻五钱　威灵仙五钱　淫羊藿五钱　骨碎补五钱　鹿茸五钱　肉桂五钱　附子五钱　蓖麻仁五钱　紫霄花五钱　谷精草五钱　肉蔻五钱　益智仁五钱　人参五钱　黄芪五钱　何首乌五钱　苏木屑五钱　苍术五钱　五灵脂五钱　白僵蚕六钱　川山甲二钱　苍耳子五钱　麻黄五钱　荔枝草五钱　三角尖五钱　益母草五钱　清风藤五钱　五味子四钱　皂角刺五钱　粟壳五钱　诃子肉五钱　葱子五钱　韭子五钱　东丹十两，飞净，炒黑色　嫩松香四两　嫩黄蜡四两　硫磺三钱，制净末　雄黄三钱，制净末　龙骨三钱，制净末　牡蛎三钱，制净末　玄精石三钱，制净末　赤石脂三钱，制净末　乳香三钱，制净末　没药三钱，制净末　沉香三钱，制净末　丁香三钱，制净末　木香三钱，制净末　麝香三钱，制净末　蟾酥三钱，制净末　阳起石三钱，制净末　阿芙蓉三钱，制净末

【用法】第一次，真麻油以桑柴火熬透，第二次，甘草片入油熬焦，去滓；

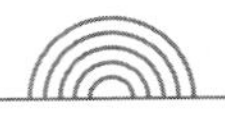

第三次，天冬至韭子六十味药入油熬焦，重绵绞去滓净；第四次，东丹入油搅匀；第五次，嫩松香入油搅匀，以时候之寒暖，看老嫩出火；第六次，嫩黄蜡入油搅匀；第七次，硫磺至赤石脂六味药入油搅匀，候冷；第八次，再入乳香至木香五味药搅匀；第九次，临用时加入麝香、蟾酥、阳起石、阿芙蓉。

【功效】壮阳补肾，养血化瘀，软坚止痛。

【主治】气血不足，肝肾虚亏，经络闭塞。培元益气，祛寒和血，调补精气。主治男子先天不足，下元虚冷，劳伤痿痹，腰膝酸疼，精寒阳痿，白浊阳遗；妇人经水不调，砂淋白带，子宫虚冷，难嗣半产；暴泻久泄，肚腹疼痛；偏身寒湿风痛。

归经两安汤

【来源】《辨证录》卷十一

【组成】人参三钱　当归五钱　白芍五钱　熟地五钱　山茱萸二钱　巴戟天一钱　白术五钱　麦冬五钱　荆芥三钱，炒黑　升麻四分

【用法】水煎服。

【功效】益气养血，调经养血。

【主治】妇人经入大肠，行经之前一日大便出血。

黑锡丸

【来源】《普济本事方》卷二

【组成】黑铅三两　硫磺三两（谓如硫磺与黑铅各用三两，即以黑铅约八两，铫内熔化，去滓，尽倾净地上，再于铫内熔，以皮纸五重，撮四角如箱模样，倾黑铅在内，揉取细者于绢上箩过，大抵即损绢，须连纸放地上，令稍温，纸焦易之，下者居上，将粗铅再熔，再揉再箩，取细者尽为度，称重三两，即以好硫磺三两，研细拌铅砂令匀，于铫内用铁匙不住搅，须文武火不紧不慢，俟相乳入，倾在净砖上）　葫芦巴一两，微炒　破故纸一两，炒香　川楝肉一两，去核，微炒　肉豆蔻一两　巴戟半两，去心　木香半两　沉香半两

【用法】上将砂子研细，余药末研匀入碾，自朝至暮，以黑光色为度，酒糊为丸，如梧桐子大，阴干，布袋内擦令光莹。急用枣汤吞一二百丸，但是一切冷疾，盐酒、盐汤空心吞下三四十丸；妇人艾醋汤下。

【功效】调治荣卫，升降阴阳，安和五脏，洒陈六腑，补损益虚，回阳

返阴。

【主治】丈夫元脏虚冷，真阳不固，三焦不和，上热下冷，夜梦交合，觉来盗汗，面无精光，肌体燥涩，耳内虚鸣，腰背疼痛，心气虚乏，精神不宁，饮食无味，日渐瘦悴，膀胱久冷，夜多小便；妇人月事愆期，血海久冷，恶露不止，赤白带下；及阴毒伤寒，面青舌卷，阴缩难言，四肢厥冷，不省人事。

【方解】黑铅气味甘寒入足少阴，硫磺气味辛热入右肾命门，葫芦巴气味辛温入肾，破故纸气味辛温入脾肾，川楝子性味苦微寒入手足厥阴，肉豆蔻气味辛温入脾，巴戟气味甘温入肝肾，木香气味辛温人手足太阴，沉香气味辛温入肾。此方主治元阳虚脱，痰逆厥冷，非重镇之药，佐以辛热之剂不能直达下焦，挽回真阳于无何有之乡，乃水火既济神妙之方也。

后调汤

【来源】《辨证录》卷十一

【组成】阿胶三钱　荆芥三钱　巴戟天一钱　山药五钱　白芍三钱　当归三钱　甘草五钱　山茱萸三钱

【用法】水煎服。

【功效】舒肝补肾。

【主治】妇人经后小腹作痛。

虎骨鹿茸丸

【来源】《胎产秘书》卷下

【组成】虎胫骨一对，或十四两，如无，以胶三两代之　鹿茸一对，羊酥蒸炙，如无，以胶四两代之　枸杞子一两　小茴三两，酒炒　菟丝子三两　巴戟肉三钱，酒炒　刺蒺藜二两，酒炒　破故纸一两五钱，盐水炒　肉桂一两五钱　陈皮一两　威灵仙一两五钱　防风一两　淫羊藿三两，羊油炙　杜仲三两，姜汁炒　全蝎梢三钱，酒洗淡，炒　归身三两，酒炒　川萆薢一两　龟甲二两，醋炙

【用法】上为末，各胶熔化，将鹿筋（如无，牛筋可代）一斤炖烂化，捣如泥；再用米仁一斤，炒研末，打稠糊，和饴糖三斤溶化，与前各药和匀为丸。不拘大人、小儿，每服五钱，以绍酒浸红花、蕲艾少许送下。

【功效与主治】产后瘫痪。

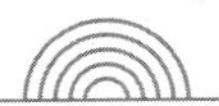

琥珀泽兰煎

【来源】《太平惠民和剂局方》

【组成】巴戟天糯米炒　炒茴香　牡丹皮　刘寄奴　五味子　白芷　五加皮　石斛酒浸炒　泽兰　川芎　赤芍药　生地黄　酒当归　人参　白芍　熟地黄　艾叶醋炒，糯米糊调成饼，焙干　炮附子　白术各一两

【用法】上为细末，炼蜜为丸，如弹子大。每服一丸，早、晚用温酒磨下。漏胎刺痛，煮糯米饮送下；寒热往来，四肢烦疼，煎青蒿酒送下；妇人、室女经血不通，煎红花酒送下；血晕不省人事，童子小便和暖酒送下；催生，鸡子清和酒送下；血气、血块攻刺心腹，烧秤砣淬酒送下；伤寒及中风口噤，煎麻黄汤送下，用被盖出汗即愈；心惊悸及头疼，薄荷酒送下；咳嗽，煎桑白皮汤送下；血风攻注，浑身瘙痒，头面麻痹，炒黑豆浸酒送下；产前产后常服，不生诸疾。怀胎八月，一日一服，胎滑易产。

【功效】活血祛瘀，补益肝肾，补血调血，益气健脾，养阴清热，补益肾阳，通经止痛，收敛固涩。

【主治】妇人三十八种血气，八风五痹，七癥八瘕，心腹刺痛，中风瘫痪，手足酸疼，乳中结瘀，妊娠胎动，死胎不出，产衣不下，败血凑心，头旋眼花，血注四肢，浑身浮肿，冲任久疼，绝产无嗣，早晚服食；或因有子，经脉不调，赤白带下，恶心呕逆，身体瘦倦，怀胎八月，一日一服，胎滑易产。

化水种子汤

【来源】《傅青主女科》卷上

【组成】巴戟一两，盐水浸　白术一两，土炒　茯苓五钱　人参三钱　菟丝子五钱，酒炒　芡实五钱，炒　车前二钱，酒炒　肉桂一钱，研

【用法】水煎服。

【功效】壮肾气，益肾火。

【主治】妇人膀胱气不化，水湿不行，渗入胞胎，小水艰涩，腹胀脚肿，不能受孕者。

【方解】巴戟天温肾助阳，菟丝子补肾益精阳；辅以党参、白术补益中气，健脾祛湿；佐以芡实固肾涩精，健脾止泻。肉桂温肾祛寒，暖宫助孕。车前子清热利尿，茯苓利水渗湿健脾。诸药共奏温肾行水、暖宫助孕之功效。

加味右归饮

【来源】《胎产秘书》卷下

【组成】大熟地八钱，姜汁炒　枸杞子三钱，酒炒　净萸肉四钱，酒炒　怀山药四钱　泽泻二钱　丹皮二钱，酒炒　熟附子三钱　肉桂心一钱　白茯苓二钱　鹿角胶三钱　巴戟肉三钱　炮姜八分

【用法】水煎服。

【功效】补气壮阳。

【主治】产后风寒入于腠理经络。

健固汤

【来源】《傅青主女科》

【组成】人参五钱　白茯苓三钱　白术一两，土炒　巴戟五钱，盐水浸　薏苡仁三钱，炒

【用法】水煎服。

【功效】补脾渗湿。

【主治】妇人脾虚湿盛，经前泄水。

【方解】党参、白术补气健脾；巴戟天温补肾阳而助脾运；茯苓、薏苡仁健脾渗湿利小便，使水湿从小便泄而止泄泻。

椒菊丸

【来源】《圣济总录》卷一五七

【组成】蜀椒二两，去目及合口，炒，取红　甘菊花一两　肉苁蓉一两，酒浸一宿，切，焙　菖蒲一两　巴戟天半两，去心　远志半两，去心　黄芪半两，锉　附子半两，炮裂，去皮脐

【用法】上为细末，酒煮面糊为丸，如梧桐子大。每服三十丸，空心，食前温酒送下。

【功效与主治】妊娠小便日夜频数。

解毒槟榔丸

【来源】《普济方》卷一六九

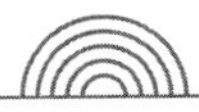

【组成】槟榔一两　黄连一两　青皮一两　陈皮一两，去白　木香一两　沉香一两　巴戟一两，酒浸，去心　当归一两　莪术一两，火炮　枳壳一两，炮，去瓤　香附子一两，炒　甘草一两，去皮炙　大黄一两　黄柏三两　牵牛头末，四两

【用法】上为细末，滴水为丸，如梧桐子大。每服三十丸，或四十至五十丸；调血脉，每服五十丸，生姜汤送下，温酒亦可，食后食前，量病上下。急宜多服，速利三五行为妙。

【功效】抑上奉下，壮阳，强筋骨，添髓，起阳道，益子精，益寿。流湿润燥，推陈致新，滋阴阳，散郁结，活气血，发痛消痒，调血脉。

【主治】心火有余，肾水不足，上实下虚，呕吐酸水，痰涎不利，大便脓血闭涩，风壅精热，口苦烦躁，涕唾稠，咳嗽，血溺血崩，腹胀气满，手足痿弱，四肢无力，面色萎黄；及酒疸食黄，宿食不消，口苦生疮，骨蒸肺痿，寒热往来；疟疾，肠风，痔漏，癥瘕血积，成块硬积，诸恶疮疔肿，背疔疽疮；四方人不服水土，伤寒结胸；妇人赤白带下，血崩漏不止，血胎艰难。

经验广嗣丸

【来源】《惠直堂经验方》卷一

【组成】人参一两　山萸一两　茯苓一两　天冬一两　石菖蒲一两　车前子一两　赤石脂一两，另研　当归一两　生地二两　熟地二两　杜仲二两　地骨皮二两　川椒二两　牛膝二两　枸杞三两　肉苁蓉三两　远志三两　菟丝四两　覆盆子一两　泽泻一两　柏子仁一两　山药一两　五味子一两　巴戟天一两　木香一两

【用法】上为末，蜜为丸，如梧桐子大。初服六十丸，渐加至一百丸，空心盐汤或酒送下。

【功效与主治】男子劳损羸瘦，中年阳事不举，精神短少，未至五旬，须发早白，步履艰难；妇人下元虚冷，久不孕育。

救死丹

【来源】《辨证录》卷十二

【组成】黄芪二两　巴戟天一两　附子一钱　白术一两　菟丝子一两　北五味一钱

【用法】水煎服。

【功效与主治】产后半月，不慎房帏，血崩昏晕，目见鬼神。

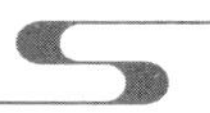

橘皮煎丸

【来源】《太平惠民合剂局方》卷五

【组成】当归三两，去芦，先焙　萆薢三两　厚朴三两，去粗皮，姜汁制　肉苁蓉三两，酒浸，微炙，切，焙干　肉桂三两，去粗皮　附子三两，炮，去皮脐　巴戟三两，去心　阳起石三两，酒浸，焙干，研如粉　石斛三两，去根　牛膝三两，去芦，酒浸　杜仲三两，去皮，姜汁炙　吴茱萸三两，水淘去浮者，焙干　鹿茸三两，茄子者，燎去毛，劈开，酒浸，炙干　干姜三两，炮　菟丝子三两，酒浸，焙，捣　三棱三两，煨熟，乘热捣碎　甘草一两，炙　陈橘皮十五两，净洗，焙，为末

【用法】上药为细末，用酒三升，于银石器内，将橘皮末煎熬如饧，却将诸药末入在内，一处搅和搜匀。仍入臼内，捣五百杵，丸如梧桐子大。每服二十丸，空腹时用温酒或盐汤送下。

【功效与主治】久虚积冷，心腹疼痛，呕吐痰水，饮食减少，胁肋虚满，脐腹弦急，大肠虚滑，小便利数，肌肤瘦悴，面色萎黄，肢体怠惰，腰膝缓弱，及治痃癖积聚，上气咳嗽，久疟久利，肠风痔瘘；妇人血海虚冷，赤白带下，久无子息。

聚宝养气丹

【来源】《朱氏集验方》卷八

【组成】代赭石二两　紫石英二两　赤石脂二两　禹余粮二两，醋淬，水飞过，搜作锭子，候十分干，入砂盒内养火三日，罐子埋地中一宿，出火毒，入后药　阳起石半两，煅　肉豆蔻半两，面煨　鹿茸半两，酒炙　破故纸半两，酒炒　钟乳粉半两　五灵脂半两，酒研　茴香半两，酒炒　柏子仁半两　当归半两，酒浸，炙　远志半两，去心，酒炒　没药半两，别研　白茯苓半两　附子半两，炮　天雄半两，炮　胡椒半两　沉香半两　丁香半两　木香半两　乳香半两　黄芪半两，蜜炙　山药半两　苁蓉半两，焙　肉桂半两　巴戟半两　血竭三钱　琥珀三钱　朱砂三钱　麝香三钱

【用法】上为细末，糯米煮糊为丸，如梧桐子大，留朱砂、麝香少许为衣。每服三十丸，空心人参煎汤或枣汤下；妇人醋汤下。

【功效与主治】诸虚不足，气血怯弱，头目昏晕，肢节倦怠，心志昏愦，夜梦失精，小便滑数，脾胃气虚；又治诸风瘫痪，半身不遂，语言謇涩，肢体重痛，寒湿气痹；或久寒宿冷泄泻，发疟寒热，下痢赤白，及肠风，痔瘘，下

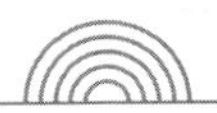

血不止；妇人子宫久冷，崩漏，带下五色，月候不调，腹胁刺痛，血下瘕血闭，羸瘦乏力。

离济膏

【来源】《理瀹骈文》

【组成】生鹿角屑一斤，鹿茸更佳 高丽参四两，用油三、四斤先熬枯去渣听用，或用黄丹收亦可，此即参茸膏影子 生附子四两 川乌三两 天雄三两 白附子二两 益智仁二两 茅山术二两 桂枝二两 生半夏二两 补骨脂二两 吴茱萸二两 巴戟天二两 胡芦巴二两 肉苁蓉二两 党参一两 白术一两 黄芪一两 熟地一两 川芎一两 酒当归一两 酒白芍一两 山萸肉一两 淮山药一两 仙茅一两 蛇床子一两 菟丝饼一两 陈皮一两 南星一两 北细辛一两 覆盆子一两 羌活一两 独活一两 香白芷一两 防风一两 草乌一两 肉蔻仁一两 草蔻仁一两 远志肉一两 荜澄茄一两 炙甘草一两 砂仁一两 厚朴一两，制 杏仁一两 香附一两 乌药一两 良姜一两 黑丑一两，盐水炒黑 杜仲一两，炒 续断一两 牛膝一两，炒 延胡索一两，炒 灵脂一两，炒 秦皮一两，炒 五味子一两 五倍子一两 诃子肉一两 草果仁一两 大茴一两 红花一两 川萆薢一两 车前子一两 金毛狗脊一两 金樱子一两 甘遂一两 黄连一两 黄芩一两 木鳖仁一两 蓖麻仁一两 龙骨一两 牡蛎一两 山甲一两 炒蚕砂三两 发团一两六钱 生姜四两 大蒜头四两 川椒四两 韭子四两 葱子四两 棉花子四两 核桃仁四两，连皮 干艾四两 凤仙一两，全株 干姜一两 炮姜一两 白芥子一两 胡椒一两 石菖蒲一两 木瓜一两 乌梅一两 槐枝八两 柳枝八两 桑枝八两 茴香二两

【用法】两共享油二十四斤，分熬，再合鹿角油并熬丹收。再入净松香、陀僧、赤脂各四两，煅阳起石二两，雄黄、枯矾、木香、檀香、丁香、官桂、制乳香、制没药各一两，牛胶四两酒蒸化，如清阳膏下法。

【功效】扶阳益火，温肾固真。

【主治】元阳衰耗，火不生土，胃冷成嗝；或脾寒便溏，泄泻浮肿作胀；或肾气虚寒，腰脊重痛，腹脐腿足常冷；或肾气衰败，男子茎痿，妇人子宫冷，或大崩不止，身冷气微阳欲脱者；或冲任虚寒，带下纯白者；或久带下脐腹冷痛，腰以下如坐冰雪中，三阳真气俱衰者。小儿慢脾风。

莲实丸

【来源】《圣济总录》卷九十二

【组成】莲实二两，去皮　附子二两，炮裂，去皮脐　巴戟天二两，去心　补骨脂二两，炒　山茱萸一两　覆盆子一两　龙骨半两，研

【用法】上为末，煮米糊为丸，如梧桐子大。每服二十丸至三十丸，空心盐汤送下。

【功效】补肾固精。

【主治】下元虚冷，小便白淫。

两收汤

【来源】《傅青主女科》卷下

【组成】人参一两　白术二两，土炒　川芎三钱，酒洗　九蒸熟地二两　山药一两，炒　山萸四钱，蒸　芡实五钱，炒　扁豆五钱，炒　巴戟三钱，盐水浸　杜仲五钱，炒黑　白果十枚，捣碎

【用法】水煎服。

【功效】补肝肾，益气血。

【主治】妇人产后亡血过多，无血以养任督，而带脉崩坠，力难升举，水道中出肉线一条，长二至三尺，动之则疼痛欲绝。

灵砂固本丸

【来源】《普济方》卷二二二引《德生堂方》

【组成】沉香一两　木香一两　葫芦巴一两，酒浸　小茴香一两，炒　川楝肉一两，炒　八角茴香一两，炒　菟丝子一两，酒浸　巴戟一两，去心，酒浸　牛膝一两，酒浸　杜仲一两，炒　钟乳粉一两，另研　续断一两，酒浸　交趾桂一两　鹿茸一两，去皮生用　山药一两　破故纸一两，酒浸　肉豆蔻一两，煨，别研　阳起石一两，水飞　灵砂一两　黑锡丹头二两，与灵砂先研极细，又入前药再碾

【用法】水煎服。上为细末，酒糊为丸，如梧桐子大。每服三十丸，渐加至五十丸，空心熬人参汤、枣汤送下，干物压之。妇人同。

【功效】夺阴阳造化之功，济心肾安养之妙。

【主治】真阳虚损，精髓耗伤，肾气不足，面黑耳焦；下虚上盛，头目昏

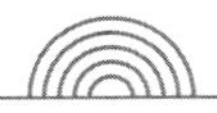

眩，心腹疼痛，翻胃吐逆，劳汗水气，盗汗水气，喘满，全不思饮食；妇人血气，子宫久冷，崩中漏下。

六龙固本丸

【来源】《女科指掌》卷一

【组成】山药四两　巴戟四两　萸肉四两　人参二两　黄芪二两　莲肉二两　川楝二两　补骨脂二两　小茴一两　川芎一两　木瓜一两　青盐三钱

【用法】加猪、羊脊髓蒸熟，炼蜜为丸。每服五十丸，饮送下。

【功效】固本培元。

【主治】妇人脾虚下陷，气血亏虚，白浊、白淫，头晕心嘈，四肢乏力，时常麻木，精神少者。

鲁公酿酒

【来源】《备急千金要方》卷八

【组成】干姜五两　踯躅五两　桂心五两　续断五两　细辛五两　附子五两　秦艽五两　天雄五两　石膏五两　紫菀五两　葛根四两　石龙芮四两　石斛四两　通草四两　石南四两　柏子仁四两　防风四两　巴戟天四两　山茱萸四两　牛膝八两　天门冬八两　乌头二十枚　蜀椒半升

【用法】上㕮咀，以水五升渍三宿，酒曲一斤合渍，秫米二斗，合酿三宿，去滓，炊糯米一斗，酿三宿。药成，先食服半合，每日二次，待米极消尽，乃去滓晒干，为末服。

【功效】壮肾阳，祛风湿，温经通络。

【主治】风偏枯半死，行劳得风，若鬼所击，四肢不遂，不能行步，不能自解带衣；妇人带下，产乳中风，五劳七伤。

木瓜牛膝丸

【来源】《三因极一病证方论》卷三

【组成】木瓜大者三四个，切开盖，去瓤，先用糯米浆过，盐焙干，为末，却将盐末入瓜内令满，仍用盖针定，蒸三次，烂研作膏　川乌大者三两，去皮尖，用无灰酒一升浸，薄切，酒煮干，研为膏　牛膝一两，酒浸　萆薢一两　茴香一两，炒　羌活一两　青皮一两　青盐一两，别研入　狗脊一两，燎去毛　巴戟一两　海桐皮一两

【用法】上为末，入青盐和匀，将前二膏搜为丸，如硬，再入酒，杵数千下，丸如梧桐子大。每服五十丸，空服时用盐汤或盐酒任下。

【功效】补肾气，壮筋骨。

【主治】寒湿脚气，脚弱无力，或肿急疼痛，兼治妇人血风。

全鹿丸

【来源】《古今医统大全》卷四十八

【组成】中鹿一只，用鹿肉加酒煮熟，将肉横切，焙干为末；取皮、肚杂，洗净，入原汤熬膏，和药末为丸；其骨须酥炙，为末，和肉末、药末一处，捣不成丸，加炼蜜　人参一斤　白术一斤，炒　茯苓一斤　炙甘草一斤　当归一斤　川芎一斤　生地黄一斤　熟地黄一斤　黄芪一斤，蜜炙　天门冬一斤　麦门冬一斤　枸杞一斤　杜仲一斤，盐水炒　牛膝一斤，酒拌蒸　山药一斤，炒　芡实一斤，炒　菟丝一斤，制　五味子一斤　锁阳一斤，酒拌蒸　肉苁蓉一斤　破故纸一斤，酒炒　巴戟肉一斤　葫芦巴一斤，酒拌蒸　川续断一斤　覆盆子一斤，酒拌蒸　楮实子一斤，酒拌蒸　秋石一斤　陈皮一斤　川椒半斤，去目，炒　小茴香半斤，炒　沉香半斤　青盐半斤

【用法】先精制诸药为末，和匀一处，候鹿膏制成，和捣为丸，梧桐子大。用黄绢作小袋五十条，每袋约盛一斤药丸，透置透风处，阴雨天须用火烘之。每服八十到九十丸，空腹及临卧时用姜汤、盐汤或白汤送下，冬月温酒亦可。

【功效】补血气，益精髓，壮筋骨。

【主治】诸虚百损，五劳七伤，精神虚惫，头眩耳鸣，面色萎黄，体虚怕冷，腰膝酸软，阳痿精冷；妇人宫寒不孕，崩漏带下；老年阳衰，精髓空虚，步履不便，手足麻木，遗尿失禁。

【方解】全鹿、补骨脂、锁阳、杜仲、菟丝子、肉苁蓉、楮实子、葫芦巴、巴戟天、续断、花椒、小茴香可温肾精，补虚损，壮阳强腰膝；五味子、覆盆子、芡实涩精止遗；人参、黄芪、茯苓、白术、山药、炙甘草补中益气；熟地黄、当归补血养血；天冬、麦冬、枸杞子滋阴填精；大青盐滋阴降火；陈皮、沉香醒脾和胃，畅达气机；川牛膝、川芎调经通脉，诸药合用共奏补肾填精、健脾益气之效。

上丹

【来源】《太平惠民和剂局方》

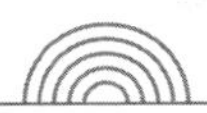

【组成】五味子半斤 蛇床子二两 百部根二两，酒浸一宿 菟丝子二两，酒浸，别研 白茯苓二两 肉苁蓉二两，酒浸 枸杞子二两 柏子仁二两，别研 杜仲二两，炒断丝 防风二两，去叉 巴戟二两，去心 山药二两 远志二两，去心

【用法】上为末，蜜圆如梧桐子大。食前温酒、盐汤任下三十圆。春煎干枣汤，夏加五味子四两；四季月加苁蓉六两；秋加枸杞子六两；冬加远志六两。

【功效】养五脏，补不足，固真元，调二气，和荣卫，保神守中，久服轻身耐老，健力美食明目，降心火，交肾水，益精气。

【主治】男子绝阳，庶事不兴。女子绝阴，不能妊娠。腰膝重痛，筋骨衰败，面色黧黑，心劳志昏，寤寐恍惚，烦愦多倦，余沥梦遗，膀胱邪热，五劳七伤，肌肉羸瘦，上热下冷，难任补药，服之半月，阴阳自和，容色肌肉光润悦泽。开心意，安魂魄，消饮食，养胃气。

参茸卫生丸

【来源】《北京市中药成方选集》

【组成】人参八十两，去芦 鹿茸八十两，去毛 巴戟天八十两，炙 党参八十两，去芦 山药八十两 桑寄生八十两 白芍八十两 莲子肉八十两 锁阳八十两 苍术三十二两，炒 乳香三十二两，炙 黑附子三十二两 川牛膝一百一十二两 熟地黄一百六十两 酸枣仁一百六十两，炒 甘草一百六十两 香附一百六十两，炙 杜仲一百六十两，炒 何首乌四十八两，炙 麦冬四十八两 牡蛎四十八两，煅 枸杞子四十八两 龙骨四十八两，煅 肉桂四十八两，去粗皮 远志四十两，炙 覆盆子六十四两 补骨脂六十四两，盐水炒 茯苓二百四十两 于术二百四十两 没药十六两，炙 龙眼肉三百二十两 琥珀九十六两 黄芪九十六两 砂仁一百五十二两 山茱萸一百二十八两 当归一百二十八两 大枣一百七十六两，去核 肉苁蓉一百六十两 续断四十八两 沉香四十八两 陈皮三百二十两 生地黄三十二两 木香八十两 白术一百六十两，炒

【用法】续断、沉香、橘皮、生地、木香、白术六味研为粗末铺槽，余者下罐，加黄酒四千两，蒸三日夜，与铺槽之群药末拌匀晒干，共研为细粉过箩。每十六两细粉，兑朱砂三钱六分，炼蜜为丸，重三钱，蜡皮封固。每服一丸，温开水送下，每日二次。

【功效】滋补肝肾，健脾益胃。

【主治】 身体衰弱，精神不足，梦遗滑精，腰膝酸软，食欲不振。妇女血寒，赤白带下，崩漏不止，腰疼腹痛。

顺经两安汤

【来源】《傅青主女科》卷上

【组成】 熟当归五钱，酒洗　白芍五钱，酒炒　大熟地五钱，久蒸　山萸肉二钱，蒸　人参三钱　白术五钱，土炒　麦冬五钱，去心　黑芥穗二钱　巴戟肉一钱，盐水浸　升麻四分

【用法】 水煎服。

【功效】 益气养阴，滋补肝肾。

【主治】 妇人行经之前一日，因心肾不交，经流大肠，大便先出血者。

【方解】 人参、麦冬、白芍、山萸肉益气养阴，滋补心肝肾之津液而退火；巴戟天、熟地、当归填肾精补肝血，以壮水之主；白术助气血生化，黑芥穗入血分泻肠火止血，升麻振中气上升，遂其游溢之精气上行，承制心火。综观全方，重在滋补心肝肾以治本止血。

调肝汤

【来源】《傅青主女科》

【组成】 山药五钱，炒　阿胶三钱，白面炒　当归三钱，酒洗　白芍三钱，酒炒　山萸肉三钱，蒸熟　巴戟一钱，盐水浸　甘草一钱

【用法】 水煎服。

【功效】 滋补肾阴，平调肝气。

【主治】 妇人肾阴不足，肝气不舒，行经后少腹疼痛。

【方解】 方中用山药、山萸、巴戟以补肾中之精，阿胶以生肾水，当归以活血止痛，白芍以舒肝止痛，甘草以缓急止痛，此方补肾水即泄肝中之火，水足则肝气得安，肝气得安，则脾气和，故肝肾得滋，精血充沛，冲任得养，经行适度，经痛自安。

调经除带汤

【来源】《揣摩有得集》

【组成】 潞党参三钱　白术五钱，土炒　炒山药五钱　茯苓三钱　巴戟天六钱，

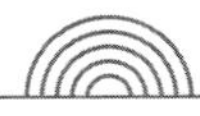

去心，盐水炒　桑螵蛸三钱，盐水炒　胡芦巴二钱，盐水炒　白果仁一钱，去皮炒　茵陈五分

【用法】水煎服。

【功效】健脾除湿，固肾止带。

【主治】妇人白带，属肾经虚甚，寒湿火衰者。

土金双培汤

【来源】《辨证录》卷十一

【组成】人参三钱　苏子三钱　茯苓三钱　谷芽三钱　巴戟天三钱　菟丝子三钱　白芍三钱　白术五钱　薏苡仁五钱　山药五钱　神曲二钱　砂仁一粒　甘草二分　柴胡五分

【用法】水煎服。

【功效】健脾益肾，降气安胎。

【主治】胃阴不足，妊娠呕吐。

温胞散

【来源】《辨证录》卷十一

【组成】人参三钱　白术一两　巴戟天一两　破故纸二钱　杜仲三钱　菟丝子三钱　芡实三钱　山药三钱　肉桂二钱　附子三分

【用法】水煎服。

【功效】温肾暖胞，调补冲任。

【主治】妇人胞宫寒冷不孕。

温胞饮

【来源】《傅青主女科》

【组成】白术一两，土炒　巴戟一两，盐水浸　人参二钱　杜仲三钱，炒黑　菟丝子三钱，酒浸，炒　山药三钱，炒　芡实三钱，炒　肉桂三钱，去粗，研　附子二分，制　补骨脂二钱，盐水炒

【用法】水煎服。

【功效】温补肾阳，养精益气。

【主治】妇女宫寒不孕，月经后期等。

【方解】白术补气健脾，滋养化源，以利腰脐之气血，且土炒后，同气相求，更增其人脾补土之力；巴戟天温肾暖宫，温养元阳，邪气自除，盐水浸后，更增其入肾补火之力；二药均重用至一两，一培后天之土，一补先天之火，共为君药。人参、淮山药助白术补气健脾；杜仲、菟丝子、附子助巴戟补肾益精、温肾壮阳，五者共为臣药。芡实甘平，补肾益精，收敛固涩，可抑桂、附等辛热之品耗伤精气，为佐药。肉桂入肾，补命门真火且益心阳，益火消阴，祛沉寒痼冷；补骨脂苦温入心肾，温肾壮阳，二者共为使药。十药相合，君、臣、佐、使井然分明，共奏温补心肾、益火消阴、祛寒除冷、养精益气之功。

温脐化湿汤

【来源】《傅青主女科》卷上

【组成】白术一两，土炒　白茯苓三钱　山药五钱，炒　巴戟肉五钱，盐水浸　扁豆三钱，炒，捣　白果十枚，捣碎　建莲子三十枚，不去心

【用法】水煎服，经来前十日服之。

【功效】温经化湿。

【主治】妇人下焦寒湿相争，经水将来三五日前脐下疼痛，状如刀刺者，或寒热交作，所下如黑豆汁，及不孕症等。

【方解】此方君白术以利腰脐之气；用巴戟、白果以通任脉；扁豆、山药、莲子以卫冲脉，所以寒湿扫除而经水自调，可受孕矣。

温肾丸

【来源】《妇科玉尺》

【组成】熟地三两　萸肉三两　巴戟二两　当归一两　菟丝子一两　鹿茸一两　益智仁一两　生地一两　杜仲一两　茯神一两　山药一两　远志一两　续断一两　蛇床子一两

【用法】上药为细末，炼蜜为丸，如梧桐子大。每次二两，温开水送服。

【功效】温肾助阳，益精种子。

【主治】不孕属于肾阳不足者。

无比薯蓣丸

【来源】《备急千金要方》卷十九

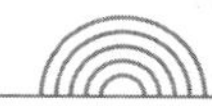

【组成】山药二两　苁蓉四两　五味子三两　菟丝子三两　杜仲三两　牛膝一两　山萸肉一两　地黄一两　泽泻一两　茯神一两，一作茯苓　巴戟一两　赤石脂一两

【用法】上十二味，研末，蜜为丸，如梧桐子大，空腹时以酒送服二十至三十丸。

【功效】温阳益精，补肾固摄。

【主治】肾气虚惫，头晕目眩，耳鸣腰酸，冷痹骨痛，四肢不温，或烦热有时，遗精盗汗，尿频遗屎，或带下清冷，舌质淡，脉虚冷。

五福延寿丹

【来源】《仁术便览》卷三

【组成】五味子六两　肉苁蓉四两，酒浸，焙　牛膝三两，酒浸　菟丝子二两，酒浸，炒　杜仲三两，姜炒断丝　天冬二两，去心　广木香一两　巴戟二两，去心　山药二两　鹿茸一两，酥油炙透　车前子二两，炒　菖蒲一两，焙　泽泻一两，去毛　生地一两，酒洗　熟地一两，酒制　人参一两，去芦　乳香一两，另研　没药五钱，另研　枸杞子一两　大茴二两，炒　覆盆子一两　赤石脂一两，煅　地骨皮二两　杏仁一两，去皮尖　山茱萸二两，去核　柏子仁一两　川椒七钱，去目、合口，炒　川楝肉一两，炒　远志一两，去心　龙骨五钱，煅　白茯苓一两，去皮　当归一两，酒洗

【用法】上为细末，炼蜜为丸，如梧桐子大。每服四十至五十丸，空心好酒或淡盐汤送下

【功效与主治】虚损劳伤，须发早白，行路艰难，形容羸瘦，眼目昏花，咳痰带血，夜梦遗精，妇人久不生育。

先天大造丸

【来源】《外科正宗》

【组成】紫河车一具，酒煮，捣膏　熟地黄四两，酒煮，捣膏　归身二两　茯苓二两　人参二两　枸杞二两　菟丝子二两　肉苁蓉二两，酒洗，捣膏　黄精二两　白术二两　何首乌二两，去皮，用黑豆同蒸，捣膏　川牛膝二两　仙茅二两，浸去赤汁，蒸熟去皮，捣膏　骨碎补一两，去毛，微炒　川巴戟一两，去骨　破故纸一两，炒　远志一两，去心，炒　木香五钱　青盐五钱　丁香三钱　黑枣肉二两

【用法】上为细末，炼蜜丸如桐子大，每服七十丸，空心温酒送下。

【功效】补先天，疗虚损。

【主治】气血不足，风寒湿毒袭于经络，初起皮色不变，漫肿无头；或阴虚，外寒侵入，初起筋骨疼痛，日久遂成肿痛，溃后脓水清稀，久而不愈，渐成漏症；并治一切气血虚羸，劳伤内损，男妇久不生育。

延龄育子丸

【来源】《医便》卷一

【组成】天门冬五两，去心　麦门冬五两，去心　怀生地黄五两　怀熟地黄五两，肥大沉水者　人参五两，去芦　甘州枸杞子，去梗　菟丝子五两，洗净，酒蒸捣饼，晒干　川巴戟五两，去心　川牛膝五两，去芦，酒洗　白术五两，陈土炒　白茯苓五两，去皮，牛乳浸，晒　白茯神五两，去皮心，人乳浸，晒　鹿角胶真者五两　鹿角霜五两　柏子仁五两，炒，去壳　山药五两，姜汁炒　山茱萸五两，去核　肉苁蓉五两，去内心、膜　莲蕊五两，开者不用　沙苑蒺藜五两，炒　酸枣仁二两，炒　北五味子二两，去梗　石斛二两，去根　远志二两，去芦，甘草灯心汤泡，去心

【用法】上二十四味，各制净为末，将鹿胶以酒化开，和炼蜜为丸，如梧桐子大。男人每服九十丸，女人每服八十丸，空腹时滚白汤下，服药期间，忌食煎炙、葱蒜、萝卜。

【功效与主治】少年戕伤，中年无子；妇人血虚，不能孕育。

【方解】人参、五味、天麦门冬补肺药也；茯神、远志、柏仁、枣仁、生地补心药也；白术、茯苓、山药、石斛补脾胃也；熟地、枸杞、菟丝、巴戟、牛膝、茱萸、苁蓉、沙苑蒺藜补肝肾也；鹿角胶乃血气之属，用之所以生精；角霜、莲须收涩之品，用之所以固脱。如是则五脏皆有养而精日生，乃能交媾而宜子矣。

益肾调经汤

【来源】《中医妇科治疗学》

【组成】杜仲9克　续断9克　熟地9克　当归6克　白芍9克，炒　益母草12克　焦艾9克　巴戟9克　乌药9克

【用法】水煎服。

【功效】温肾调经。

【主治】妇女肾虚，经来色淡而多，经后腹痛腰酸，肢软无力，脉沉弦无力。

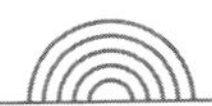

益寿比天膏

【来源】《万病回春》卷四

【组成】熟鹿茸一两 附子一两，去皮脐 牛膝一两，去芦 虎胫骨一两，酥炙 蛇床子一两 菟丝子一两 川续断一两 远志肉一两 肉苁蓉一两 天门冬一两，去心 麦门冬一两，去心 杏仁一两 生地一两 熟地一两 官桂一两 川楝子一两，去核 山茱萸一两，去核 巴戟一两，去心 破故纸一两 杜仲一两，去皮 木鳖子一两，去壳 肉豆蔻一两 紫霄花一两 谷精草一两 穿山甲一两 大麻子一两，去壳 甘草二两，净末，看众药焦枯方下 桑枝七寸 槐枝七寸 柳枝七寸

【用法】上锉细，用真香油一斤四两浸一昼夜，慢火熬至黑色；用飞过好黄丹八两、黄香四两入内，柳棍搅，不住手；再下雄黄、倭硫、龙骨、赤石脂各二两，将铜匙挑药滴水成珠不散为度；又下母丁香、沉香、木香、乳香、没药、阳起石、蟾酥、哑芙蓉各二钱，麝香一钱为末，共搅入内；又下黄蜡五钱。将膏贮瓷罐内，封口严密，入水中浸五日，去火毒。每一个重七钱。红绢摊开，贴脐上或两腰眼上。每一个贴六十日方换。

【功效】添精补髓，固精助阳，润滋皮肤，强壮筋骨。

【主治】下元虚冷，五劳七伤，半身不遂，脚膝酸麻，阳事不举，肾虚喘咳；妇人赤白带下，砂淋血崩。

张走马玉霜圆

【来源】《太平惠民和剂局方》

【组成】大川乌八两，用蚌粉半斤同炒，候裂，去蚌粉不用 川楝子八两，麸炒 破故纸四两，炒 巴戟四两，去心 茴香六两，焙

【用法】碾为细末，用酒打面糊为圆，如梧桐子大。每服三五十圆，用酒或盐汤下，空心，食前。

【功效与主治】男子元阳虚损，五脏气衰，夜梦遗泄，小便白浊，脐下冷疼，阳事不兴，久无子息，渐致瘦弱，变成肾劳，眼昏耳鸣，腰膝酸疼，夜多盗汗，并宜服之，自然精元秘固，内施不泄，留浊去清，精神安健。如妇人宫寒月水不调，赤白带漏，久无子息，发退不生，肌肉干黄，容无光泽，并宜服此药。

第五章　益智仁

艾叶丸

【来源】《圣济总录》卷一五七

【组成】艾叶一两，炙　干姜一两，生　厚朴半两，去粗皮，生姜汁炙　益智半两，去皮

【用法】上为末，炼蜜为丸，如梧桐子大。每服三十丸，米饮送下，以饭压之。

【功效与主治】妊娠小便利，少腹急痛。

安神生化汤

【来源】《傅青主女科·产后篇》卷上

【组成】川芎一钱　柏子仁一钱　人参一至二钱　当归二至三钱　茯神二钱　桃仁十二粒　黑姜四分　炙草四分　益智八分，炒　陈皮三分

【用法】加大枣，水煎服。

【功效】化瘀生新，养心安神。

【主治】产后块痛未止，妄言妄见。

安胎和气饮

【来源】《女科切要》卷三

【组成】白芍　木香　益智仁　砂仁　香附　紫苏　甘草

【用法】加葱，水煎服。

【功效】和胎气。

【主治】妊娠头晕恶心，不喜饮食，六脉浮紧。

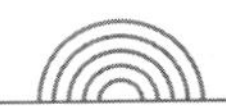

八珍散

【来源】《普济方》卷三三六

【组成】人参一两　白术一两　粟米一两，微炒　白茯苓一两　厚朴一两，姜制　益智一两　黄芪二两　甘草半两

【用法】上为散。每服三钱，加生姜三片，枣子四个，同煎至八分，空心服。

【功效与主治】妇人无子，思虑过多，伤损脾气，脾虚则不能制水，漏下不止，或带下黄白水。

白带散

【来源】《全国中药成药处方集》（昆明方）

【组成】于术十六两　淮药十六两　苍术六两　茯苓十两　猪苓六两　党参六两　杜仲八两　故纸六两　天雄八两　干姜六两　黄芪十两　柴胡十两　广皮四两　益智六两　薏米六两　甘草三两　白果三两

【用法】上为末。每服二钱半，开水送下，早晚各一次。

【功效与主治】湿盛带下，腰酸肢软。症见脾虚湿盛证，带下量多，色乳白黏液状或淡黄脓性，无臭味，绵绵不断，宫颈有不同程度肥大、水肿，面目虚浮，四肢不温，神疲乏力，纳呆便溏，两足跗肿，口淡乏味，舌质淡，苔白腻，舌边有齿痕，脉缓弱。临床常用于白带过多以及慢性宫颈炎。

【方解】于术健脾益气、燥湿利水；淮山药益肾气、健脾胃；苍术燥湿健脾；茯苓、猪苓利水渗湿；党参补中益气；杜仲性味甘平、补肝肾；故纸补肾壮阳；天雄益火助阳；干姜温中散寒；黄芪补气健脾、化湿和中；柴胡疏肝解郁、升阳举陷；益智温脾、暖肾、固气、涩精；薏米清热利湿、除风湿、利小便；甘草调和诸药；白果止带浊。

白果汤

【来源】施今墨方

【组成】砂仁5克　五味子5克　五倍子5克　益智仁5克　杜仲10克　熟地10克　续断10克　覆盆子10克　远志10克　党参10克　桑螵蛸10克　阿胶10克　山萸肉12克　白果12枚　炙甘草3克

【用法】水煎服，每日一剂，日服三次。

【功效】补肾固气养血。

【主治】肾气虚弱，固摄无权。

白术散

【来源】《太平圣惠方》卷七十四

【组成】白术三分 草豆蔻半两，去皮 益智子半两，去皮 枳壳三分，麸炒微黄，去瓤 高良姜半两 陈橘皮三分，汤浸，去白瓤，焙

【用法】上为散。每服三钱，以水一中盏，加生姜半分，煎至六分，去滓稍热服，不拘时候。

【功效与主治】妊娠霍乱，吐逆不止，腹痛。

白薇散

【来源】《陈素庵妇科补解》卷三

【组成】白薇 白芍 牡蛎 当归 益智 陈皮 熟地 甘草 香附 黄芪 人参 川芎 白矾 桑螵蛸

【用法】上药为细末，吞服。

【功效】补血滋肾，敛固胎元。

【主治】妊娠遗尿。

【方解】人参、黄芪培元气；四物以养胎血；桑螵蛸、牡蛎味甘咸，皆能涩精固肾，止梦遗，缩小便；益智味辛热，亦能涩精固气，摄涎唾，缩小便，补心气命门之不足；白矾酸涩，佐桑螵蛸而引阴气入内，香附、陈皮、甘草辛甘以佐人参、黄芪而引阳气上升；白薇味苦咸，入心肾二经，取水火相交之意也，治妇人伤中淋露，方中调经种子常用之。

百钟丸

【来源】《御药院方》卷四

【组成】青皮二两，去白 陈皮二两，去白 神曲二两，炒 荆三棱二两 蓬莪术二两，炮 麦蘖二两，炒 萝卜子二两，炒 枳实四两，麸炒 雷丸一两 益智仁一两 牵牛三两，炒

【用法】上为细末，水面糊为丸，如梧桐子大。每服五十丸，食后煎生姜、陈皮汤送下。

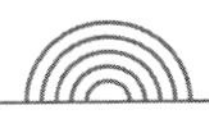

【功效】调顺三焦，理诸痞气，去胀满积聚，酒癖癥瘕。

【主治】积聚胀满。症见腹部积块，疼痛拒按，或时聚时消，或坚硬不移，腹满而胀，食饮衰少，舌质黯或有瘀斑，脉沉弦或沉涩。

宝珍丸

【来源】《丹台玉案》卷五

【组成】牡蛎一两，煅　桂心一两　当归一两　龙齿一两，煅　益智仁一两　乌药一两　杜仲一两二钱　石菖蒲一两二钱　山茱萸一两二钱　茯神一两二钱　牛膝一两二钱　川椒五钱　北细辛六钱　半夏六钱　半姜六钱　人参八钱　当归八钱　白芍八钱　紫石英八钱

【用法】上为末，蜜为丸。每服三钱，空心白滚汤送下。

【功效与主治】调经种子，平和气血，滋补真元，温暖子宫。

保气散

【来源】《妇人大全良方》卷十六

【组成】香附子四两　山药二两　缩砂仁一两　木香四钱　粉草一两一分　益智半两　紫苏叶半两

【用法】上为细末。白汤点二钱服。

【功效】安胎，宽气进食，瘦胎易产。

【主治】居处失宜，偶然顿仆，胎动胎痛，漏胎下血。

【方解】香附理气解郁，调经止痛，安胎；山药固肾益精；缩砂仁行气宽中，止泻安胎；木香行气止痛；益智仁暖肾固精；紫苏叶行气和中，安胎；粉草调和诸药。

保生如圣散

【来源】《女科万金方》

【组成】益母草二两　砂仁二钱　陈皮一钱　益智仁三钱，去皮　当归四钱，弱者多用　大枳壳一两　甘草六分　白芍药四钱

【用法】上分三服。每服以水二碗，煎取一碗，温服，不拘时候。

【功效与主治】胎前误食热毒之物，伤胎不顺，妇人九个月胎，欲产期忽然肚痛，先行其水，儿不降生者。

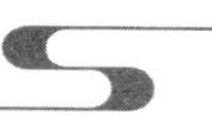

保生汤

【来源】《圣济总录》卷一五五

【组成】紫菀一两半，去苗土　柴胡一两半，去苗　龙骨一两半　赤石脂一两半　艾叶三分，炒　白术三分　黄连一两，去须　厚朴一两，去粗皮，生姜汁炙　阿胶一两，炙令燥　枳壳一两，去瓤，麸炒　地榆一两一分　肉豆蔻一枚，去壳　益智半两，去皮　干姜半两，炮　旋覆花半两，炒　黄芩半两，去黑心

【用法】上为粗末。每服五钱匕，以水一盏半，煎至八分，去滓温服。

【功效】祛散寒湿，安和胎气。

【主治】妊娠心腹痛。

保胎如圣散

【来源】《女科切要》卷三

【组成】当归　红花　益智　白芍　益母草　甘草

【用法】水煎服。如儿不下，取鲤鱼一尾，同药再煎，加醋一杯，服乌金丸。

【功效与主治】产妇忽然腹痛，先行其水，婴儿不降，忽误吞热物伤胎者。

【方解】当归补血活血，调经止痛；红花活血通经，祛瘀止痛；益智温脾止泻摄涎，暖肾缩尿固精；白芍养血和营，缓急止痛；益母草活血调经；甘草缓急止痛，调和诸药。

葆真丸

【来源】《鳞爪集》卷二

【组成】熟地黄二两　山药二两　杜仲三两　益智仁一两　牛膝一两　鹿角胶八两　茴香一两　巴戟一两　补骨脂一两　杞子一两　龟版胶四两　远志一两　枳实一两　胡芦巴一两　萸肉一两半　柏子霜五钱　五味一两　茯苓二两　川楝子二两　菟丝一两半　石菖蒲五钱

【用法】用淡苁蓉四两打烂为丸。每服三至四钱，淡盐汤送下。

【功效】通十二经脉，发阴起阳，定魄安魂，开三焦之积聚，补五脏之虚损，壮筋健骨，益寿延龄。

【主治】主人或禀赋素薄，或调理失宜，男子衰弱无子，妇人寒冷无孕。

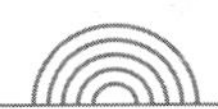

补肾安胎饮（一）

【来源】《中医妇科治疗学》

【组成】泡参四钱　白术二钱　杜仲四钱　续断四钱　狗脊二钱　制益智二钱　阿胶珠二钱　蕲艾三钱　菟丝三钱　故纸二钱

【用法】水煎服。

【功效】固肾安胎。

【主治】肾虚胎动不安。

补肾安胎饮（二）

【来源】《中医妇科治疗学》

【组成】人参 12 克　白术 6 克　盐杜仲 12 克　续断 12 克　益智仁 6 克　阿胶 6 克　艾叶 10 克　盐菟丝子 10 克　盐补骨脂 6 克　狗脊 6 克

【用法】水煎温服。

【功效】固肾安胎。

【主治】肾虚胎动不安，时或阴道出血，腹胀腰酸特甚，两腿软弱，头晕耳鸣，小便频数失禁，尺脉微弱而滑，或反虚大。

【方解】肾虚胎动不安，故用菟丝子、杜仲、续断、狗脊补肾强腰，补骨脂、益智仁温肾助阳，补其不足。胞冲受损，阴道出血，故用阿胶、艾叶固冲止漏，阿胶又可补血养胎。阴道出血，亦当责之气虚不能摄血，小腹坠胀，亦当责之气虚不能束胎，故用人参大补元气，白术益气健脾。

补肾益键汤

【来源】《罗氏会约医镜》卷十五

【组成】熟地四钱　山药二钱　枣皮二钱　益智仁二钱　补骨脂二钱，盐炒　杜仲一钱半，盐炒　肉桂一钱半　附子一钱半，制

【用法】早晨服本方，大补阴阳汤中午服，每日同进为妙。

【功效】补肾益气，助阳束尿。

【主治】产后肾阳不足，不能关键，小便失常。

补肾种子方

【来源】《妇产科学》

【组成】枸杞子12克　菟丝子12克　五味子12克　覆盆子12克　车前子12克　益智仁12克　乌药12克　炙龟板12克

【用法】水煎服，每日一剂，日服二次。

【功效】补益肾气。

【主治】阴阳两虚，不孕症兼有小便频数者。

补下丸

【来源】《圣济总录》卷一五七

【组成】葫芦巴半两，酒浸，焙　龙骨半两，研　菖蒲半两　远志一两半，去心　补骨脂一两，炒　益智一两，去皮　肉苁蓉一两，酒浸一宿，切，焙

【用法】上为细末，炼蜜为丸，如梧桐子大。每服三十丸，空心温酒送下。

【功效】温气除寒。

【主治】妊娠小便利多。

沉香保生丸

【来源】《普济方》卷二一七引《德生堂方》

【组成】沉香一两　母丁香一两　巴戟一两，去心，酒浸　莲蕊一两　木香一两　莲心一两　菟丝子一两，酒浸　葫芦巴一两，酒浸　八角茴香一两，盐炒　肉苁蓉一两，酒浸　韭子一两，酒浸　红花一两　雄蚕蛾一两二钱　川椒一两，净　仙灵脾一两，醋炒　川山甲二两二钱半，炮　水蛭五钱，糯米炒　青盐五钱　细墨五钱，烧去油　益智仁七钱半　牛膝一两，酒浸　麝香一钱半　蛤蚧一对，别研，去虫，生用　川楝子一两，炒，以上为末　川楝子四两，捶碎　山药一两二钱　破故纸一两二钱　甘草二两　五味子二钱

【用法】后五味为末，用水一斗熬成浓膏，和前药末面糊为丸，如梧桐子大。每服五十丸，空心以酒或盐汤送下，干物压之。

【功效】固精气，益精髓，驻颜色，安魂定魄，延年不老，长壮阳事，暖子宫下元。

【主治】男子精气不固，余沥常流，小便血浊，梦中频数泄出，口干耳鸣，腰膝痛，阴囊湿痒，阳事不举，小便如泔，及妇人血海久冷，胎气不盛，赤白带，漏下。

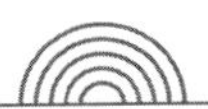

大补丸

【来源】《医宗金鉴》卷四十五

【组成】天冬去心　麦冬去心　菖蒲　茯苓　人参　益智仁　枸杞子　地骨皮　远志肉

【用法】上为细末，炼蜜为丸，如梧桐子大。每服三十丸，空腹酒送下。

【功效与主治】妇人瘦弱，血少不能受孕者。

大补阴阳汤

【来源】《罗氏会约医镜》卷十五

【组成】黄芪三钱，蜜炙　白术一钱半　益智仁一钱半　山药一钱半，炒　当归二钱，去尾　熟地二钱　益母草二钱　牡蛎三钱，煅，研粉　甘草一钱，炙　白芍一钱，酒炒　干姜六分，炒

【用法】生姜、大枣为引，速进二三剂，或加附子七分，以助药力。

【功效与主治】产后气血两虚，遗尿莫禁。

大健步丸

【来源】《陈素庵妇科补解》卷三

【组成】熟地三两，砂仁，酒煮　白术三两，麸炒　苍术五钱，米泔浸一夜　山药一两　独活五钱　黄柏五钱，酒炒　当归二两，酒炒　白芍二两，酒炒　远志肉二两　益智仁一两　香附一两，醋炒黑色　川断二两　大茴香五钱　杜仲二两，盐水炒　黄芩三两　虎胫骨一对，酥炙

【用法】蜜丸梧子大。空心酒下七十丸，或盐汤下，日三服。

【功效】养血滋荣，壮筋健骨。

【主治】妊娠足痿。自膝至踝胫，艰于履地，状如痿躄。

【方解】苍术、黄柏泻下焦湿热，名二妙散，治痿必用之药加虎胫骨、独活引入两足，而当归、白芍、熟地、黄芩、白术、远志凉血清心以安胎，杜仲、续断、山药、益智仁壮筋健骨以固肾，香附、大茴香行气温经则两足之力可下而痿痹之患不生矣。

大五补丸

【来源】《普济方》卷二二四引《圣济总录》

【组成】天门冬　麦门冬　菖蒲　茯神　人参　益智炒　枸杞　地骨皮　远志　熟地黄各等分

【用法】上为末，炼蜜为丸，如梧桐子大。每服三十丸，空心酒下。服本方数服后，以七宣丸泄之。

【功效】养血摄精，交济水火。

【主治】诸虚，无子。

【方解】人参补中益气；熟地黄滋阴养血；远志、茯神养血安神；天门冬、麦门冬养阴生津；枸杞、益智仁入肾，补肾生精；地骨皮与诸药相伍，清退虚热；菖蒲开窍醒神；诸药相伍，以滋阴养血安神为主。

兜涩固精丸

【来源】《活人方》卷四

【组成】白术四两　人参二两五钱　茯苓二两五钱　半夏二两　远志肉一两　肉果一两，面煨　补骨脂一两，盐水炒　赤石脂一两，醋煅　五味子五钱，焙　益智仁五钱，盐炒

【用法】上为末，炒莲肉粉糊为丸，如梧桐子大。每服三钱，早晨空心米汤送下。

【功效与主治】脾肺肾元气虚寒，素有湿痰积饮，留滞肠胃，上则呕吐冷涎，恶心痞满，下则滑泄不禁，昼夜无度，久则胃弱而食减，脾虚而不运，男兼滑精，女兼淋带。

豆蔻藿香汤

【来源】《医方类聚》卷八十九引《施圆端效方》

【组成】藿香叶一分　桂花一分　甘松一分　陈皮五两，去白　干姜五两，炮　川芎二两　白芷二两　白术二两　益智一两　肉豆蔻一两　缩砂仁一两　人参一两　红豆一两半　茯苓一两半，去皮　官桂一两半　五灵脂一两半　枇杷叶一两半　芍药一两半　苍术半斤，净炒　甘草五两半，炒　桔梗二两半　当归三两，焙　木香半两　厚朴四两半，姜制

【用法】上为细末。每服二钱，浓煎生姜枣汤调下，食前，日进二服；或姜、枣同煎，和滓服亦妙。

【功效与主治】脾胃诸虚百损，气血劳伤，阳气久衰，下寒阴汗，中脘停

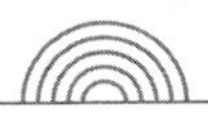

痰，心腹痞闷，疼痛呕哕，减食困倦，泄泻肠滑，因病虚损，正气不复，妇人月信不匀，产后产前诸病，一切阴盛阳虚之证。

敦厚散

【来源】《辨证录》卷十一

【组成】白术一两　半夏二钱　人参二钱　益智仁一钱　茯苓五钱　砂仁二粒

【用法】水煎服。

【功效】补脾气，渗水气，化痰湿。

【主治】妇人脾虚湿盛，身体肥胖，痰多，不能受孕。

分气丸（一）

【来源】《鸡峰普济方》卷二十

【组成】附子一两　吴茱萸一两　当归一两　川芎一两　陈皮一两　蓬莪术一两　干姜一两　延胡索一两　桂一两　五味子一两　白芷一两　白及一两　益智仁一两　白术一两

【用法】上为细末，醋煮面糊为丸，如梧桐子大。每服二十至三十丸，空腹时用生姜汤送下。

【功效与主治】脾胃虚弱，气不升降，中脘痞塞，四肢倦怠，无力多困，饮食不消；妇人荣卫俱虚，经候不调，两胁刺痛，脐腹胀满，肢节疼痛，时发寒热，面色萎黄，日渐瘦弱，全不思食。

分气丸（二）

【来源】《鸡峰普济方》卷二十

【组成】附子一两　吴茱萸一两　当归一两　川芎一两　陈皮一两　蓬莪术一两　干姜一两　延胡索一两　桂一两　五味子一两　白芷一两　白及一两　益智仁一两　白术一两

【用法】每服二十至三十丸，食前生姜汤送下。上为细末，醋煮面糊为丸，如梧桐子大。

【功效与主治】男子妇人脾胃虚弱，中脘痞塞，气不升降，四肢倦怠，无力多困，食饮不消；妇人荣卫俱虚，经候不调，两胁刺痛，脐腹胀满，肢节疼痛，时发寒热，面色萎黄，日渐瘦弱，全不思食。

分清饮

【来源】《仁斋直指方》卷十

【组成】益智仁一两，醋浸　川萆薢一两　石菖蒲一两，去毛　天台乌药一两　白茯苓一两　甘草四钱

【用法】上为末。每二钱，盐少许，同煎，食前服。

【功效与主治】思虑过度，清浊相干，小便白浊，白带。

妇科金丹

【来源】《北京市中药成方选集》

【组成】当归四十两　杭芍四十两　白术四十两，炒　柴胡四十两　阿胶二十四两，炒珠　蛇床子二十四两　吴萸二十两，炙　椿根皮十六两，炒　海螵蛸十六两　艾炭十六两　黄芩十二两　益母草十六两　威灵仙十六两　藁本二十两　秦艽二十二两　茯苓十六两　牡蛎八两，煅　木瓜十六两　益智仁十六两　香附三十二两，炙　远志十二两，炙　黄芪十六两　甘草八两　补骨脂十六两，炒　青皮十二两，炒　黑郁金十六两　法半夏十二两　使君子十六两　白芷八两　羌活八两　九菖蒲四两　川牛膝八两　川芎十六两　杜仲炭二十四两　苍术十二两，炒　川续断十六两　首乌十六两，炙　桂枝四两　玄胡十六两，炙　党参四十八两，去芦　枣仁十六两，炒　丹皮八两　胡连八两　独活八两　黄连八两　绿七爪八两　白矾十六两　赤石脂十两，煅　豆蔻仁一两六钱　砂仁一两六钱　莲子肉一百六十两

【用法】上为极细末，炼蜜为丸，重三钱三分，油纸包裹。每日晚临睡前服一丸，温开水送服。

【功效】调经养血，舒郁止痛，健脾养胃。

【主治】经血不调，经期不准，行经腹痛，两胁胀满，赤白带下。

固本暖脐膏药

【来源】《活人方》卷二

【组成】真麻油一斤四两　甘草片二两　天冬五钱　麦冬五钱　熟地五钱　肉苁蓉五钱　牛膝五钱　枸杞五钱　当归五钱　杜仲五钱　汉防己五钱　防风五钱　羌活五钱　独活五钱　川芎五钱　续断五钱　锁阳五钱　虎胫骨五钱　桃仁五钱　远志肉五钱　杏仁五钱　菟丝子五钱　巴戟肉五钱　蛇床子五钱　红花五钱　木

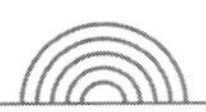

鳖子五钱 姜黄片五钱 延胡索五钱 南星五钱 半夏五钱 天麻五钱 威灵仙五钱 淫羊藿五钱 骨碎补五钱 鹿茸五钱 肉桂五钱 附子五钱 蓖麻仁五钱 紫霄花五钱 谷精草五钱 肉蔻五钱 益智仁五钱 人参五钱 黄芪二钱 何首乌五钱 苏木屑七钱 苍术五钱 五灵脂五钱 白僵蚕六钱 川山甲二钱 苍耳子五钱 麻黄五钱 荔枝草五钱 三角尖五钱 益母草五钱 清风藤五钱 五味子四钱 皂角刺五钱 粟壳五钱 诃子肉五钱 葱子五钱 韭子五钱 东丹十两，飞净，炒黑色 嫩松香四两，绞去脚，提至色白 嫩黄蜡四两，提净脚 硫磺三钱，制净末 雄黄三钱，制净末 龙骨三钱，制净末 牡蛎三钱，制净末 玄精石三钱，制净末 赤石脂三钱，制净末 乳香三钱，制净末 没药三钱，制净末 沉香三钱，制净末 丁香三钱，制净末 木香三钱，制净末 麝香三钱，制净末 蟾酥三钱，制净末 阳起石三钱，制净末 阿芙蓉三钱，制净末

【用法】第一次，真麻油以桑柴火熬透，第二次，甘草片入油熬焦，去滓；第三次，天冬至韭子六十味药入油熬焦，重绵绞去滓净；第四次，东丹入油搅匀；第五次，嫩松香入油搅匀，以时候之寒暖，看老嫩出火；第六次，嫩黄蜡入油搅匀；第七次，硫磺至赤石脂六味药入油搅匀，候冷；第八次，再入乳香至木香五味药搅匀；第九次，临用时加入麝香、蟾酥、阳起石、阿芙蓉。外敷肚脐。

【功效】培元益气，祛寒和血，调补精气。

【主治】男子先天不足，下元虚冷，劳伤痿痹，腰膝酸疼，精寒阳痿，白浊阳遗；妇人经水不调，沙淋白带，子宫虚冷，难嗣半产；暴泻久泄，肚腹疼痛；偏身寒湿风痛。

和气散（一）

【来源】《女科秘要》卷二

【组成】陈皮八分 桔梗八分 厚朴八分 小茴八分 益智八分 藿香八分 砂仁五分 苍术四分 甘草三分 丁香三分 木香五分

【用法】上药为细末，吞服。

【功效与主治】胎前胎气不和，恶阻吐逆，不思饮食，腹中作痛。

【方解】陈皮下气调中；桔梗宣肺利咽；厚朴行气消积；小茴行气止痛，和胃；益智温脾止泻，摄涎；藿香芳香化湿，和胃止呕；砂仁化湿开胃，行气宽中，温脾止泻，安胎；苍术燥湿健脾；甘草补脾益气，调和诸药；丁香温中降逆，散寒止痛；木香行气止痛，健脾消食。

和气散（二）

【来源】《叶氏女科》卷二

【组成】藿香一钱　陈皮一钱　白术一钱，蜜炙　砂仁一钱，炒　黄芩一钱　桔梗一钱　益智仁一钱　厚朴一钱半，姜制　枳壳一钱半，麸炒　甘草八分，炙　苏叶八分　小茴七分

【用法】加灯心十茎，水煎，空心服。若惯堕胎者，宜每月服二剂，保过五月而止。

【功效与主治】妊娠二月，妊妇劳力，触伤胎气，致胎不安。

和胃饮

【来源】《叶氏女科》卷二

【组成】陈皮八分　桔梗八分　厚朴八分，盐制　小茴香八分　益智仁八分　藿香八分　砂仁五分　苍术四分，米泔浸　甘草三分

【用法】水煎服。

【功效与主治】妊娠恶阻，腹中疼痛。

化积丸

【来源】方出《丹溪心法》卷三，名见《济阴纲目》卷五。

【组成】黄连一两半，一半用吴茱萸炒，去茱萸，一半用益智炒，去益智　山栀半两，炒　川芎半两　三棱半两　莪术半两，醋煮　神曲半两　桃仁半两，去皮尖　香附一两，童便浸　萝卜子一两半，炒　山楂一两

【用法】上为末，蒸饼为丸服。

【功效与主治】食块，死血、痰积成块，在两胁动作，腹鸣嘈杂，眩晕身热，时作时止。

【方解】《济阴纲目》汪淇笺释：此方以茱萸制连而治左，以益智制连而治右，以山栀治块中之火，其余破气消食散血，诚稳当药也。

化气汤

【来源】《郑氏家传女科万金方》卷一

【组成】三棱　蓬术　青皮　陈皮　麦芽　神曲　香附　乌药　生姜　枳壳

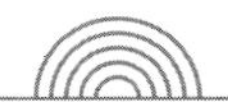

厚朴　甘草（一方加牵牛、半夏、益智仁）

【用法】水煎服。

【功效】消食健脾，兼能顺气消癖。

【主治】妇女胃气不调而停经，貌本壮实、饮食减少者。

华山五子丹

【来源】《鲁府禁方》卷一

【组成】当归二两　川芎二两　生地黄二两　熟地黄二两　川乌二两，煨，去皮　白术二两　苍术二两，酒浸三日，焙干　甘松二两　益智仁二两　五灵脂二两　桔梗二两　人参二两　白茯苓二两　白豆蔻二两　天麻一两　陈皮一两　麻黄一两　滑石一两　川椒一两　甘草一两　白芷一两　木香二钱半　丁香二钱半　沉香二钱半　乳香二钱半　没药二钱半　牛黄二钱半

【用法】制法上为细末，炼蜜为丸，如樱桃大。每服一丸，细嚼，茶酒米汤任下。

【功效】生精补髓，安五脏，定魂魄，补下元，治虚损，壮精神，补血气，和容颜。

【主治】左瘫右痪，遍身疼痛，三十六种风，二十四般气，腹胀咳嗽。气急伤风，痔漏，手足顽麻，遍身疮痒疹癞，五般痢疾，并血气风血晕血崩积聚，赤白带下。

积聚汤

【来源】《普济方》卷一六八

【组成】三棱一两半　莪术一两半　青皮一两半，去白　陈皮一两半，去白　桂心一两半，不见火　藿香叶一两半　桔梗一两半，去芦，锉，炒　益智仁一两半　香附子一两半　甘草三钱，炙

【用法】上㕮咀。每服六七钱，水二盏，煎至一盏，去滓，食前温服。

【功效与主治】惊忧思怒，或冒寒热，留而不去，为伏郁之气；因气流行，随经上下，相搏而致积气，或一边，或左右，或不循行上下，或肌肉之间，其气不得见，令人腹中满痛；久令人痞闷。胃之聚气，状如癥瘕，攻刺腰胁，上气滞塞，小腹膜胀，大小便不利，或泄泻、淋沥无度。

济坤丸

【来源】《全国中药成药处方集》（天津方）

【组成】丹参一两　丹皮一两　当归三两　生地二两　熟地四两　桔梗一两　生白芍二两　天冬二两　麦冬二两　延胡二两，醋制　木通一两　红花二两　生阿胶五钱　炒枣仁五钱　远志肉五钱，甘草水制　川楝子四钱，酒蒸　陈皮八钱　乌药八钱　炒稻芽一两　泽兰三两　茯苓二两，去皮　莲子四两，去心　胆草二两　广木香八钱　蝉蜕一两　草蔻五钱　香附四两，醋制　枳壳一两，麸炒　生于术八钱　青皮一两五钱，醋炒　厚朴二两，姜制　炒益智仁一两

【用法】上为细粉，炼蜜为丸，四钱重，每斤丸药用朱砂面三钱上衣，蜡皮或蜡纸筒封固。每次服一丸，白开水送下。

【功效】调经养血，健胃安神。

【主治】经期不准，血色紫黑，崩漏带下，腰酸腹疼，心跳不眠，心膈不舒，食欲不振。

健脾丸

【来源】《魏氏家藏方》卷五

【组成】厚朴一两，去粗皮，锉，姜制炒　半夏一两，姜制　白术一两，炒　肉桂半两，去皮，不见火　橘红半两　胡椒半两　姜黄半两　神曲半两，炒　白茯苓半两，去皮　丁皮半两　荜澄茄半两　木香半两　益智仁三分　人参三分，去芦　硫磺七钱半，金液丹代之　温姜七钱半，煨　附子一只，九钱重，炮，去皮脐　丁香二钱，不见火　肉豆蔻三钱，面裹

【用法】上为细末，姜汁打糊为丸，如梧桐子大。每服五六十丸，空心生姜汤送下。

【功效与主治】丈夫、妇人脾胃虚冷，呕逆恶心，脐腹筑痛，冷痃反胃，恶闻食气，停寒积饮，饮食不化，脏寒泄泻。

离济膏

【来源】《理瀹骈文》

【组成】生鹿角屑一斤，鹿茸更佳　高丽参四两，用油三四斤先熬枯去渣听用，或用黄丹收亦可，此即参茸膏影子　生附子四两　川乌三两　天雄三两　白附子二两

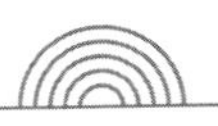

益智仁二两　茅山术二两　桂枝二两　生半夏二两　补骨脂二两　吴茱萸二两　巴戟天二两　胡芦巴二两　肉苁蓉二两　党参一两　白术一两　黄芪一两　熟地一两　川芎一两　酒当归一两　酒白芍一两　山萸肉一两　淮山药一两　仙茅一两　蛇床子一两　菟丝饼一两　陈皮一两　南星一两　北细辛一两　覆盆子一两　羌活一两　独活一两　香白芷一两　防风一两　草乌一两　肉蔻仁一两　草蔻仁一两　远志肉一两　荜澄茄一两　炙甘草一两　砂仁一两　厚朴一两，制　杏仁一两　香附一两　乌药一两　良姜一两　黑丑一两，盐水炒黑　杜仲一两，炒　续断一两　牛膝一两，炒　延胡索一两，炒　灵脂一两，炒　秦皮一两，炒　五味子一两　五倍子一两　诃子肉一两　草果仁一两　大茴一两　红花一两　川萆薢一两　车前子一两　金毛狗脊一两　金樱子一两　甘遂一两　黄连一两　黄芩一两　木鳖仁一两　蓖麻仁一两　龙骨一两　牡蛎一两　山甲一两　炒蚕砂三两　发团一两六钱　生姜四两　大蒜头四两　川椒四两　韭子四两　葱子四两　棉花子四两　核桃仁四两，连皮　干艾四两　凤仙一两，全株　干姜一两　炮姜一两　白芥子一两　胡椒一两　石菖蒲一两　木瓜一两　乌梅一两　槐枝八两　柳枝八两　桑枝八两　茴香二两

【用法】两共享油二十四斤，分熬，再合鹿角油并熬丹收。再入净松香、陀僧、赤脂各四两，阳起石（煅）二两，雄黄、枯矾、木香、檀香、丁香、官桂、乳香（制）、没药（制）各一两，牛胶四两酒蒸化，如清阳膏下法。（一加倭硫磺用浮萍煮过者）。

【功效】扶阳益火，温肾固真。

【主治】元阳衰耗，火不生土，胃冷成膈；或脾寒便溏，泄泻浮肿作胀；或肾气虚寒，腰脊重痛，腹脐腿足常冷；或肾气衰败，茎痿精寒；或精滑，随触随泄；或夜多漩溺，甚则脬冷，遗尿不禁，或冷淋、或寒疝、或脱精脱神之症。妇人子宫冷，或大崩不止，身冷气微阳欲脱者；或冲任虚寒，带下纯白者；或久带下脐腹冷痛，腰以下如坐冰雪中，三阳真气俱衰者。小儿慢脾风。

连萝丸

【来源】《医学入门》卷八

【组成】黄连一两半，用吴萸、益智各炒过一半，去萸、智　萝卜子一两半　香附一两　山楂一两　川芎五钱　山栀五钱　三棱五钱　莪术五钱　神曲五钱　桃仁五钱

【用法】上为末，蒸饼为丸。口服。

【功效与主治】妇人死血、食积、痰饮成块在两胁，动作雷鸣，嘈杂眩晕，

身热时作时止。

鹿蛎饮

【来源】《产科发蒙》卷四

【组成】芍药　黄芪　牡蛎　益智　鹿茸　人参各等分　大枣减半

【用法】水煎，温服。

【功效】温阳补气，收涩缩尿。

【主治】产后遗尿不知出，小便频数。

【方解】鹿茸温补肾阳，人参大补元气，合黄芪、大枣补脾肺之气，芍药益阴血，益智、牡蛎收涩缩尿，诸药合用，标本兼顾而遗尿即止。

鹿胎冷香丸

【来源】《全国中药成药处方集》(兰州方)

【组成】鹿胎一具　鹿茸一两　党参四两　琥珀五钱　藏红花五钱　柴胡一两七钱　白芍三两　坤草八两　石脂二两　白薇二两　川芎八钱　益智一两五钱　玄胡一两五钱　元肉三两　薄荷八钱　鳖甲三两　香附三两　牡蛎二两　当归三两　桃仁一两　甘草二两　菊花炭二两　金铃子五钱　乌梅炭二两　角霜四钱　条参四两　沉香一两　油桂一两　东参一两　黄芪四两　鸡血藤一两　蚕茧炭五钱　白全参三两

【用法】上用黄酒、乳汁为丸，如梧桐子大。赤石脂及上朱砂为衣。每日早晚各一次，每次三十粒，开水送下。

【功效】调经种子，养血安胎，温中止带。

【主治】神经衰弱，子宫疾患，久不生育，胎前产后诸症。

宁神汤

【来源】《嵩崖尊生书》卷十四

【组成】川芎一钱　当归三钱　炮姜四分　炙草四分　茯神一钱　桃仁十二个　人参二钱　益智八分　柏子仁一钱　陈皮三分

【用法】上药加大枣，水煎服。

【功效】益气养血，宁心安神。

【主治】产后气血两虚，神魂无依，妄言妄见。

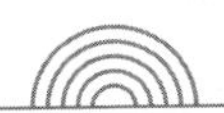

人参蛤蚧丸

【来源】《医级》卷九

【组成】人参一两　胡桃二两，取紫衣者　补骨脂二两　菟丝子二两　芡实二两　龙骨一两　牡蛎一两　益智仁一两　川椒一两　首乌三两　萸肉三两　山药三两　鹿鞭一条，横切　雀脑五十个，煮　蛤蚧一对

【用法】将蛤蚧刷去浮鳞，除头、足，浸一日，洗净，炙用。先将胡桃、雀脑捣，再入余药末，溶鹿胶为丸。每服三四钱，白汤送下。

【功效与主治】妇人气血不足，胞宫虚冷，精滑不能受孕；并男子衰滑易遗。

参附大正气散

【来源】《医方类聚》卷一二三引《经验良方》

【组成】附子一个，炮，去皮脐　人参半两，去芦，不用北参　木香半两，不见火　藿香叶半两　缩砂仁半两　槟榔半两　白术半两　白茯苓半两　益智仁半两　草果仁半两，煨，去壳　丁香半两，不见火　陈皮一两，去白　粉草一两，炙　香附子一两，炒，去毛　肉桂一两，不见火　乌药一两，炒黄　枳壳一两，麸炒，去瓤　青皮一两，去白　黄芪一两，擘开，盐水浸一宿　厚朴一两，姜制　沉香半两，不见火

【用法】上为细末箩过。每二钱，水一大盏，姜三片，枣一枚，煎，空心服。

【功效】顺气快脾，进美饮食。

【主治】男子妇人虚弱，及疟安后体虚。

参苓大补生化汤

【来源】《胎产心法》卷下

【组成】人参二钱　白术二钱，土炒　川芎一钱　当归一钱　益智仁一钱　白芍一钱，炒　茯苓一钱　干姜四分，炮　肉果一个，麸煨　炙草五分　莲子八枚，去心

【用法】水煎服。

【功效与主治】产后血块消散，痛止而泄泻，完谷不化者。

调水愈通散

【来源】《郑氏家传女科万金方》卷一

【组成】青皮　陈皮　三棱　蓬术　厚朴　半夏　桔梗　甘草　藿香　益智　官桂　香附

【用法】水一盅，入姜煎八分，不拘时候服。

【功效与主治】寒热经事不通，呕吐咳嗽，中脘不时疼痛。

温肾丸

【来源】《妇科玉尺》

【组成】熟地黄三两　山萸肉三两　盐巴戟天二两　当归一两　续断一两　蛇床子一两　盐菟丝子一两　鹿茸片一两　盐益智仁一两　地黄一两　盐杜仲一两　茯神一两　山药一两　远志一两

【用法】共研细末，炼蜜为丸。每次一丸，一日两次，温开水送下。

【功效】温肾助阳，益精种子。

【主治】不孕属于肾阳不足者。

小七香圆

【来源】《太平惠民和剂局方》

【组成】甘松八十两，炒　益智仁六十两，炒　香附子一百二十两，炒，去毛　丁香皮一百二十两　甘草一百二十两，炒　蓬莪术二十两，煨，乘热碎　缩砂仁二十两

【用法】上为末，水浸蒸饼为圆，如绿豆大。每服二十圆，温酒、姜汤、熟水任下。或气胀满，磨乌药水煎汤下。或酒食过度，头眩恶心，胸膈满闷，先嚼二十圆，后吞二十圆，生姜、紫苏汤下。

【功效】温中快膈，化积和气。

【主治】中酒吐酒，呕逆咽酸，气膈食噎，饮食不下，冷涎翻胃，腹胀脾疼，远年茶酒食积，眼睑俱黄，赤白痢疾，脾毒泄泻。妇人脾血气，小儿疳气，并宜服之。

续嗣降生丹

【来源】《妇人大全良方》卷九

【组成】当归一两半　桂心一两半　龙齿一两半　乌药一两半，真天台者佳　益智一两半　杜仲一两半　石菖蒲一两半　吴茱萸一两半　茯神三分　川牛膝三分　秦艽三分　细辛三分　苦桔梗三分　半夏三分　防风三分　白芍药三分　干姜一

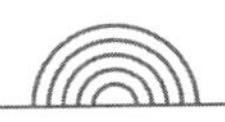

两，半生半炒　附子一只，重八钱，脐心作一窍，如皂子大，入朱砂一钱，湿面裹煨　川椒二两，汤浸半日，焙　牡蛎一大片，用童便浸四十九日，五日一换，取出，用硫磺末一两，米醋涂遍，却用皮纸裹，又用米醋浸令纸湿，盐泥厚固济干，用木炭五斤煅。每遇合药时入二两，余者留后次合药用。

【用法】每服三十至一百丸，空腹时用淡醋、温酒或盐汤送下，一日二服。

【功效与主治】妇人禀受气弱，胎脏虚损，子宫冷惫，血寒痼冷，难成子息，血虚带下，肌瘦寒热。及男女诸虚百损，客热盗汗，气短乏力，面无颜色，饮食少味。

益气止淋汤

【来源】《中医妇科治疗学》

【组成】泡参9克　杜仲9克　续断9克　制益智6克　茯苓6克　炒前仁4.5克　甘草梢4.5克　升麻2.4克

【用法】水煎服。

【功效】补气升提。

【主治】妊娠数月，小便频数而痛，尿量不减，色白，有时呈淡蓝色，欲解不能，腰部作胀，舌淡苔正常，脉缓无力。

【方解】炮参、茯苓益气健脾；杜仲、川断、益智仁补肾安胎，固摄小便；车前子、甘草梢利水通淋；升麻升阳举陷。共奏益气举胞通淋之功效。

益智仁粥

【来源】《经效产宝》

【组成】益智仁一钱　糯米一两　细盐少许

【用法】将益智仁研为细末，再用糯米煮粥，然后调入益智仁末，加细盐少许，稍煮片刻，待粥稠停火。每日早晚餐温热服。

【功效】补肾助阳，固精缩尿。

【主治】适用于妇女更年期综合征以及老年人脾肾阳虚、腹中冷痛、尿频、遗尿等。

第六章　砂仁

阿胶济阴汤

【来源】《胎产秘书》卷上

【组成】阿胶一钱　白术一钱　白芍一钱　当归一钱　川芎一钱　砂仁带壳，五分　条芩　蕲艾各一钱五分　香附八分　炙甘草一钱五分　黏米一撮

【用法】水二汤碗，煎至一碗，温服。

【功效与主治】妊娠伤胎，致令子宫虚滑，经血淋漓者。

阿魏丸（一）

【来源】《活人方》卷四

【组成】高良姜八两，东壁土炒　黑牵牛八两　蓬术四两　赤豆四两　砂仁四两　三棱一两　青皮一两　陈皮一两　干姜一两　草豆蔻一两　槟榔一两　肉桂一两　真阿魏五钱

【用法】醋调神曲糊为丸。每服一钱，午前、午后姜汤吞服。

【功效与主治】男妇肠胃内外或食积、血积成块、虫积久聚，经络肌理之间，寒痰湿气留滞不通，久则成痞块，癥瘕。

阿魏丸（二）

【来源】《杏苑》卷六

【组成】茴香一两　青皮一两，去白　甘草一两，炙　橘红一两　蓬术一两　胡椒五钱　白芷五钱　肉桂五钱　缩砂仁五钱　丁香皮五钱　川芎一两　生姜四两，切片，用盐半两腌一宿，晒干，焙　阿魏二钱五分，用好醋浸烂，研入糊中

【用法】上为末，用面糊和阿魏为丸，如梧桐子大，每药一斤，用朱砂七钱为衣。每服四十丸。男气疼，用姜盐汤；女气疼，用醋汤，食远送下。

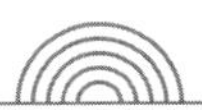

【功效与主治】心腹疼痛，痃癖，男疝，女血气。

阿魏撞气丸

【来源】《医学入门》卷七

【组成】小茴一两　青皮一两　甘草一两　陈皮一两　莪术一两　川芎一两　生姜四两，用盐五钱，腌一宿　胡椒五钱　白芷五钱　肉桂五钱　砂仁五钱　丁香皮五钱，炒

【用法】上为末，用阿魏一钱半，和面糊为丸，如芡实大，每药一斤，用朱砂七钱为衣。每服三至五丸，男子气痛，炒姜盐汤送下；妇人血气痛，醋汤送下。

【功效与主治】五种噎疾，九种心痛，痃癖气块，冷气攻刺，腹痛肠鸣，呕吐酸水，男子疝气，女人血气。

安坤赞育丸

【来源】《全国中药成药处方集》（济南方）

【组成】桑寄生八两　乳香八两　蕲艾八两　熟地八两　杜仲八两　制香附八两　山茱萸八两　鳖甲八两　没药八两　琥珀八两　白芍八两　乌药八两　当归八两　红花八两　龟板八两　泽泻八两　砂仁八两　柴胡八两　广陈皮八两　远志八两　酸枣仁八两　木香二两　川芎四两　沉香四两　青毛鹿茸四两

【用法】上为细末，炼蜜为丸，重三钱，蜡皮封固。每服一丸，白开水送下。

【功效】益气养血，调补肝肾。

【主治】妇女月经不调，崩漏带下，腰酸腹痛，面色萎黄。

【方解】方中青毛鹿茸、杜仲、桑寄生补肝肾、固冲任；熟地、白芍、当归、川芎、红花调血补血；鳖甲、龟板性寒凉育阴、滋养肝肾，兼泽泻清下之虚火血热、止崩漏；蕲艾温经止漏、山茱萸收涩固脱兼补肝肾；制香附、砂仁、木香、沉香、乌药、柴胡、广陈皮行气止痛、疏肝解郁；乳香、没药化瘀定痛；琥珀、酸枣仁、远志安神定志，全方共奏益气养血、调补肝肾之功。

安妊进食汤

【来源】《简明医彀》卷七

【组成】黄芩一两，条实者　白芍药一两　白术一两　砂仁五钱

【用法】分四剂。水煎服。

【功效与主治】妊妇不食，服气冲心，遍身疼痛欲死。

安荣汤

【来源】《医学正传》卷七引《产宝》

【组成】川芎　当归　熟地　白芍　阿胶珠　香附子　白术　条芩　砂仁　糯米　桑寄生

【用法】水煎服。

【功效】固胎元，预防小产。

【主治】胎气不固，时常小产。

安胎补火汤

【来源】《寿世新编》

【组成】大熟地五钱，净砂仁末一钱二分同捣烂　北枸杞三钱　菟丝饼二钱　正关鹿膏三钱，牡蛎粉拌炒　破故脂三钱，盐水炒　川续断二钱，酒炒　白归身三钱，酒炒，大便溏者用土炒　正川芎一钱二分　酒杭芍二钱　淮山药四钱　抱茯神三钱　台乌药二钱

【用法】桂圆肉七枚为引，初漏之时，急以水浓煎服。久之如口觉干，再加西洋参二至三钱，另炖汁对冲。脾虚火衰，常患腹痛泄泻者，加陈土炒于术二钱。

【功效与主治】下焦虚冷，命门火衰，不能载胎，而致四五月胎常下坠，腹常胀满，始则漏胎，甚则血大下，腹大痛而堕。

安胎调气饮

【来源】《盘珠集》卷下

【组成】人参　白术炒　炙甘草　熟地　当归　白芍酒炒　川断　杜仲　陈皮　砂仁

【用法】水煎服。

【功效与主治】妊娠元气不足，怠倦不能承载，胎动不安。

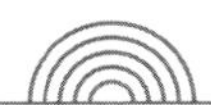

安胎独圣丹

【来源】《痘疹仁端录》卷十一

【组成】砂仁炒，研，酒调下五分　人参　黄芪　川芎　当归　白芍　甘草　防风　白芷　桔梗　官桂　木香

【用法】痘色红紫，去桂、香，加紫草、蝉蜕；痘色淡白，去防风、白芷，加糯米；胃虚不食，加人参。

【功效与主治】出痘胎动。

安胎独圣散

【来源】《痘疹金镜录》卷四

【组成】砂仁炒

【用法】每服五分，酒调下。

【功效与主治】孕妇出痘动胎。

安胎扶元饮

【来源】《郑氏家传女科万金方》卷三

【组成】枳壳麸炒，一钱　制香附一钱　川续断一钱　白术一钱　丹参八分　前胡八分　黄芩八分　阿胶一钱半，蛤粉炒　苏梗一钱　广皮五分　砂仁末六分

【用法】水煎服。

【功效】安胎扶元。

【主治】子悬。

安胎膏

【来源】《理瀹骈文》

【组成】老母鸡一只，缢死，勿经水，拔尽毛，竹刀破去肠杂，入粳米、糯米半碗，银针穿线缝好，麻油四斤熬听用　生地四两　川芎二两，酒洗　当归二两，酒洗　杜仲二两，炒　续断二两，炒　白术二两　黄芩二两　制香附二两　淮山药二两　党参一两　黄芪一两　熟地一两　酒白芍一两　麦冬一两　山药一两　苍术一两　陈皮一两　枳壳一两　半夏一两，姜汁炒透则不碍胎　羌活一两　防风一两　白芷一两　柴胡一两，炒　苏子或梗一两　藿香一两　黑山栀一两　泽泻一两　甘草一两，生

炙各半　砂仁一两　南薄荷五钱　北细辛五钱　葱白一至二斤　益母草四两，干者　生姜一两　竹茹一两　忍冬藤一两　地骨皮一两　桑叶一两　菊花一两　柏叶一两　艾一两

【用法】本方保胎为主，治症次之，治以上诸症，宜辨证配合内服药物。

【功效】保胎。

【主治】妇人胎前诸症。凡感受风寒暑湿，或妊娠之初，头目昏晕，肢体沉重，憎闻食气，好食酸咸，恶心呕吐，或心烦躁闷，或咳嗽，或利，或泻，或寒热往来；或胎中有水，面目身体脚膝肿胀，足指出水；或痰迷发搐；或胎气不和，逆上痛胀；或胎气壅塞，小便淋痛；或肾虚腰痛，或带下腰酸；或胎漏，或胎动下血；热病护胎；孕妇转脬；或小便不通，大便不通，一切闪挫。

安胎和气饮（一）

【来源】《女科切要》卷三

【组成】白芍　木香　益智仁　砂仁　香附　紫苏　甘草

【用法】加葱，水煎服。

【功效与主治】妊娠头晕恶心，不喜饮食，六脉浮紧。

安胎和气饮（二）

【来源】《伤科补要》卷三

【组成】当归　白芍　生地　川芎　条芩　白术　砂仁

【用法】河水煎服。

【功效与主治】孕妇受伤。

安胎和气饮（三）

【来源】《万氏女科》卷二

【组成】归身一钱　白芍一钱　白术一钱半　黄芩一钱半　苏叶一钱半　炙草五分　砂仁五分

【用法】水煎服。

【功效与主治】跌扑触动，胎动不安。

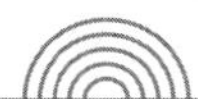

安胎和气饮（四）

【来源】《一盘珠》卷六

【组成】黄芩　熟地　当归　川芎　白芍　人参　甘草　砂仁　陈皮　苏叶　煨姜各等分

【用法】同煎。怀胎五至六个月可服数剂。

【功效与主治】和胎气。

安胎利水汤

【来源】《镐京年指医方》

【组成】人参一钱五分　生白术一钱五分　大腹皮三钱　砂仁末八分，冲　茯苓皮三钱　紫苏梗二钱　天仙藤三钱　冬葵子三钱

【用法】水煎服，每日一剂，日服二次。

【功效】行气利水，健脾安胎。

【主治】气滞水停所致妊娠水肿。

安胎如圣饮

【来源】《痘疹全书》卷下

【组成】条芩实者　白术　归身　砂仁连壳炒，研　枳壳　甘草　大腹皮黑豆水煮三至五次　陈皮　桑树上羊儿藤

【用法】水煎服。

【功效与主治】孕妇痘热不安。

安胎如胜饮

【来源】《叶氏女科》卷二

【组成】当归二钱　白术蜜炙，一钱五分　黄芩酒炒，一钱　白芍酒炒，一钱　砂仁炒，去衣，一钱　茯苓一钱　川断酒蒸，一钱　炙甘草五分

【用法】水煎服。

【功效与主治】妊娠六月胎气不和，卒有所动不安，或腹痛，或胀闷。

安胎散（一）

【来源】《痘疹金镜录》卷四

【组成】八珍汤去地黄加黄芩、砂仁、香附、紫苏、陈皮、大腹皮

【用法】加大枣三枚，水煎服。

【功效与主治】孕妇出痘动胎。

安胎散（二）

【来源】《仙拈集》卷三

【组成】白术二两　黄芩二两　续断一两　白芍一两　当归一两　砂仁五钱　甘草三钱

【用法】上为末。童便调下。

【功效与主治】胎动不安。

安胎散（三）

【来源】《种痘新书》卷十二

【组成】川芎　当归　白芍　人参　白术　茯苓　甘草　黄芩　陈皮　紫苏　砂仁　阿胶　香附　艾叶　紫草各等分

【用法】加益母、生姜、大枣，水煎服。

【功效与主治】安胎。

安胎神应丸

【来源】《叶氏女科》卷二

【组成】补骨脂盐水炒，二两　肉果面裹，煨，七钱　山茱萸三两，去核　扁豆炒，去壳，二两　大熟地砂仁酒煮，四两　当归酒洗，三两　白术土炒，四两　木香五钱　山药炒，三两　杜仲盐水炒，三两　生姜四两，切片　大枣八十枚，去皮核，同姜片煮一昼夜，去姜　神曲炒，四两

【用法】同蜜炼入前药，并枣肉共捣为丸。米饮或酒每服七十丸，日二夜一。

【功效】益火之源，以消阴翳，大补脾胃。

【主治】妊娠五更泻。

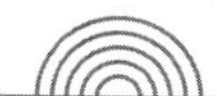

安胎顺气饮

【来源】《胎产秘书》卷上

【组成】紫苏　陈皮　白术　当归　川芎各等分　人参　甘草各减半　生姜五片　葱白七寸　砂仁三粒　木香三分

【用法】水煎服。

【功效与主治】火盛胎热，气逆攻心所致子悬。

安胎四物汤

【来源】《鲁府禁方》卷三

【组成】当归一钱，酒洗　川芎一钱　白芍一钱，酒炒　熟地黄一钱　地榆五分　续断五分木香五分　前胡五分　丹参五分　紫苏五分　阿胶五分，炒　砂仁五分　艾叶五分，醋炒

【用法】上锉。加葱白二根，水煎，空心服。

【功效与主治】胎气不安，腹疼重坠。

安胎丸（一）

【来源】《广嗣纪要》卷七

【组成】莲肉去心，二两　白术二两　条芩二两　砂仁炒，半两　山药五两

【用法】糊为丸，如梧桐子大，每五十丸，米饮下。

【功效与主治】预防堕胎。

安胎丸（二）

【来源】《集成良方三百种》

【组成】川续断四两　杜仲四两，炒黑　山药四两，炒　当归四两　真阿胶四两，炒　白芍四两　熟地四两　砂仁四两　黄芩四两，酒炒　甘草四两　川芎二两　艾叶二两　白术五两，炒

【用法】上为细末，糯米糊为丸，如梧桐子大。每服三钱。

【功效与主治】胎动不安，腹中作痛，下血胎漏，势将堕胎，或闪跌误伤，天癸复来，或惯好小产，不能到期。

安胎丸（三）

【来源】《全国中药成药处方集》（北京方）

【组成】人参五钱，去芦　白术一两　甘草三钱　橘皮二钱五分　川芎三钱　当归一两　白芍八钱　紫苏叶一钱五分　黄芩一两　香附八钱，制　杜仲一两　续断六钱　砂仁一钱五分

【用法】上为极细末，炼蜜为小丸。每服三钱，以温开水或姜汤送下，每日二次。

【功效】益气安胎。

【主治】妊娠气弱，腰酸腹痛，胎动失常。

【方解】方中杜仲、续断补肝肾固胎元；人参、白术、甘草、橘皮健脾益气；当归、白芍、川芎养血调血安胎；黄芩合白术，益气养阴清热安胎；紫苏叶、香附、砂仁和中理气安胎，全方共奏益气安胎之功。

安胎丸（四）

【来源】《叶氏女科》卷二

【组成】生地黄四两　砂仁末一两，拌酒蒸晒九次　当归身酒炒，三两　白芍酒炒，三两　白术三两，切片，饭上蒸晒五次，蜜炙　陈皮去白，二两　条芩酒炒，二两　川续断盐水炒，二两　杜仲盐水炒断丝，二两　麦冬去心，二两

【用法】每朝砂仁汤送下四钱。

【功效与主治】和中保胎，养血调气，健脾进食。

安胎万全神应散

【来源】《医林绳墨大全》卷九

【组成】当归一钱，酒浸　川芎六分　白芍七分，炒　熟地八分，姜汁浸　白术一钱　黄芩一钱　黄芪七分，蜜炒　杜仲七分　砂仁五分　阿胶六至七粒　茯苓七分　甘草三分

【用法】见血一至二日，未离宫者，加一剂自安。倘先三、四、五月内已经半产者，将及前月份略觉腰骨酸胀，忙服一剂安之，过此必安；不可加减，百发百中。胸前作胀，加紫苏、陈皮各六分；白带或红，多加阿胶、地榆各一钱，艾叶七分；见红，加川续断一钱，糯米一百粒。

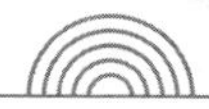

【功效与主治】孕妇三月前后，或经恼怒，或行走失跌，损伤胎气，腹痛腰胀。

安胎易产紫苏饮

【来源】《郑氏家传女科万金方》卷三

【组成】苏梗八分　人参五分　广皮五分　甘草五分　当归一钱二分　川芎七分　白芍一钱　条芩一钱　白术一钱　枳壳一钱　大腹皮三钱，盐水炒　砂仁六分，炒，去衣，研（一方有制香附　姜汁　炒厚朴各一钱　葱头五个）

【用法】水煎服。

【功效】束胎。

【主治】子悬。

安胎饮（一）

【来源】《丹台玉案》卷五

【组成】陈皮一钱　白术一钱　当归一钱　生地一钱　砂仁一钱　香附一钱　白芍一钱二分　黄芩一钱二分　川芎一钱二分

【用法】加黑枣二枚，水煎，空心服。

【功效与主治】妊娠胎气不安及胎痛。

安胎饮（二）

【来源】《古今医统大全》卷九十一

【组成】人参八分　当归八分　黄芩八分　大腹皮八分　川芎八分　芍药八分　香附子一两　紫苏一两　砂仁五分　陈皮五分　甘草五分

【用法】加灯心，糯米煎服。腹痛者，加阿胶。

【功效与主治】妊娠出痘。

安胎饮（三）

【来源】《明医指掌》卷九

【组成】紫苏一钱　当归身一钱　白术一钱，炒　条黄芩一钱，略炒　川芎八分　陈皮五分香附六分　白芍药七分，微炒　甘草五分　大腹皮六分　砂仁六分，炒

【用法】水煎，温服。

【功效与主治】妇人胎不安，气不利。

安胎饮（四）

【来源】《女科指掌》卷三

【组成】陈皮　茯苓　藿香　砂仁　当归　紫苏　甘草　白术　黄芩　大腹皮

【用法】水煎服。

【功效与主治】胎前诸症。

安胎饮（五）

【来源】《医便》卷四

【组成】白术一钱　条芩一钱　陈皮八分，去白　真阿胶一钱，炒珠　桑寄生一钱，真者　甘草四分　蕲艾五分　当归头六分　陈枳壳五分　砂仁六分，炒　川独活五分　白芍药一钱二分，酒炒

【用法】加生姜一片，大枣一枚，糯米百余粒，水煎，空心服。

【功效与主治】胎动不安，胎漏。

安胎饮（六）

【来源】《医学正印》卷下

【组成】当归一钱　川芎六分　益母草一钱　砂仁八分　续断一钱　寄生一钱　陈皮八分条芩一钱　白术一钱　甘草三分

【用法】加生姜一片，水煎服。

【功效与主治】自初孕至足月服之百病皆除。

安胃定胎散

【来源】《产科心法》卷上

【组成】白术一钱　陈皮七分　砂仁五分　茯苓一钱　当归身八分　藿香三分　老姜一片　炒米二钱

【用法】上为末，去滓，温服。

【功效】养血安胎。

【主治】妇人见食不喜食，或恶心而吐，或体倦欲卧，虽体质平常，孕脉不现。

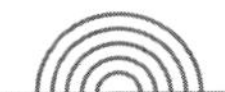

安胃汤

【来源】《宋氏女科》

【组成】当归　白芍药煨　陈皮　香附炒　白术　半夏姜汤泡，香油炒　茯苓　藿香　神曲　砂仁各等分　甘草减半

【用法】水煎服。

【功效与主治】妊娠恶阻。

安胃行血汤

【来源】《胎产秘书》卷下

【组成】川芎一钱　当归四钱　人参一钱　桃仁十粒　姜炭五分　炙草五分　藿香四分　砂仁四分　姜三片，有汗勿用

【用法】水煎服。

【功效】消块，温胃。

【主治】产后七日内呕吐不止，全不纳谷，血块未除。

安胃饮

【来源】《刘奉五妇科经验》

【组成】藿香三钱　苏梗二钱　川厚朴二钱　砂仁二钱　竹茹三钱　半夏三钱　陈皮三钱　茯苓三钱　生姜汁二十滴，兑服

【用法】水煎服。

【功效】和胃降逆止呕。

【主治】胃气虚损，升降失和所引起的妊娠恶阻。

安中汤

【来源】《产孕集》卷下

【组成】白术三钱　当归二钱　党参二钱　炙甘草一钱　陈皮一钱　砂仁一钱　麦芽一钱　生姜七片　大枣五枚

【用法】水煎服。

【功效与主治】产后泄泻。

八物汤

【来源】《女科旨要》卷一

【组成】白芷一钱五分　羌活上部身体不痛不用，二钱　砂仁二钱　桂皮无寒不用，二钱　白术二钱　香附二钱五分

【用法】分两帖。加生姜三片，葱三根，水煎，空心热服。

【功效与主治】室女13至14岁行经，或行或痛，或发热，身体不宁，口苦面红，寒热不定，头目晕花。

八珍散

【来源】《产乳备要》

【组成】当归　川芎　白芍药　熟地黄　人参　茯苓　甘草炙　缩砂仁各等分

【用法】上为末，去滓，温服。

【功效与主治】调和营卫，理顺阴阳，滋血养气，进美饮食。

八珍养胎饮

【来源】《叶氏女科》卷二

【组成】人参一钱　白术蜜炙，一钱　茯苓一钱　熟地黄一钱　当归一钱　白芍一钱　川芎一钱　香附制，一钱　砂仁炒，去壳，五分　炙甘草五分

【用法】水煎服。

【功效与主治】养胎。

八珍益母丸

【来源】《墨宝斋集验方》卷上

【组成】益母草一斤，上截，不见铁　人参一两　怀熟地四两，酒煮　白茯苓三两　当归身四两，酒洗　川芎二两　广木香一两　砂仁二两，炒　生甘草二两　白术四两，饭上蒸　白芍药二两，醋炒

【用法】上为末。炼蜜为丸，如梧桐子大。每服一百丸，空心蜜汤送下；或酒亦好。

【功效与主治】调经种子。

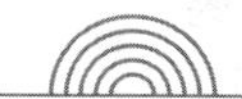

白龙丸

【来源】《医方类聚》卷二十四引《施圆端效方》

【组成】白附子一两　明天麻一两　藁本一两，去土　缩砂仁一两　荆芥穗一两　川羌活一两　细辛一两，去叶　川独活一两　薄荷叶一两　藿香叶一两　麻黄一两，去根节　甘松一两，去土　葛根二两　防风二两　白芷二两　川芎二两　桔梗二两　香附子二两，炒　甘草二两，炒　川乌二两，生，去皮　石膏二两　寒水石一斤半，烧

【用法】上为细末，鹅梨汁为丸，每两做十丸，别用水石粉为衣，阴干。每服一丸，食后细嚼，茶、酒任下，一日二次。嗽，含化；伤风，葱白酒送下；小儿，薄荷酒送下。难衣，用绿豆粉飞过，与水石粉同匀衣之妙。

【功效与主治】男子妇人，卒暴中风，口眼㖞斜，神昏涎堵，筋脉拘急，肢体顽痹，头目旋运，呕逆恶心，皮肤瘙痒，偏正头疼，暗风倒仆，男子肾风，妇人血风，伤风咳嗽，声重，鼻渊，小儿慢惊，吐泻霍乱，手足厥冷，湿风痉病，瘈疭抽搐，昏乱不省，一切诸风。

白术和中汤

【来源】《顾氏医镜》卷四

【组成】白术　陈皮　焦六曲　佛手花　茯苓　砂仁　木瓜　陈仓米　干姜　竹沥　制半夏

【用法】水煎服。

【功效与主治】主妇人妊娠，暑秽从口鼻吸入，直至中焦，致霍乱吐泻，自汗肢冷，脉伏者。

白术调中汤

【来源】《良朋汇集》卷四

【组成】白术八分　人参八分　黄连八分　厚朴八分　白芍一钱　山药一钱　陈皮一钱　泽泻一钱　山楂一钱　茯苓一钱　甘草三分　砂仁六分

【用法】水二盅，煎八分，温服。

【功效与主治】妇人胎前血泻，妊娠期大便稀溏，腹痛肠鸣，或兼烦渴，少食，胸脘痞闷。

百子建中丸

【来源】《宋氏女科》

【组成】香附一斤，分作四份：一份童便浸七日，一份酒浸七日，一份泔浸七日，一份盐水浸七日，各炒香　大艾叶四两，米泔浸七日，将米泔慢火煮半日，焙干为末　砂仁五钱　淮熟地酒浸，三两　白芍药三两　玄胡索一两五钱　五味子五钱　杜仲酒炒，一两　阿胶炒，一两五钱　白术一两，麸炒

【用法】每服八十丸，空心服。

【功效】温中暖脐，调经，开郁开胃。

【主治】妇人久冷，赤白带下，肚腹疼痛，经水不调，四肢无力，久鲜子息。

半豆饮子

【来源】《陈素庵妇科补解》卷五

【组成】半夏　白豆蔻　苍术　干姜　藿香　陈皮　归尾　川芎　人参　白术　甘草　猪苓　砂仁　莲子

【用法】水煎服。

【功效】温中祛寒，健脾和胃。

【主治】产后脏腑虚损，触冒风冷，阴阳不和，饮食失调，或冷或热，致成上吐下泻，肚腹疼痛者。

【方解】霍乱由于胃虚，因于外者，风冷相干；因于内者，饮食不节，是以上吐下泻，昏闷绞痛，四肢发，在产后尤属危症。人参、白术、陈皮、半夏、猪苓、砂仁、莲子、苍术、藿香、干姜、白豆蔻益气温中止吐利，加当归以养血。

半夏茯苓汤（一）

【来源】《妇人大全良方》卷十二引张氏方

【组成】半夏泡洗七次，炒黄，二两半　陈皮二两半　白茯苓二两　缩砂仁一两　甘草四两

【用法】水煎服。

【功效与主治】妊娠痰逆不思食，妊娠恶阻，恶闻食气，胸膈痰逆，呕吐恶心。

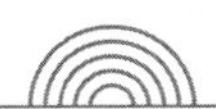

半夏茯苓汤（二）

【来源】《叶氏女科》卷二

【组成】白术蜜炙，一钱　半夏汤泡，炒黄，一钱　陈皮一钱　砂仁一钱，炒　茯苓二钱五分　炙甘草五分　生姜三片　大枣二个　乌梅一个

【用法】水煎服。

【功效与主治】妊娠恶阻，痰涎壅滞。

半夏橘皮汤

【来源】《女科万金方》

【组成】人参　白术　茯苓　甘草　陈皮　半夏　紫苏十一叶　砂仁五粒

【用法】水煎服。

【功效与主治】头昏呕吐。

保坤丸

【来源】《北京市中药成方选集》

【组成】当归四两　白芍三两　白术二两，炒　茯苓四两　橘皮二两　党参二两，去芦　丹皮二两　川芎二两　肉桂二两，去粗皮　玄胡二两，炙　香附四两，炙　黄芪一两　熟地二两　藁本五钱　白芷五钱　木香一两　砂仁一两　甘草一两　艾炭一两　山药一两　黄柏二两

【用法】上为细末，用冷开水泛为小丸，以滑石十两、朱砂五钱为衣，每粒重五厘，每付四十粒，每袋装四付。每日早晚各服一付，温开水送下。

【功效】调经养血，舒郁化滞。

【主治】妇女血寒白带，月经不调，经期腹痛，气郁心跳。

保命安胎汤

【来源】《陈素庵妇科补解》卷三

【组成】砂仁　香附　陈皮　紫苏　秦艽　川芎　当归　白芍　黄芪　白术　杜仲　艾叶　酒芩　童便

【用法】水煎服。

【功效与主治】妊娠腹中有孕已四五月，因惊跌仆，胎动不安，已下血者。

【方解】惊则气逆，惊则心虚，神不守舍。惊则肝风愈炽，砂仁、香附、陈皮、紫苏皆所以顺气也；黄芪、白术、当归、白芍引以杜仲，佐以童便，皆可安心神，定心气，而固肾安胎也；秦艽、川芎以平肝风；酒芩、童便凉血宁心；杜仲得艾叶则益血补肾。惊退神安，血不妄行而胎可保矣。

保命延寿烧酒方

【来源】《仁术便览》卷三

【组成】人参五钱　当归五钱　白茯苓五钱　乌药五钱　杏仁五钱　砂仁五钱　川乌五钱　草乌五钱　何首乌五钱　五加皮五钱　枸杞子五钱　牛膝五钱　杜仲五钱　肉桂五钱　苍术五钱，制　肉苁蓉一两　破故纸一两　甘草一两　木香三钱　枳壳三钱　干姜三钱　虎骨三钱，酥炙　香附三钱　白芷三钱　厚朴三钱　陈皮三钱　白术三钱　川芎三钱　麻黄三钱　独活三钱　羌活三钱　川椒三钱，去合口及目　白芍三钱　生地三钱　熟地三钱　天冬三钱，去心　麦冬三钱　去心防风三钱　荆芥三钱　五味子三钱　小茴香三钱　细辛三钱　沉香三钱　白蔻三钱　枣肉二两

【用法】上除酥、蜜二味外，将前四十八味各精制称足，装入绢袋中，入无水高烧酒四十斤同酥、蜜入坛中，将坛口密封严固，放入大锅中，注水，桑柴文武火烧三炷香，待大锅中水冷取出，埋阴地三日，出火毒。常饮一至二杯。

【功效与主治】除万病，和缓脾胃，补养丹田，强壮筋骨，益精补髓，身体康健，耳目聪明，定五脏，安魂魄，润肌肤，和容颜，强阴壮阳。主诸虚百损及五劳七伤，左瘫右痪，口眼歪邪，半身不遂，语言謇涩，筋脉拘挛，手足顽麻，浑身疮癣，伤风，痔漏紫白，中风，风寒湿脚气，二十四般积气，痰气，膀胱疝气，十嗝五噎，身体羸瘦，腰膝腿疼，四肢无力，耳聋眼花，丹田虚冷，诸般淋痛，妇人经水不调，脐腹疼痛，胁肋虚胀，面黄肌瘦，口苦舌干，饮食无味，四肢倦怠，头晕眼花，神思惊悸，夜多盗汗，时时潮热，月事不匀，或多或少，或前或后，或崩漏或止，经脉不通，子宫积冷。

保气散

【来源】《妇人大全良方》卷十六

【组成】香附子四两　山药二两　缩砂仁一两　木香四两　粉草一两二钱五分　益智仁五钱　紫苏叶五钱

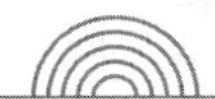

【用法】上为细末，白汤点二钱服。

【功效与主治】安胎宽气进食，瘦胎易产。

保生如圣散

【来源】《女科万金方》

【组成】益母草二两　砂仁二钱　陈皮一钱　益智仁三钱，去皮　当归四钱，弱者多用　大枳壳一两　甘草六分　白芍药四钱

【用法】上为末，去滓，温服。

【功效与主治】胎前误食热毒之物，伤胎不顺，妇人九个月胎，欲产期忽然肚痛，先行其水，儿不降生者。

保生汤

【来源】《医宗金鉴》卷四十六

【组成】砂仁　白术　香附　乌药　陈皮　甘草

【用法】生姜为引。若气弱者，量加人参；气实者，量加枳壳。

【功效与主治】妊娠恶阻，呕吐而无其他兼症者。

保胎和气饮（一）

【来源】《济阴纲目》卷八

【组成】枳壳四钱　厚朴三钱　香附子三钱　砂仁二钱　苍术二钱　橘红二钱　苏叶一钱　甘草九分　小茴香一钱半

【用法】上锉，分作三服。每服用水一盅半，煎七分服。

【功效与主治】胎前四五个月，身体困倦，气急发热，饮食无味，贪睡头晕等症。妊娠胀满发热，脉弦滞者。

保胎和气饮（二）

【来源】《女科切要》卷三

【组成】藿香　厚朴　广皮　枳壳　砂仁　黄芩　桔梗　苍术　小茴香　紫苏

【用法】水煎服。

【功效与主治】妊娠二月，负重触伤胎气，头晕目眩，恶心呕吐，不思饮食。

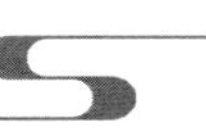

【方解】紫苏理血气以散风寒，厚朴散滞气以除胀满；苍术燥湿强脾，枳壳泻利气；香附调气解郁，小茴温经散寒；陈皮利气除痰，甘草缓中和胃；砂仁醒脾开胃以安胎也。水煎温服，使风寒外散，则经气内调而胎无不安，疼痛无不退，胀满发热无不止。

保胎牛鼻丸

【来源】《中药成方配本》（苏州方）

【组成】黄牛鼻一具　党参二两　蜜炙黄芪二两　白术一两　归身一两五钱　白芍一两五钱　熟地四两　阿胶一两　怀山药三两　川断三两　杜仲四两　黄芩七钱　炙甘草五钱　春砂仁七钱　卷心荷叶一两　蚕茧壳一两

【用法】先将黄牛鼻、荷叶、蚕茧壳等三味炙灰存性，为末候用；次将熟地捣烂，与诸药打和（阿胶除外），为细末，与前药末和匀；再将阿胶用开水烊化泛丸，如绿豆大，约成丸二十一两。每次一钱五分至二钱，开水吞服，每日二次。

【功效】补气血，安胎元。

【主治】习惯性流产。

【方解】方中党参、蜜炙黄芪、白术、炙甘草益气健脾，兼淮山药收涩；归身、白芍、熟地、阿胶养血固冲；川断、杜仲补肝肾固胎元；黄芩、白术、春砂仁和中养阴清热安胎；黄牛鼻、卷心荷叶、蚕茧壳炙灰敛涩固胎，全方共奏补气血、安胎元之功。

保胎清火汤

【来源】《审视瑶函》卷四

【组成】黄芩一钱五分　砂仁　荆芥穗　当归身　白芍　连翘　生地黄　广陈皮各一钱　川芎八分　甘草三分

【用法】上药锉为粗末。水煎，去滓，食后温服。

【功效与主治】妊娠血分有热，目病凝脂翳障。

保胎丸（一）

【来源】《北京市中药成方选集》

【组成】熟地二两五钱　砂仁二两五钱　生黄芪四两　白术四两，炒　白芍四两

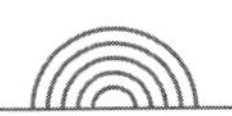

当归四两　艾炭四两　菟丝子四两　桑寄生三两　川芎三两　枳壳三两，炒　厚朴一两，炙　川贝母二两　芥穗一两　羌活五钱　甘草五钱　黄芩二两

【用法】上为细末，炼蜜为丸，每丸重二钱。每服二丸，每日二次，温开水送下。

【功效】补气养血，保产安胎。

【主治】妊娠气虚，腰酸腹痛，胎动不安，屡经小产。

保胎丸（二）

【来源】《简明医彀》卷七

【组成】香附子四两　当归身四两　条芩四两，无热减半　白术四两　熟地四两　川芎一两　白芍药一两　艾叶一两，醋煮　阿胶一两，酒蒸　川续断一两　益母草一两　陈皮一两　砂仁一两，有热减半

【用法】上为末，煮枣肉为丸，如梧桐子大。每服二钱，米汤送下。

【功效与主治】三月胎堕，气血不足，冲脉损伤。

保胎丸（三）

【来源】《全国中药成药处方集》（天津方）

【组成】当归五两　生白芍五两　川贝五两　枳壳四两，麸炒　白术四两，麸炒　生地四两　川芎四两　荆芥穗三两　生黄芪三两　甘草三两　艾炭二两五钱　砂仁二两五钱　菟丝子四两　羌活一两五钱　黄芩三两　厚朴二两五钱，姜制

【用法】上为细末，炼蜜为丸，每丸二钱重，每斤药丸用朱砂面三钱为衣，蜡皮或蜡纸筒封固。每次服一丸，白开水送下。

【功效】助气养血，安胎和胃。

【主治】孕妇气血两亏，屡经小产，胎动不安，腰酸腹痛，四肢酸懒，心跳气短，咳嗽头昏，呕吐恶心，不思饮食。

【方解】方中白术益气健脾，化源充足，使胎有所养，为君药。菟丝子补肾气而固胎元，使胎有所系；生地黄、当归、生白芍、川芎补血养胎，共为臣药。君臣药物相配，健脾补肾，使气血充足，胎元牢固。枳壳、厚朴理气宽中；荆芥穗止血；羌活通络止痛；艾叶温经散寒，暖宫止血而安胎；砂仁理气和胃安胎；贝母开郁散结，共为佐药，使气血调达，冲任调顺。甘草调和诸药，为使药。诸药相合，共奏助气养血、安胎和胃之功。

保胎丸（四）

【来源】《摄生秘剖》卷三

【组成】人参五钱　白术一两，去炒　白茯苓一两　甘草七钱，炙　当归身一两，酒洗　川芎八钱，微炒　白芍药一两，炒　怀地黄二两，酒煮成膏　艾叶一两，蒸，焙　香附一两　陈皮一两　砂仁五钱　条黄芩一两，酒炒　炒阿胶一两　益母膏四两　红枣肉四两　川蜜八两

【用法】上为末，红枣肉、益母膏炼蜜为丸，如梧桐子大。每服三钱，空心白滚汤送下。

【功效与主治】妇人怀孕，气血虚弱，不能荣养，面青呕吐，精神倦怠，四肢无力，或寒热往来，头晕眼花，胸膈不宽，不思饮食，恐动其胎。

保胎无忧丸

【来源】《叶氏女科》卷二

【组成】党参饭上蒸三次，四两　白术蜜炙黄勿焦，四两　当归酒炒，四两　大熟地酒蒸，六两　茯苓乳蒸三次，三两　山药乳蒸三次，三两　杜仲姜汁炒断丝，三两　白芍酒炒，三两　川芎炒黑，二两　续断酒洗晒干，五两　子芩酒炒，一两　砂仁炒，另研细末，一两　甘草蜜炙，一两　糯米炒，五两

【用法】为末，蜜丸。每服三钱，白滚汤下，早晚各一服。

【功效】安胎。

【主治】七月堕胎。

保孕丸

【来源】《医级》卷九

【组成】熟地四两　当归四两　川断四两　白术四两　阿胶二两　香附二两　陈皮一两　艾叶一两　益母草一两　川芎一两　黄芩一两　砂仁五钱

【用法】上以枣肉为丸。每服三至四钱，米饮送下。

【功效与主治】妇人受孕，气血不足，经三月而堕胎者。

必应散

【来源】《女科百问》卷上

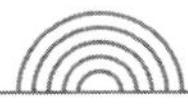

【组成】熟地　槟榔　陈皮　草果去皮　当归　砂仁　甘草炙　柴胡各等分

【用法】上为粗末，每服三钱，水二盏，姜五片，煎八分，去滓。无时温服。

【功效与主治】久寒热如疟状。

必孕汤

【来源】《仙拈集》卷三

【组成】续断　沙参　杜仲　当归　香附　益母草　川芎　橘皮各二钱　砂仁五分

【用法】水煎服。

【功效】调经种子。

【主治】经期准而不孕。

补经汤（一）

【来源】《女科切要》卷二

【组成】人参　白术　川芎　香附　当归　熟地　元胡　肉桂　吴茱萸　砂仁　茯神　沉香　阿胶　黄芪　小茴香　陈皮　白芍

【用法】水煎服。

【功效与主治】血癖，经行气血虚弱，血海寒冷，经水不调，心腹疼痛，带下如鱼脑或米泔，错杂不分，信期淋漓不止，面黄肌瘦，四肢无力，头晕眼花者。

补经汤（二）

【来源】《叶氏女科》卷一

【组成】当归七分　鹿茸酥炙，七分　香附童便制，七分　白芍六分　川芎六分　熟地六分　黄芪蜜炙，五分　白术蜜炙，五分　白茯苓五分　黄芩酒炒，五分　陈皮去白，五分　砂仁五分　人参五分　阿胶炒，五分　小茴香五分　山茱萸五分　沉香二分　粉甘草二分　玄胡索五分　姜三片

【用法】水煎，空心服。

【功效与主治】妇人二十五六岁，血海虚冷，经脉不调，腰腹疼痛，或下白带，或如鱼脑，或如米泔，信期不定，每月淋漓不止，面色青黄，四肢无

力，头昏眼花。

补母固胎饮

【来源】《胎产指南》卷二

【组成】白术二钱　当归二钱　熟地二钱　陈皮三分　紫苏三分　砂仁三分　甘草三分　人参一钱　条芩八分　益母草五分　大枣二枚

【用法】水煎服。

【功效与主治】衰弱人有妊，及曾堕胎者。

补脾散

【来源】《一盘珠》卷六

【组成】黄芪二钱　当归二钱　白术二钱　枣仁一钱　远志肉一钱　茯神一钱　人参一钱　砂仁八分　甘草八分　芡实一钱半　川芎一钱半

【用法】上为末。每服三钱，沸水调服。

【功效与主治】妇人血亏经闭。

补气固经丸

【来源】《妇科玉尺》卷一

【组成】人参　炙草　茯苓　白术　黄芪　砂仁

【用法】研为细末，水泛为丸，如梧桐子大。每服五十丸，熟汤送下。

【功效与主治】妇人气虚不能摄血，经水来而不止者。

补气养血汤

【来源】《万病回春》卷六

【组成】人参　黄芪蜜炒　当归　白术去芦　白芍药酒炒　艾叶　炙甘草　阿胶炒　川芎　青皮去瓤　香附炒　砂仁各等分

【用法】上锉一剂。水二盏，煎至一盏，去滓温服。

【功效与主治】妇人小产气虚，下血不止。

补肾固冲丸

【来源】《古今名方》引罗元恺方

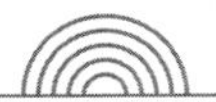

【组成】菟丝子 250 克　川续断 90 克　白术 90 克　鹿角霜 90 克　巴戟天 90 克　枸杞子 90 克　熟地 150 克　砂仁 150 克　党参 120 克　阿胶 120 克　杜仲 120 克　当归头 60 克　大枣 50 个

【用法】上为细末，炼蜜为丸。每服 6 ～ 9 克，每日 3 次，连服 3 个月为 1 个疗程。

【功效】补肾固冲，补气健脾，养血安胎。

【主治】先兆流产和习惯性流产有先兆症状者。

【方解】方中菟丝子、续断、巴戟天、杜仲、鹿角霜补肾益精髓，固冲安胎；当归、熟地、枸杞子、阿胶滋肾填精养血；党参、白术、大枣健脾益气以资化源；砂仁理气安胎，使补而不滞。全方合用，使肾气健旺，胎有所系，载养正常，则自无堕胎之虑。

补肾种子方

【来源】《古今名方》引罗元恺方

【组成】金樱子 18 ～ 30 克　菟丝子 24 克　党参 24 克　熟地 24 克　桑寄生 30 克　首乌 30 克　淫羊藿 9 克　枸杞 15 克　砂仁 3 克，后下

【用法】水煎服。

【功效】补肾，益气，补血。

【主治】子宫发育不良，月经不调或不排卵，不生育者。

补血保胎清痢汤

【来源】《慈航集》卷下

【组成】当归身八钱　白芍八钱　川芎一钱　炒枳壳二钱　莱菔子三钱，炒，研　甘草五分　车前子三钱　黄芩一钱五分，酒炒　砂仁三钱，研　甜白术三钱，生

【用法】煨广木香一钱五分为引，煎服。如夏秋恶心，加广藿香三钱；冬月恶心，加灶心土三钱；如红多热重，加酒炒黄连四至五分；如腰痛，加川续断三钱；如痢甚遍数多，不得不加制大黄三至五钱；看人虚实用之，而且不可迟，迟则反受其累。

【功效与主治】孕妇痢疾。

补血行滞汤（一）

【来源】《女科指掌》卷四

【组成】当归　川芎　生地　白芍　香附　砂仁　枳壳　苏梗

【用法】水煎服。

【功效与主治】妊娠过期不产。

补血行滞汤（二）

【来源】《胎产心法》卷二

【组成】当归酒浸，一钱　川芎一钱　白芍炒，一钱　熟地一钱　香附制，一钱　桃仁去皮尖，七分　枳壳麸炒，七分　砂仁碎，七分　紫苏七分　姜一片　枣二枚

【用法】水煎服。

【功效】催生。

【主治】过月不产。

补血养真汤

【来源】《宋氏女科》

【组成】人参　黄芪蜜炙　当归　白术　白芍酒炒　甘草　阿胶炒　川芎　青皮　香附炒　砂仁各等分

【用法】水煎服。

【功效与主治】小产气虚，下血不止。

补阳益气丸

【来源】《胎产心法》卷上

【组成】人参三两　肉苁蓉酒洗，去鳞甲泥，三两　白茯苓三两　白芍药酒洗，三两　巴戟天三两　当归身酒洗，三两　麦冬去心，三两　大熟地八两　山萸肉蒸，去核，四两　白术土炒，四两　淮山药炒，四两　川附子一个，重一两二钱，童便制，去皮脐　鹿茸一付，乳酥炙　紫河车一具，首胎者佳，火焙干，捣粉入药　肉桂一两　远志肉制，一两　柏子仁炒，研去油，一两　杜仲盐水炒断丝，一两　补骨脂盐水炒，一两　五味子一两　枣仁炒，去壳，一两　炙草一两　砂仁五钱，去壳炒

【用法】共为细末，炼蜜为丸如桐子大。每日空心服五钱，淡盐汤送下。

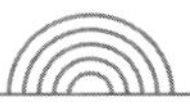

【功效与主治】填精益气。

辰砂安神丸

【来源】《盘珠集》卷下

【组成】生地 当归 柏子仁炒去油 枣仁去壳，炒 茯神去皮木 竹茹 砂仁

【用法】上为细末，汤浸蒸饼为丸，如黍米大。每服十丸，食后津唾咽下。

【功效与主治】胎前伤寒，心惊发热。

沉香化滞丸

【来源】《全国中药成药处方集》（杭州方）

【组成】制香附十二两 贡沉香一两五钱 春砂仁一两五钱 粉甘草二两

【用法】上为细末，水为丸。每服二钱，以开水或淡姜汤或淡盐汤送下。

【功效】通顺气血。

【主治】痰饮气滞，胸脘痞闷，喘促噫气，妇人经水不调，小腹疼痛。

【方解】方中香附辛、微苦、微甘、平，入肝、脾、三焦经，疏肝解郁、理气宽中、调经止痛，配贡沉香温中纳气、春砂仁化湿开胃，粉甘草补气以行气而不伤气，全方共奏通顺气血之功。

沉香煎丸

【来源】《普济方》卷三二七

【组成】丁香一两 南木香半两 诃子肉五钱 肉豆蔻五钱 陈皮五钱 甘草五钱 人参五钱，去芦 胡椒五钱 青皮五钱 生姜屑五钱 白豆蔻五钱半 缩砂仁五钱半 槟榔五钱半 干姜五钱半 官桂五钱半，去皮 沉香三钱半 麝香二两 白术四钱

【用法】上为细末，炼蜜为丸，如枣子大。每服一丸，细嚼，空心、食前以生姜汤送下；温酒亦可，每日三次。

【功效】温经理气。

【主治】妇人杂病。

沉香降气汤

【来源】《女科百问》卷上

【组成】乌药　沉香　香附　甘草　砂仁各等分

【用法】上为细末。每服二钱。空心盐汤调下。

【功效】顺气道，通血脉。

【主治】腹中瘕癖，上下无定，游走攻刺；及忧思传脾之腰痛。

沉香理气汤

【来源】《女科百问》卷下

【组成】丁香半两　檀香半两　木香半两　藿香二两　甘草二两　砂仁半两　白豆蔻一两，用仁　沉香一两　乌药一两　人参一两

【用法】上为末。每服一钱，加盐一字，沸汤点服，不拘时候。

【功效与主治】气滞不和，胸膈虚痞。

赤白饮

【来源】《仙拈集》卷三

【组成】香附四两，醋炒　臭椿根皮二两，盐水炒　砂仁二两　朱砂二钱　棉花仁五钱

【用法】上为末，炼蜜为丸。每服三钱，豆腐浆送下。

【功效与主治】红淋白带。

除痛丸

【来源】《全国中药成药处方集》（沈阳方）

【组成】盔沉三钱　青皮三钱　莱菔炭五钱　台乌四钱　木香五钱　川楝子三钱　香橼三钱　油朴三钱　当归一两　香附一两　油桂三钱　十开蔻一两　明没药七钱　紫苏三钱　白檀香三钱　砂仁四钱　内金五钱　苏合油一钱

【用法】上为极细末，炼蜜为丸，二钱重。每服一丸，白开水送下。

【功效】通气止痛，镇静神经。

【主治】肝气逆满，两胁胀痛，胃脘胀痛，诸疝肿痛，胸膈刺痛，妇人经痛，腰腿疼痛，吐血肋痛。

【方解】方中青皮、盔沉、台乌、木香、川楝子、香附、香橼疏肝解郁、通气止痛；白檀香、苏合油芳香醒神，镇惊辟秽；油朴、砂仁、十开蔻化湿行气、温中开胃；莱菔炭、鸡内金消食除胀；当归、明没药活血止痛；油桂温通

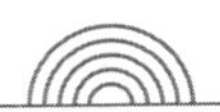

经脉，全方共奏通气止痛、镇静神经之功。

纯阳救苦丹

【来源】《春脚集》卷三

【组成】藿香一两　菖蒲一两　砂仁五钱，粒　苍术一两　栀子八钱，炒　远志八钱　半夏一两　木香五钱　青木香五钱　腹皮一两　紫苏五钱　神曲五钱　柴胡八钱　白矾一两　郁金五钱　茯神二两　陈皮一两　当归二两，全　川芎五钱　木通八钱　木瓜二两　厚朴五钱　香附八钱　黄芩一两　麦冬二两　羌活五钱　独活五钱　青黛五钱　枳壳五钱　杏仁一两，去皮尖　川连五钱　雄黄五钱　生地二两　防风一两　桔梗八钱　苦梗八钱　泽泻八钱　甘草五钱　黄柏五钱

【用法】上为极细末，炼蜜为丸，每丸重二钱，朱砂为衣。大人病重者，每服不过四丸，病轻者二丸，小儿十岁以外者一丸，十岁以内者半丸，周岁内外者，用一丸，烧黄土水泡开，灌饮十分之三四。妇女胎前，用当归汤送下；产后，用红花汤送下，或桃仁为引亦可；催生，佛手三钱煎汤送下；妇女临产不下，用酥龟板汤送下；便血，用阿胶汤送下；胎漏，用阿胶汤送下；妇人不能生育，用当归汤送下；红白崩证，红证用白狗尾花汤送下，白证用红狗尾花汤送下；妇女行经腹痛，用艾叶汤送下；癥瘕，用红花慈姑根汤送下；妇女干血痨证，用真红花汤送下；血虚，用当归红花汤送下；幼童幼女天花、痘疹等症，用姜葱汤，加朱砂送下，痘疹不出，用三川柳汤送下；小儿急慢惊风，食积胃热，脾虚等证，用烧黄土浸水化服；疯癫因痰，用蜜陀僧为引；若邪魔，用肥皂子一枚，烧灰同朱砂送下；疯疾，加生麝香一至二厘送下；瘟疫，用雄黄五分送下；寒嗽，用姜汁为引；喘嗽，用杏仁七个（去皮尖）煎汤送下；劳嗽，用老米汤送下；久嗽，用杏仁七个，红枣三个，为引；伤寒，用防风紫苏汤送下；内热，用竹茹为引；心口闷，用砂仁汤送下；头疼，用荷叶汤送下；腰疼，用杜仲汤送下；腿痛，用木瓜牛膝汤送下；遗尿，用覆盆子煎汤送下；尿粪结尿，用盘龙草（愈旧愈佳）煎汤送下；结粪，用麻酱搅水送下；嗝证，用开元钱（醋酥）煎汤送下，此钱用荸荠切片同嚼下；吐血痢疾，姜葱汤送下；疮疾、瘰疬、疥癣，无名肿毒，用菊花连翘汤送下；疟疾，姜葱汤送下，或贴十一节腰骨上，愈热愈速好；劳伤、黄病、蛊证，用姜葱汤，加地骨皮、瞿麦送下；偏正头疼，用药为饼烤热，贴两太阳穴即愈；各种胃气疼痛，用豆蔻一枚，杵碎，烧酒浸兑，生姜汁送下；小肠疝气攻心疼痛，用川楝七个煎汤

送下，若气卵，用茴香汤送下，如暴得，用川连砂仁汤送下。余症俱用烧黄土浸水送下。

【功效与主治】 妇女临产不下，便血，胎漏，不孕，红白崩证，行经腹痛，癥瘕，干血痨；小儿天花痘疹，小儿急慢惊风，食积胃热，脾虚等证；疯癫因痰，邪魔，疯疾，瘟疫，咳嗽，伤寒内热，心口闷，头痛，腰疼，腿痛，遗尿，结尿，结粪，嗝证，吐血，痢疾，疮疾，瘰疬，疥癣，无名肿毒，疟疾，劳伤，黄病，蛊证，各种胃气疼痛，小肠疝气攻心疼痛，以及夏令受暑，山岚瘴气，自汗盗汗，翻胃呕吐，单双乳蛾，喉闭，食积，水积，酒积，怔忡，中湿，肿胀，腹痛，脱肛，牙疼耳聋，暴发火眼，寸白虫，破伤风，溺河轻生，手足冷痛，疯狗咬伤。

寸金丹

【来源】《仙拈集》卷四

【组成】 乌药一两　防风一两　羌活一两　前胡一两　川芎一两　砂仁一两　厚朴一两　藿香一两　半夏一两　木香一两　紫苏一两　薄荷一两　苍术一两　香附一两　赤茯苓一两　白芷一两　陈皮一两　枳壳两半　炙草两半　白豆蔻二两　草果仁一两

【用法】 上为末，另用神曲二十四两，多捣生姜汁拌糊为丸，以水飞朱砂二两为衣，每丸重一钱二分，阴干。大人服一至二丸，小儿半丸，以愈为度。男妇老幼中风、中寒、中暑，口眼歪斜，牙关紧闭，姜汤送下；伤寒时疫，头痛脊强，恶寒发热，葱姜汤送下；霍乱、绞肠痧，吐泻腹痛，姜汤送下；初疟久疟，桃枝汤送下；泻痢脓血，肚痛饱胀，木香汤送下；伤食生冷，饱闷嗳气，不服水土，姜汤送下；途间中暑，眼黑头痛，凉水调灌即解；小儿伤寒、伤食、发热不解，清米饮送下。

【功效与主治】 中风，中寒，中暑，口眼歪斜，牙关紧闭；伤寒时疫；头疼脊强，恶寒发热；霍乱，绞肠痧，吐泻腹痛；疟疾；泻痢脓血；肚痛饱胀；伤食生冷，饱闷嗳气，不服水土；途间中暑，眼黑头痛；小儿伤寒，伤食，发热不解；伤风咳嗽；瘴气；吞酸；产后昏迷，恶露不尽；小儿急慢惊风。

达气和中汤

【来源】《胎产护生篇》

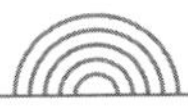

【组成】姜皮一钱　大腹皮一钱，炒　苏叶一钱　黄芩一钱　白术土炒，一钱　砂仁八分　陈皮二钱　人参一钱

【用法】河水煎，空腹服，不拘时候。

【功效与主治】妊妇腹胀满。

达生丹

【来源】《北京市中药成方选集》

【组成】当归三钱　青皮子三钱　阿胶三钱，炒珠　沉香三钱　山药三钱　川芎三钱　菟丝子三钱　熟地三钱　黄芩二钱　于术二钱　川贝母二钱　艾炭二钱　杜仲炭二钱　续断二钱　麦冬二钱　橘皮二钱　芥穗二钱　厚朴二钱，炙　枳壳二钱，炒　羌活一钱五分　生黄芪一钱五分　砂仁一钱五分　甘草一钱五分　木香一钱五分　人参六钱，去芦　茯苓四钱　杭芍四钱　鹿茸一两，去毛　龙涎香一钱　苏叶一钱

【用法】上为细末，炼蜜为丸，重二钱，蜡皮封固。每服二丸，温开水送下，每日二次。

【功效】调经益气，养血安胎。

【主治】妇人气虚血亏，胎动不安，经期不准，胸满腹胀，腰疼腿酸。

大安胎如胜饮

【来源】《大生要旨》卷二

【组成】当归二钱　白术一钱半　茯苓一钱　子芩一钱　白芍一钱，酒炒　砂仁一钱，炒，去衣　桑寄生一钱　甘草一钱半

【用法】水煎服。

【功效与主治】怀妊六月，或腹痛，或胀闷，或胎动不安。

大安胎饮（一）

【来源】《大生要旨》

【组成】当归二钱　人参五分　炙甘草五分　阿胶二钱　砂仁炒，不去壳，一钱　桑寄生一钱　白术炒，一钱　白芍酒炒，一钱　条芩炒，一钱　续断盐水炒，一钱　杜仲盐水炒，二钱　熟地二钱，酒洗

【用法】水煎服。

【功效与主治】怀孕一月，胎动不安。

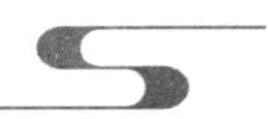

大安胎饮（二）

【来源】《叶氏女科》卷二

【组成】当归二钱　熟地黄一钱　白术蜜炙，一钱　川芎煨，一钱　白芍酒炒，一钱　续断盐水炒，一钱　条芩酒炒，一钱　砂仁炒，不去壳，一钱　桑寄生一钱　人参五分　炙甘草五分　荆芥穗五分

【用法】水一盅半，煎七分服。

【功效与主治】妊娠一月，素体弱及惯堕胎者。

大安汤饮子

【来源】《宋氏女科》

【组成】白术　茯苓　条芩　砂仁　桑寄生　当归　甘草

【用法】上剂作二帖，水煎温服，六日服。

【功效与主治】怀妊六月，觉胎气不安，或胀满，或微动，或胎动不安。

大补调经汤

【来源】《简明医彀》卷七

【组成】当归二钱　熟地黄二钱　白芍药二钱　川芎二钱　香附一钱　制白术一钱　茯苓一钱　黄芪一钱，蜜炒　阿胶一钱　人参五分　砂仁五分　吴茱萸五分，炒　陈皮五分　小茴香五分　玄胡五分　肉桂三分　炙草三分

【用法】加生姜、大枣，水煎服。

【功效与主治】妇人气血虚损，血海虚寒，经水不调；或心腹作痛，带下淋沥，面黄肢瘦，头眩羸弱。

大补经汤

【来源】《万病回春》卷六

【组成】当归六分，酒洗　白芍六分　香附六分　川芎五分　熟地黄五分　白术四分，去芦　白茯苓四分　黄芪四分　陈皮四分　玄胡索四分　人参三分　砂仁三分　阿胶三分，炒　沉香三分，另研　小茴三分，酒炒　吴茱萸三分，炒　肉桂三分　粉甘草三分，炙

【用法】上锉一剂。加生姜、大枣，水煎服。

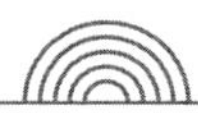

【功效与主治】妇人气血虚弱，血海寒冷，经水不调，或时心腹疼痛，或下白带如鱼脑髓，或似米泔色，错乱不分，信期每月淋沥不止，面色萎黄，四肢无力，头目眩晕，体倦羸瘦。

大补脾丸

【来源】《陈素庵妇科补解》卷三

【组成】人参　白术　当归　熟地　白芍　甘草　茯苓　杜仲　黄芩　广皮　木香　砂仁

【用法】上药为末，共为小丸，温开水送下；或作汤剂，水煎服。

【功效】大补脾胃，开郁。

【主治】妊娠忧郁不解，以致阴血衰耗，胎燥而萎。

【方解】妇人性情多怒，遇不如意事则忧郁不解，不治则伤脾，始则食少体倦，面黄或白光白，肌肉消瘦，延久则经闭血枯，即受孕后无血育胎，胎必随矣。如花果之已实而旋脱，治宜大补脾胃，则水谷日增，阴血日长。所谓母病治母而胎自安，此之谓也。是方四君以补气，归、芍、熟地以养血，芩、术清热凉血，佐以木香、香附、砂仁行气开郁，而总以补脾土为主，故曰大补脾丸。

大补益母丸

【来源】《履霜集》卷二

【组成】益母草八两，用上截　香附二两，七制　嫩黄芪三两，蜜炒　人参二两，去芦　白术三两，土炒　白茯苓二两，蒸透　炙草二两　当归身三两，俱酒洗　白芍二两，酒炒　陈皮二两　熟地三两　砂仁二两，炒

【用法】为丸服。经不调，龙眼肉、炒枣仁、去心莲子煎汤送下；经闭，炒桃仁、炒红花煎汤送下；下血，生地、炒芩、丹皮煎汤送下；胎不稳，炒芩、陈皮（去白）、苏梗煎汤送下，皆四五分；产后恶露未净，腹中心硬疼，先用黄酒服救产丸，下净瘀血，继服此丸；若无恶露，多服此丸，补虚为主；感寒，加生姜；发热，加童便。

【功效】调经安胎。

【主治】虚损而经候不调，或因虚损而经闭不行，或因虚损而吐衄崩带，或因虚损而胎不稳，或因虚损而产后多疾。

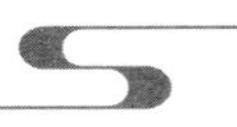

大道固肠丸

【来源】《御药院方》卷七

【组成】阳起石一两，烧一日　硫磺一两，水飞　赤石脂一两，烧通红　白矾一两，枯过　肉豆蔻一两，醋面裹，烧熟为度　白龙骨二两半　川乌头一两半，炮，去皮脐　干姜一两半，炮　木香半两　缩砂仁半两

【用法】上为细末，醋面糊为丸，如梧桐子大。每服五十至七十丸，空心粥饮送下。

【功效与主治】肠虚滑泄，水谷直下，完谷不化，久寒积冷，心腹胀满，不思饮食，怠惰嗜卧，困倦少力；又治白带，脉沉微。

大健步丸

【来源】《陈素庵妇科补解》卷三

【组成】熟地砂仁酒煮，三两　白术麸炒，三两　苍术米泔浸一夜，五钱　山药一两　独活五钱　黄柏酒炒，五钱　当归酒炒，二两　白芍酒炒，二两　远志肉二两　益智仁一两　香附醋炒黑色，一两　川断二两　大茴香五钱　杜仲盐水炒，二两　黄芩三两　虎胫骨酥炙，一对

【用法】蜜丸梧子大。空心酒下七十丸，或盐汤下，日三服。不可妄行针灸。男子，去香附，加龟板、秦艽服。

【功效】养血滋荣，壮筋健骨。

【主治】妊娠足痿。

大顺汤

【来源】《叶氏女科》卷三

【组成】人参二钱　砂仁一钱　麻油一两，熬

【用法】水煎服。

【功效与主治】难产。

大温经汤

【来源】《古今医鉴》卷十一

【组成】当归八分　白芍七分　川芎五分　熟地　人参　白术土炒　茯苓各五分

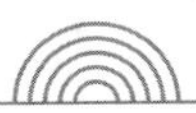

甘草三分　香附八分，童便制　陈皮炒　砂仁炒　小茴各四分　沉香三分，另研　吴茱萸炮　延胡索炒　鹿茸酒炙各五分

【用法】上药锉为粗末。加生姜，水煎服。先服加味八物汤，后服此药。汗出不止，加黄芪、炒酸枣仁各二钱；潮热，加柴胡、黄芩各二钱五分；咳嗽，加杏仁、桔梗、五味子、半夏。

【功效与主治】妇女气血虚弱，寒凝气滞，月经不调，赤白带下，食少肢倦。

大乌金丸

【来源】《朱氏集验方》卷十

【组成】当归一两　熟地黄一两　白芍药一两　川芎一两　附子一两　肉桂一两　沉香一两　延胡索半两　粉甘草半两　香附子半两　乳香半两　缩砂仁半两　败姜半两　白芷半两　蒲黄半两　姜黄半两　槟榔半两　白茯苓二两　丁香二两　白术二两　没药二钱　人参二钱

【用法】上为细末，酒糊为丸，如弹子大，百草霜为衣。每服一丸，当归酒送下，或嚼姜下。或作梧桐子大，则加丸数。如经行盛，则去白芷、延胡索。

【功效与主治】妇人心腹刺痛，身体疼痛，产前恶心，产后恶露不下，疼痛不已。

当归川芎散

【来源】《宣明论方》卷十一

【组成】当归半两　川芎半两　甘草二两　黄芩四两　薄荷一两　缩砂仁一分

【用法】上为末。每服一钱，食后温水调下，渐加至二钱，每日三次。

【功效】保护胎气，调和营卫。

【主治】风壅头目，昏眩痛闷，筋脉拘急，肢体麻痹。

当归散

【来源】《一盘珠》卷六

【组成】当归身五钱，酒洗　大川芎二钱半　白芍二钱半，酒洗　白术三钱，土炒　故纸一钱半，盐水炒　小茴香一钱半，盐水炒　炙甘草五分　砂仁五分，炒

【用法】煨姜、黑枣为引，水煎服。

【功效】气虚，加蜜炒黄芪一钱、人参一钱；火呕，加酒炒黄芩五分；腰痛，加盐水炒杜仲一钱半、酒炒续断一钱半。

【主治】妊娠二至三月安胎主方。

当归羊肉汤

【来源】《陈素庵妇科补解》卷三

【组成】羊肉一两，水煮烂如稀糊　当归末酒炒，三两　山药末二两　白术末土炒，三两　砂仁末一两　杜仲末盐水炒，二两　白糯米一升

【用法】同煮如食粥法，日三服，夜一服。若嫌味苦，或暑天味变，捣成饼，晒干再磨，炼蜜为丸。每服一钱，日二夜一服。

【功效与主治】妊娠阴吹之病。

【方解】是方羊肉补形，人参补气，主治虽异，功用则同。羊肉甘温能补阴血，配当归、白术之苦温，和营健脾；山药、杜仲之苦涩固肾益精，砂仁之辛温，糯米之甘凉和中益胃。

丁香散

【来源】《叶氏女科》卷二

【组成】丁香　砂仁　白术蜜炙，各等分

【用法】上为末。每服二钱，白汤调下。

【功效与主治】妊娠伤食，胸满胁痛，右关紧甚者。

定坤丹

【来源】《北京市中药成方选集》

【组成】当归十二两　人参五两，去芦　黄毛鹿茸三两，去毛　藏红花三两　熟地四两　于术三两　汉三七二两五钱　鸡血藤二两五钱　白芍三两　枸杞子三两　阿胶二两，炒　益母草五钱　香附五钱，醋炙　延胡索五钱，醋炒　柴胡五钱　茺蔚子五钱　鹿角霜五钱　五灵脂五钱，醋炒　甘草五钱　茯苓四钱　干姜四钱，炮　杜仲四钱，炒　川牛膝三钱　砂仁三钱　川芎二钱　黄芩二钱　肉桂二钱，去粗皮　乌药三钱　细辛一钱五分

【用法】上药除汉三七、香附、甘草、茯苓、肉桂、砂仁、细辛为粗末铺

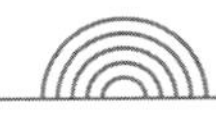

槽外，其余群药用黄酒四十八两蒸透晒干，共为细末，炼蜜为丸，每丸重四钱，朱砂为衣，蜡皮封固。每服一丸，温开水送下，每日二次。

【功效】调经理血。

【主治】妇女虚弱，经期不准，行经胀痛，腰酸带下。

冬葵子汤

【来源】《医略六书》卷二十八

【组成】冬葵子三钱，炒　杜仲三钱，盐水炒　当归三钱　白芍钱半，酒炒　陈皮钱半　茯苓钱半　麦冬三钱，去心　续断三钱　砂仁一钱，炒

【用法】水煎服。

【功效与主治】怀妊十月，脉滑疾按之微濡者。

【方解】胎息满足，气壅血亏，宜调补以通顺其胎，即可顺利分娩。当归养血荣经以润胎元，白芍敛阴和血以顺胎气，杜仲壮肾强腰，续断续筋通脉，茯苓清利渗道，麦冬生津液以润胎息，陈皮利气和中，砂仁醒脾开胃，冬葵子滑胎利窍，无不应时而产矣。

豆蔻藿香汤

【来源】《医方类聚》卷八十九引《施圆端效方》

【组成】藿香叶一分　桂花一分　甘松一分　陈皮五两，去白　干姜五两，炮　川芎二两　白芷二两　白术二两　益智一两　肉豆蔻一两　缩砂仁一两　人参一两　红豆一两半　茯苓一两半，去皮　官桂一两半　五灵脂一两半　枇杷叶一两半　芍药一两半　苍术半斤，净炒　甘草五两半，炒　桔梗二两半　当归三两，焙　木香半两　厚朴四两半，姜制

【用法】上为细末。每服二钱，浓煎生姜枣汤调下，每日食前进二服；或姜枣同煎，和滓服亦妙。

【功效与主治】脾胃诸虚百损，气血劳伤，阳气久衰，下寒阴汗，中脘停痰，心腹痞闷，疼痛呕哕，减食困倦，泄泻肠滑，因病虚损，正气不复，妇人月信不匀，产后产前诸病，一切阴盛阳虚之证。

豆蔻苓砂汤

【来源】《四圣心源》卷十

【组成】白蔻一钱，生研　杏仁二钱　甘草一钱　砂仁一钱，炒，研　芍药二钱　丹皮三钱　茯苓三钱　橘皮一钱

【用法】煎大半杯，温服。内热，加清凉之味；内寒，加温暖之品，酌其脏腑阴阳而调之。

【功效】开郁降浊，清胆火，行肝血。

【主治】中气郁阻，胃土不降。胎孕初结，恶心呕吐，昏晕燥渴。

豆蔻汤

【来源】《普济方》卷三三八

【组成】肉豆蔻仁半两，煨　附子半两，去皮脐，切，盐汤浸，焙干燥　缩砂仁半两，炒，去皮　木香一分　白术一两　川芎一两

【用法】上锉，如麻豆大。每服二钱，水一盏，加生姜三片，煎至七分，去滓温服，不拘时候。

【功效与主治】妊娠心痛，时多痰逆，食饮无味，腹胁胀满。

独圣散

【来源】《古今医统大全》卷八十五

【组成】砂仁不拘多少，带皮同炒，勿令焦黑，去皮取仁

【用法】上为末。熟酒调服；不饮酒者，米汤调下。

【功效】安胎易产。

【主治】妊娠有所伤触，激动胎元，腹痛下血。

敦厚散

【来源】《辨证录》卷十一

【组成】白术一两　半夏二钱　人参二钱　益智仁一钱　茯苓五钱　砂仁二粒

【用法】水煎服。

【功效与主治】妇人脾虚湿盛，身形肥胖，痰多，不能受孕。

莪术散

【来源】《寿世保元》卷七

【组成】香附三两　当归一两，酒洗　莪术一两，醋煨　玄胡索一两　赤芍药一两

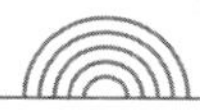

枳壳一两，麸炒　熟地黄一两　青皮一两，去瓤　白术一两，去芦　黄芩一两　三棱八钱，醋煨　小茴香八钱，炒　砂仁八钱　干漆五钱，炒尽烟　红花五钱　川芎八钱　甘草一钱

【用法】研磨粉。

【功效】逐去瘀血。

【主治】妇人三十八九岁，经血断早，瘀血未尽，不时攻痛成疾，经水不行，腹中有块痛，头晕眼花，不思饮食。

恶阻汤

【来源】《方氏脉症正宗》卷一

【组成】当归一钱　白术一钱　贝母一钱　陈皮八分　砂仁五分　栀子八分　香附一钱　藿香八分

【用法】水煎服。

【功效及主治】妊娠恶阻。

二十六味牡丹煎丸

【来源】《博济方》卷四

【组成】牡丹皮一两　黑附子一两，炮　牛膝一两，酒浸一宿　龙骨二两，细研，水飞过　五味子一两，生　官桂一两，去皮　人参一两　槟榔二两　白术一两　白茯苓一两　当归一两　续断一两，细者　木香一两　泽泻一两　延胡索半两　羌活二两　藁本一两，去土，用细梢　干熟地黄二两　赤芍药一两　干姜半两　山茱萸半两　干薯蓣一两　缩砂仁半两　石斛　白芷一两

【用法】上二十六味，并各州土新好者，洗净焙干，杵为细末，炼蜜为丸，如梧桐子大。

【功效及主治】妇人血刺，血痃上抢，血块走注，心胸疼痛，血海虚冷，脐下膨胀，小腹满闷，腿膝无力，背膊闷倦，手足麻痹，身体振掉，腰脊伛偻，月经不调，或清或浊，赤白带下，血山崩漏，面色萎黄，身生瘾疹，腹内虚鸣，面生䵟黯，手足热疼，并筋挛骨疼，两胁攀急，起坐托壁，腰背牵掣，舒蜷不得。

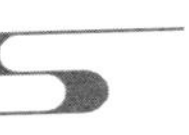

二香散

【来源】《医学心悟》卷五

【组成】砂仁　木香　黑姜　陈皮　炙甘草各一两　香附三两，姜汁炒

【用法】共为末。每服二两，生姜汤调下。

【功效】散寒消食。

【主治】产后外感风寒，内伤饮食，心腹疼痛，口鼻气冷，吞酸满闷者。

二益丹（一）

【来源】《古今医鉴》卷十一引毛惟中方

【组成】木香　丁香　沉香　麝香　砂仁　肉果　草果　吴茱萸　桂心　潮脑　当归　南星　附子　川椒　血竭　川乌　草乌　硫磺　甘松　山奈各等分

【用法】上为末，炼蜜为丸，金箔为衣，如棉花子大。每次一丸，送至阴内；行房后用之种子，一月见效。

【功效】暖子宫，种玉。

【主治】妇人带下，不孕。

二益丹（二）

【来源】《全国中药成药处方集》（兰州方）

【组成】草果二斤　砂仁二斤　紫蔻一斤　广木香二斤　丁香一斤　母丁香一斤　肉桂三斤　附片二斤　蛇床子二斤　炙草二斤　煅龙骨二斤　炒吴萸二斤　云苓皮二斤　北细辛二斤　花椒二斤　檀香二斤　枯矾二斤　当归六斤　白芷十斤　山奈二斤　海蛸二斤

【用法】上为细末，炼蜜为丸。

【功效】调经，止带，暖宫。

【主治】经血不调，赤白带下，行经腹痛，心口痛疼。

防己汤

【来源】《女科指掌》卷三

【组成】桑白皮　防己　茯苓　紫苏　木香　砂仁　姜皮

【用法】水煎服。

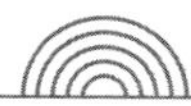

【功效与主治】妊娠子满。

扶劳四物汤

【来源】《鲁府禁方》卷三

【组成】当归一钱，酒洗　川芎一钱　白芍一钱，酒炒　熟地黄一钱　黄芪一钱，蜜炙　麦门冬一钱，去心　柴胡七分　地骨皮七分　秦艽七分　丹参七分　天花粉七分　陈皮七分　香附七分　砂仁七分　枳壳七分，麸炒　前胡七分

【用法】水煎服。

【功效及主治】妇人血虚成劳，遍身骨节酸痛，五心烦热，盗汗，不进饮食。

茯苓半夏汤

【来源】《同寿录》卷三

【组成】半夏一钱五分　白术一钱　白茯苓一钱　甘草五分　陈皮六分　缩砂仁八分

【用法】水煎服。

【功效及主治】恶阻，呕吐不止者。

茯苓导水汤

【来源】《医宗金鉴》卷四十六

【组成】木香　木瓜　槟榔　大腹皮　白术　茯苓　猪苓　泽泻　桑皮　砂仁　苏叶　陈皮各等分

【用法】水煎服。

【功效及主治】妊娠水肿胀满，喘而难卧。

茯神丸

【来源】《竹林女科》卷一

【组成】茯神八钱　茯苓八钱　远志八钱　砂仁三钱

【用法】粳米糊丸，如绿豆大，金银汤下五十丸。

【功效与主治】经来怒气触阻，逆血攻心，不知人事，狂言谵语，如见鬼神。

妇宝宁坤丸

【来源】《全国中药成药处方集》(杭州方)

【组成】吉林人参二钱　大熟地五钱　制香附五钱　紫苏叶二钱五分　大生地五钱　驴皮胶二钱五分　全当归五钱　广橘红五钱　川牛膝二钱　于术五钱　沉香一钱　川芎五钱　台乌药五钱　西砂仁一钱五分　炒黄芩五钱　西琥珀二钱五分　白茯苓五钱　广木香二钱五分　炙甘草一钱五分　东白芍五钱　益母草三两

【用法】各取净粉，用柏子仁一两，煎汤去滓，和炼白蜜为丸，每重三钱，蜡壳封固。

【功效】调经种子，养血安胎。

【主治】妇人气血两亏，月经不调，崩漏带下，诸虚百损，久不受孕，一切胎前产后诸病。

妇科补益丸

【来源】《全国中药成药处方集》(南京方)

【组成】人参二两　生地一两二钱　制香附二两六钱　山楂肉八钱四分　黄芪一两三钱　淡黄芩一两五钱　沉香一两六钱　橘红一两六钱　益母草六钱四分　甘草三两二钱　白芍一两六钱　川羌活八钱四分　阿胶二两六钱　当归二两二钱　紫丹参四两二钱　大腹皮八两四钱　杜仲二两六钱　白茯苓六两四钱　怀山药四两二钱　白术八钱四分　菟丝子三两二钱　川芎二两四钱　血余八钱四分　川续断六钱四分　枳壳一两二钱　莲子六两四钱　川厚朴一两五钱　麦冬二两五钱　砂仁二两九钱　广木香八钱四分　苏叶二两五钱　琥珀八钱四分　淡苁蓉一两二钱　蕲艾六钱四分　川贝母二两

【用法】上为细末，以大腹皮煎汁和阿胶烊化，加炼蜜为丸，每粒潮重三钱，朱砂为衣，蜡壳封护。

【功效及主治】益气养血调经。

妇科调经丸

【来源】《全国中药成药处方集》(南京方)

【组成】吉林人参二钱　大熟地五钱　制香附五钱　紫苏叶二钱五分　大生地五钱　驴皮胶二钱五分　全当归五钱　广橘红五钱　川牛膝二钱　于术五钱　沉香一钱　川芎五钱　台乌药五钱　西砂仁一钱五分　炒黄芩五钱　西琥珀二钱五分

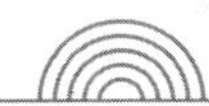

白茯苓五钱　广木香二钱五分　炙甘草一钱五分　东白芍五钱　益母草三两

【用法】每服三钱，日二次，空腹时开水吞服。

【功效】调经，和血。

【主治】月经不调，腰酸腹痛。

妇女救苦金丹

【来源】《全国中药成药处方集》（沈阳方）

【组成】元胡四两　山药四两　熟地四两　黄芪四两　人参四两　白芍四两　甘草四两　茯苓四两　当归四两　鹿角四两　川断一两六钱　阿胶四两　杜仲一两六钱　茴香八钱　故纸一两六钱　菟丝一两六钱　祁艾八钱　血余八钱　没药四两　乳香四两　红鸡冠花一两六钱　白鸡冠花一两六钱　石脂四两　黄柏四两　益母膏一斤，诸药共置一罐内，兑黄酒十斤，用火煮七天七夜，取出晒干　川芎四两　丹皮四两　白术四两　白芷四两　黄芩四两　红花一两六钱　陈皮六两　砂仁四两　木香一两六钱

【用法】上为极细末，炼蜜为丸，每丸二钱重，蜡皮封固。

【功效】调经养血，平肝理气。

【主治】妇女气虚血弱，经水不调，赤白带下，不思饮食，行经腹痛。

妇女养血丸

【来源】《中药制剂手册》

【组成】当归五两　香附三两，醋炙　川芎一两　肉桂二两　木香一两，煨　熟地黄三两　白芍三两，酒炒　砂仁一两　山药三两　川贝母二两　阿胶珠一两　茯苓三两　炮姜一两　党参二两　黄芪二两，炙　续断二两　白术二两，麸炒　知母二两　甘草一两　地骨皮一两　艾叶炭二两　杜仲炭一两　柴胡一两，醋制

【用法】研末服。

【功效】益气养血，调经止痛。

【主治】妇女血亏，月经愆期，时来时止，血枯色淡，腹痛腰酸，精神倦怠，日晡潮热，咳嗽自汗。

妇女养营丸

【来源】《中国医学大辞典》

【组成】熟地黄八两　二泉胶八两　香附八两，制　全当归四两　黄芪四两

杜仲四两　于术五两　茯苓三两　白芍药三两　砂仁二两　川芎二两　陈皮二两　益母膏二两　艾绒二两，炒　甘草一两，炙

【用法】每服三至四钱，熟汤送下。

【功效及主治】妇女阳虚阴弱，经水不调，带下淋漓，经闭腹痛，饮食少思，面黄发脱，肌体消瘦，久不受胎，及经水不止，一切血证。

妇女紫金丹

【来源】《中国医学大辞典》

【组成】砂仁一两五钱　枳壳一两五钱，炒焦　天台乌药一两五钱　广木香一两　陈皮一两　延胡索一两　红豆蔻一两　蓬莪术一两　京三棱一两　槟榔一两三钱

【用法】上为细末，赤米汤泛为丸，如梧桐子大。

【功效及主治】妇女气郁血凝寒滞，经水不通，或乱经痛经，不能受孕，及肝血气块作痛。

干姜黄连丸

【来源】《普济方》卷三四十

【组成】干姜一两　黄连一两　缩砂仁一两　芎䓖一两　阿胶一两　白术一两　乳香三钱　枳壳半两（一方有诃子一两、龙骨半两，无砂仁、阿胶、枳壳）

【用法】上为末，乌梅肉三两，醋煮为丸。每服三钱，白痢，砂仁汤送下；赤痢，砂糖汤送下。

【功效及主治】妊娠因冷物伤脾，辛酸损胃，冷热不调，胎气不安，气血凝滞，下痢频频，时有时无，或赤或白，肠鸣后重，谷道疼痛。

固胎煎

【来源】《景岳全书》卷五十一

【组成】黄芩二钱　白术一二钱　当归　芍药　阿胶各钱半　陈皮一钱　砂仁五分

【用法】水一盅半，煎服。

【功效】清肝柔肝，调气固胎。

【主治】阴虚血热，肝脾多火多滞，习惯性流产。

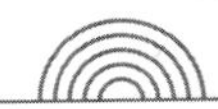

固胎芩术散

【来源】《医学正印》

【组成】黄芩一两，条实者，酒浸，炒　白术一两，壁土炒，去土　砂仁三两，炒

【用法】上为末。

【功效及主治】安胎。

固胎散

【来源】《松崖医径》卷下

【组成】条芩五钱　白术一两　砂仁炒　阿胶珠三钱

【用法】上为末。

【功效及主治】胎漏下血。

固胎丸（一）

【来源】《叶氏女科》卷二

【组成】人参　黄芪蜜炙　茯苓　白术蜜炙　杜仲盐水炒　川续断　山萸肉　白芍　丹参　川芎　山药　当归　生地黄　香附制　砂仁　薄荷

【用法】上药为末，共为小丸，温开水送下；或作汤剂，水煎服。

【功效与主治】气血不充之滑胎，妊娠3至4月而堕，或6至7月而堕，或屡孕屡堕。

固胎丸（二）

【来源】《医钞类编》卷十七

【组成】厚杜仲八两　西砂仁二两四钱，淡盐汤炒　白术六两，酒炒　条芩四两，沉水者，酒炒　归身三两，酒炒

【用法】淮山药随用，煮糊为丸。

【功效及主治】胎动不安。

固胎饮

【来源】《丹台玉案》卷五

【组成】当归一钱　白芍一钱　川芎一钱　熟地一钱　阿胶一钱　香附八分

白术八分　黄芩八分　砂仁八分　糯米一百粒

【用法】水二盅煎，不拘时服。

【功效及主治】胎气不固，常欲小产。

广嗣丸

【来源】《增补内经拾遗方论》卷四

【组成】沉香一钱　丁香一钱　茱萸一钱　官桂一钱　白及一钱　蛇床子二钱　木鳖子二钱　杏仁二钱　砂仁二钱　细辛二钱

【用法】炼蜜为丸，如绿豆大。

【功效及主治】妊娠胞络阻绝，九月而瘖。

广嗣延龄至宝丹

【来源】《仙拈集》卷三引赤霞方

【组成】鹿茸一两，酥油炙脆　大石燕一对，重六七钱者，真米醋浸一日夜，再以姜汁浸透　熟地六钱　苁蓉六钱　川山甲五钱，烧酒浸一日夜，晒干，酥炙黄色　枸杞五钱　朱砂五钱，荞面包蒸一日，去面　附子五钱，去皮脐，用川椒五钱，甘草五钱，河水煮三炷香　天冬四钱　锁阳四钱，烧酒浸，焙七次　破故纸一钱半，酒浸，焙　当归一钱半，酒浸　紫霄花一钱半，捶碎，河水漂，取出，酒焙干　凤仙花子一钱半，酒浸，焙干　海马一对，酥炙黄　淫羊藿一钱半，剪去边，人乳浸一日夜，炙黄　砂仁二钱半，姜汁煮，炒　丁香二钱半，用川椒微火焙香，去椒　地骨二钱半，水洗，蜜浸　杜仲二钱半，童便化青盐拌，炒断丝　牛膝二钱半，酒洗　细辛二钱半，醋浸　甘菊二钱半，童便浸，晒　甘草二钱半，蜜炙

【用法】各药精制如法，各为极细末，以童便、蜜、酥油拌匀，入瓷瓶，盐泥封固，重汤煮三炷香，取出露一宿，捏作一块，入银盒内按实，外以盐泥封固，晒干，再入铁铸钟铃内，其铃口向上，将铁线从鼻内十字栓定，用黑铅十至二十熔化，倾铃内，以不见泥球为度，入灰缸，火行三方，每方一两六钱，先离四指。渐次挨铃，寅戌更换，上置滴水壶一把，时时滴水于内，温养三十五日，用烙铁化去铅，开盒，其药紫色，瓷罐收贮，黄蜡封口，埋净土内一宿。

【功效及主治】久服浑身温暖，百窍通畅，口鼻生香，齿落重生，发白转黑，行走如飞，视暗若明。种子。

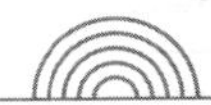

归艾饮

【来源】《陈素庵妇科补解》卷三

【组成】当归　川芎　艾叶　茯苓　白术　白芍　杜仲　陈皮　香附　木香　砂仁　乌药　防风　紫苏　甘草适量

【用法】水煎服。

【功效及主治】胞络宿有风冷，受娠之后血不通，冷与血相搏，少腹痛，甚则胎动不安。

归地阿胶汤

【来源】《罗氏会约医镜》卷十四

【组成】归身一钱半　熟地一钱半　阿胶一钱半，蛤粉炒　炙草七分　砂仁七分　竹茹三钱

【用法】水煎服。

【功效及主治】入房触动胎气不安者。

归气救产汤

【来源】《辨证录》卷十二

【组成】人参三钱　熟地五钱　白芍二钱　茯苓一钱　山药五钱　白术五钱　柴胡三分　砂仁一粒

【用法】水煎服。

【功效及主治】妇人产子之后，肝肾两虚，阴不能入阳，四肢浮肿，寒热往来，气喘咳嗽，胸膈不利，口吐酸水，两胁疼痛。

龟肉丸

【来源】《宋氏女科秘书》

【组成】川芎二两　当归二两　白芍二两，火煨　紫苏八钱，去梗　人参六钱　砂仁二两　花椒二两，取半为末　艾叶二两，醋炙，焙干　香附酒浸　白术二两，麸炒　陈皮二两，去白　熟地二两，酒浸，杵膏　干姜五钱，炒　五味三钱，去梗

【用法】用黄皮龟肉一斤八两，汤泡去皮，连爪，用好酣酒各一碗，捣烂如泥，焙干，和前药为末，将大枣煮烂，入生姜同煮，去皮核，去姜杵膏，和

地黄膏为丸，如梧桐子大。每服七八十丸，或米汤或温酒送下。

【功效与主治】瘦怯妇人虚寒者。

和气安胎汤

【来源】《胎产护生篇》

【组成】砂仁二钱，炒　黄芩一钱　紫苏梗一钱　当归身酒炒，一钱　香附米一钱，童便炒　糯米十四粒

【用法】河水煎，空心服。

【功效与主治】和气安胎。

和气散（一）

【来源】《女科秘要》卷二

【组成】陈皮八分　桔梗八分　厚朴八分　小茴香八分　益智仁八分　藿香八分　砂仁五分　苍术四分　甘草三分　丁香三分　木香五分

【用法】上为末，饱服。

【功效与主治】胎前胎气不和，恶阻吐逆，不思饮食，腹中作痛。

和气散（二）

【来源】《叶氏女科》卷二

【组成】藿香一钱　陈皮一钱　白术蜜炙，一钱　砂仁炒，一钱　黄芩一钱　桔梗一钱　益智仁一钱　厚朴姜制，一钱半　枳壳麸炒，一钱半　甘草炙，八分　苏叶八分　小茴香七分　灯心十茎

【用法】上为末，白汤空心服。

【功效与主治】妊娠二月，妊妇劳力，触伤胎气，致胎不安。

和气丸

【来源】《叶氏女科》卷一

【组成】厚朴姜制，五钱　陈皮三钱　藿香如炒，少用，三钱　白术蜜炙，三钱　玄胡索三钱　枳壳麸炒，三钱　香附五钱，童便制　草果二钱　甘草二钱　砂仁二钱　小茴香二钱　木香三钱

【用法】上为末，蜜丸或为散。每服二钱，空心白汤下。如不发寒热，去

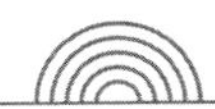

草果、藿香。

【功效与主治】室女十三至十四岁血脉壅阻，天癸已行而忽不行，或发热，或疼痛，身体不宁，口苦面赤，寒热不定，头目晕花。

和气饮

【来源】《女科万金方》

【组成】厚朴五钱　香附五钱　白术四钱　枳壳四钱　黄芩四钱　小茴香三钱　陈皮三钱　藿香三钱　甘草三钱　玄胡索三钱　砂仁二钱　草果二钱

【用法】水煎服。

【功效与主治】妇人血气不和，饮食少进，肚腹膨胀，呕吐恶心。

和胎饮

【来源】《丹台玉案》卷五

【组成】阿胶一钱五分　鹿角屑一钱五分　熟地一钱五分　蕲艾一钱五分　白术一钱　黄芩一钱　甘草一钱　砂仁一钱　大黑枣二枚

【用法】水煎，空心服。

【功效与主治】妊娠下血。

和胃汤

【来源】《嵩崖尊生书》卷十四

【组成】白术一钱　陈皮一钱　半夏一钱　油炒黄　茯苓一钱　藿香一钱　当归八分　白芍八分　砂仁四分　竹茹四分　甘草四分　紫苏八分

【用法】水煎服。

【功效及主治】妊娠恶呕。

和胃饮

【来源】《叶氏女科》卷二

【组成】陈皮八分　桔梗八分　厚朴盐制，八分　小茴香八分　益智仁八分　藿香八分　砂仁五分　苍术米泔浸，四分　甘草三分

【用法】水煎服。

【功效与主治】妊娠恶阻，腹中疼痛。

和中饮

【来源】《叶氏女科》卷二

【组成】茯苓一钱半　陈皮一钱半　半夏汤泡，炒黄，一钱半　厚朴姜制，一钱半　山楂肉一钱　白扁豆炒，一钱　甘草五分　砂仁七分

【用法】水煎服。

【功效与主治】妊娠恶阻，饮食停滞，胸膈胀闷。

胡连丸

【来源】《万氏女科》卷二

【组成】条芩四两，沉水者　白术无油者，二两　莲肉去心，二两　砂仁微炒，一两　炙草一两

【用法】用山药四两，打糊为丸。米饮下。

【功效】安胎。

【主治】胎动不安。

琥珀汤

【来源】《产科发蒙》卷四

【组成】琥珀一钱　人参三钱　白术三钱　茯苓二钱　桂枝一钱　附子一钱　干姜一钱　砂仁一钱　陈皮二钱　破故纸二钱　桑白皮童便浸，炒，二钱

【用法】水煎，食远服。

【功效】益气温肾，利水消肿。

【主治】脾肾虚寒，小水不利，遍身肿满，或咳喘者。

护胎散

【来源】《丹台玉案》卷五

【组成】白术二钱　人参二钱　黄芩二钱　阿胶一钱五分　艾叶一钱五分　砂仁一钱五分

【用法】上为末。

【功效及主治】妊娠二至三个月，胎气不安，呕吐不止，腰胯酸疼，或有红来。

滑胎散

【来源】《胎产心法》卷中

【组成】人参八分，如壮实者不用　陈皮七分　川芎八分　制香附八分　黄芩八分　紫苏八分　大腹皮八分，黑豆水洗净　白芍炒，一钱　白术土炒，一钱　当归酒洗，一钱　砂仁五分　炙草三分

【用法】加姜三片，葱头一个，水二盅，煎八分，温服。如冬月，加麸炒枳壳一钱。

【功效与主治】预防难产。

化虫丸

【来源】《医略六书》卷二十八

【组成】芜荑一两，炒　鹤虱一两　使君二两　雷丸一两，炒　木香一两　陈皮一两　茯苓一两　砂仁一两，炒

【用法】共为细末，面糊为小丸。

【功效及主治】孕妇虫积，心痛如绞，脉缓者。

化气汤

【来源】《女科切要》卷三

【组成】砂仁　香附　广皮　苏梗　川芎　枳壳

【用法】水煎服。

【功效与主治】妊娠腹痛，胎气不安。

化气丸

【来源】《女科切要》卷八

【组成】香附　青皮　陈皮　砂仁　木香　川芎　茴香

【用法】上为末，曲糊丸。

【功效与主治】妇女经行腹痛。

黄连阿胶丸

【来源】《广嗣纪要》卷十二

【组成】黄连一两　阿胶一两，炒　砂仁一两　当归一两　白术一两　干姜炒，一钱五分　枳壳炒，五钱　炙甘草三钱

【用法】上为末，盐梅肉三两，入少许醋，同杵丸，陈米汤下。

【功效与主治】妊娠下利赤白，肠鸣后重，谷道疼痛。

黄杨头汤

【来源】《详要胎产问答》

【组成】黄杨头七个　白糖一撮　阳春砂仁一粒，研末

【用法】冲和，临月朝晨服，不拘次数。

【功效与主治】宽胸瘦胎易生。

回春方

【来源】《女科秘要》卷一

【组成】茯苓一钱　半夏一钱　厚朴一钱　苍术一钱　陈皮五分　砂仁五分　炙甘草三分　干姜三分　藿香八分　乌梅一个　姜三片

【用法】水煎服。

【功效与主治】恶阻。

活胎和气饮

【来源】《郑氏家传女科万金方》卷二

【组成】枳壳二钱　厚朴一钱　香附一钱　陈皮去白，一钱　苍术一钱　苏叶一钱　砂仁六分　炙草五分

【用法】一方加小茴香。水一盅半，煎七分，空心服二剂。

【功效与主治】怀胎四五月，胎气困倦，气急，饮食无味，贪睡头晕，四肢酸软。

集成三合保胎丸

【来源】《幼幼集成》卷一

【组成】大怀地十二两，用砂仁三两，老姜三两，同地黄入砂锅内，先以净水煮两昼夜，俟地黄将烂，始入好酒煮之，总以地黄糜烂为度，将酒煮干取起，拣去砂仁，姜片不用，将地黄捣膏听用　大当归十二两，去头尾，取身切片，以好酒洗过，晒干听用　漂

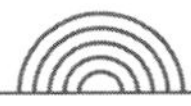

白术十二两，取净干片，以黄土研碎拌炒极黄取起，筛去土，孕妇肥白者气虚，加二两 实条芩六两，枯飘者不用，取小实者切片，酒炒三次，孕妇黑瘦者加一两，性躁者二两 棉杜仲十二两，切片，盐水拌炒，以丝断为度 川续断十二两，切片，酒炒

【用法】上将后五味和为一处，火焙干燥，石磨磨细末，筛过。以前地黄膏和匀，少加炼蜜，入石臼内，捣千余杵，为丸如绿豆大。每早盐汤送三钱，晚临卧酒送三钱。每日如此，不可间断。孕妇素怯者，须两料亦可。自一月服起，过七个月方保无虞。

【功效及主治】素惯堕胎。

济阴保元汤

【来源】《本草纲目拾遗》卷三引《医铃》

【组成】滇珍参三钱 苡米仁四钱，拌水蒸透，咀片，再入姜，加米仁汁蒸，晒干 怀生地一两，砂仁、酒、姜三味拌蒸，九晒，收，再以瓦焙为炭 当归四钱 白芍三钱，酒炒 川芎二钱，去净油、米泔水浸洗，收干，再入酒浸 丹参四钱，酒洗透 茺蔚子四钱，酒蒸透 香附三钱，以姜、土、醋、盐、童便、甘草水、乳汁逐次制过 云白术五钱，陈土炒 女贞子三钱，以白芥、车前水浸，干用

【用法】水煎服。

【功效】疏肝调经，济阴保元。

【主治】妇人经血不调。

加减半夏茯苓汤

【来源】《中医妇科治疗学》

【组成】法夏二钱 云苓三钱 广皮二钱 砂仁五分 朴花二钱 木香一钱半 炒蕲艾二钱

【用法】水煎，温服。

【功效】顺气降逆。

【主治】妊娠胎气上逆，遂致恶阻，呕吐清水或酸水，头胀眩晕，心胸愦闷，起坐不安，时嗳气，饮食不进，怠惰嗜卧，口淡，舌苔白腻，脉濡或缓。

加减莪术散

【来源】《胎产新书》

【组成】当归二钱　莪术二钱　延胡二钱　熟地二钱　枳壳二钱　青皮二钱　白术二钱　黄芩二钱　川芎三钱　三棱三钱　小茴香三钱　砂仁三钱　干漆一钱　红花一钱　香附五钱　甘草二钱

【用法】上为末。每日服三钱，空心酒送下。

【功效】散瘀血，温调血脉。

【主治】妇人三十八九，经水断绝，腹中有块疼痛，头晕眼花，饮食不思。

加减乌药汤

【来源】《中医妇科治疗学》

【组成】乌药三钱　砂仁八分　延胡二钱　甘草一钱　木香一钱半　槟榔一钱　当归三钱　白芍三钱

【用法】水煎，温服。

【功效】理气和血。

【主治】气滞所致月经先期，在经行前后，腹胸胀甚，中有血块，舌淡，脉弦涩者。

加味补中安胎饮

【来源】《胎产心法》卷一

【组成】人参一钱　白术土炒，二钱　当归酒洗，二钱　川芎八分　黄芩八分　紫苏四分　陈皮四分　砂仁碎，四分　炙草四分

【用法】加生姜一片，水煎服。滓再煎。

【功效与主治】孕妇虚羸，下血不止，或按月去血点滴，名曰胎漏。

加味茯苓半夏汤

【来源】《罗氏会约医镜》卷十四

【组成】陈皮一钱，去白　半夏二钱，姜炒，则不动胎，为健脾化痰主药　茯苓三钱　甘草一钱，炙　砂仁八分，炒研　白术钱半

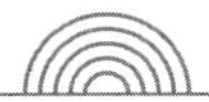

【用法】水煎服。

【功效及主治】妊妇恶阻。

加味黄芩芍药汤

【来源】《女科秘书》

【组成】当归　条芩　芍药　黄连姜汁炒　砂仁　枳壳　槟榔　木香

【用法】水煎服。痢止即止药。

【功效与主治】怀妊下痢，此是暑热寒温相搏而然。

加味莲湖丸

【来源】《竹林女科》卷三

【组成】条芩四两　砂仁微炒，一两　炙甘草一两　白术蜜炙，二两　莲子去皮心，二两　人参一两

【用法】上为末，山药四两煮糊为丸。

【功效与主治】盘肠产。

加味清热渗湿汤

【来源】《顾氏医镜》卷四

【组成】苍术　白术　黄柏　黄芩　黄连　竹叶　赤茯苓　甘草　砂仁　泽泻

【用法】水煎服。

【功效及主治】妊娠湿温，湿在太阴，已化热者，证见恶寒蕴热，头目昏重，肢节酸痛，胸膈痞闷。

加味圣愈汤

【来源】《医宗金鉴》

【组成】熟地酒拌，蒸半日　白芍酒拌　川芎　人参　当归酒洗　黄芪　杜仲　续断　砂仁

【用法】水煎服。

【功效】养血安胎。

【主治】妊娠伤胎，腹痛不下血者。

加味四味紫苏和胎饮

【来源】《胎产心法》卷上

【组成】紫苏一钱五分　黄芩一钱五分　白术土炒，一钱五分　炙草一钱（以上四味为和胎饮本方）　藿香叶一钱　陈皮一钱　砂仁五分，炒

【用法】生姜、大枣为引，水煎服。

【功效与主治】心腹绞痛，上吐下泻。

加味四物六君汤

【来源】《寿世保元》卷七

【组成】厚朴五分，姜汁炒　桔梗四分　白术四分，去芦　砂仁三分　红花三分　黄连三分　玄胡三分　陈皮四分　甘草二分　当归五分，酒洗　香附五分　枳实四分，麸炒　白茯苓四分，去皮　川芎四分　赤芍四分　苏叶四分　槟榔四分　半夏四分，姜汁炒

【用法】水煎服。

【功效及主治】妇人二十三至二十四岁，经后潮热，误食生冷，心腹胀满，气凑上膈，不思饮食，腹内结块如覆盆。

加味乌药汤（一）

【来源】《济阴纲目》

【组成】乌药一两　缩砂一两　木香一两　延胡索一两　香附炒，去毛，二两　甘草炙，一两半

【用法】上细锉，每服七钱，生姜三片，水煎温服。

【功效】行气活血，调经止痛。

【主治】痛经。月经前或月经初行时，少腹胀痛，胀甚于痛，或连胸胁乳房胀痛，舌淡，苔薄白，脉弦紧。

加味乌药汤（二）

【来源】《医宗金鉴》卷四十四

【组成】乌药　缩砂仁　木香　延胡索　香附制　甘草　槟榔各等分

【用法】水煎服。

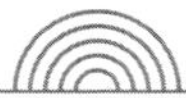

【功效及主治】血气凝滞，经前腹胀痛，胀过于痛。

加味香归饮

【来源】《女科万金方》

【组成】橘红　白芍　当归　川芎　白茯　熟地　柴胡　甘草　人参　黄芪　枳壳　香附　陈皮　砂仁　生姜三片

【用法】水煎服。

【功效与主治】经事不通，寒热，小腹有块，胸痞。

加味香砂六君子汤

【来源】《中医妇科治疗学》

【组成】泡参三钱　云苓三钱　白术三钱　木香二钱　砂仁一钱　秦归二钱　川芎一钱半　陈皮一钱　半夏三钱

【用法】水煎，温服。平日白带多者，加莲米三钱，芡实三钱。

【功效】扶脾祛痰。

【主治】因脾虚挟痰所致的月经量少，色淡而黏，平日白带多，口淡，苔白腻，脉缓滑。

加味香砂生化汤

【来源】《胎产心法》卷下

【组成】当归二钱　川芎一钱　白术土炒，一钱　制半夏八分　陈皮三分　前胡四分　砂仁四分　藿香四分　炮姜四分　炙甘草五分　生姜一片

【用法】水煎服。

【功效与主治】产后块痛已除，呕逆不止。

加味紫苏和胎饮

【来源】《罗氏会约医镜》卷十四

【组成】紫苏叶一钱，红者真　条芩一钱　甘草一钱　白术钱半　陈皮八分　藿香八分，须梗连叶者真　砂仁五分

【用法】水煎服。

【功效及主治】妊娠霍乱，寒热之盛，邪正交争，心腹绞痛，或吐或利，

气血俱伤，子母不安者。

家传定志方

【来源】《陈素庵妇科补解》卷三

【组成】石菖蒲二两　麦冬二两　枣仁二两　茯苓二两　茯神二两　木香五钱　熟地五钱　白芍三两　黄芩三两　砂仁二两　人参二两　白术二两

【用法】上为蜜丸。每服七十丸，龙眼、竹叶汤送下，日二次。

【功效与主治】妊娠无外感，忽然心悸，醒则烦闷，睡则多惊，或卧中言语恍惚，及臌胀腹满，连脐急痛，坐卧不宁，气逆迫胎，皆血虚内热乘心故也。

【方解】石菖蒲开心孔，引诸药入心；麦冬、枣仁、茯苓、茯神清心安神定志；木香顺三焦气，熟地养血补心，白芍滋阴养血，黄芩清上焦肺气，砂仁顺气安胎，白术健脾气，共奏养血安神定志之功。

家秘祛痛散

【来源】《仁斋直指方》卷六

【组成】青皮二钱，去瓤　五灵脂二钱，研飞，去砂净　川楝子二钱　川山甲二钱　良姜一钱五分，香油炒　延胡索一钱五分　没药一钱五分　沉香一钱　八角茴香二钱　槟榔一钱五分　木香一钱二分　砂仁少许

【用法】上㕮咀为粗末，用木鳖子去壳一钱二分锉片，同前药炒令焦香，去木鳖子不用，共为末。

【功效及主治】诸般心气疼痛，气滞不行，攻刺心腹，痛连胸胁，小肠吊疝，及妇人血气刺痛。

健脾固本药酒

【来源】《全国中药成药处方集》（兰州方）

【组成】当归二斤　川芎八两　白芍四两　酒地四两　党参六两　白术四两　广皮八两　佛手一斤　红花八两　桃仁四两　玄胡四两　吴萸四两　丁香二两　紫蔻二两　良姜四两　檀香二两　香附八两　小茴香四两　川牛膝八两　杜仲四两　续断四两　秦艽四两　独活四两　北细辛二两　麻黄六两　寄生四两　虎骨四两　枸杞四两　大云四两　玉竹八两　远志四两　枣仁四两　天冬四两　麦冬四两　杏

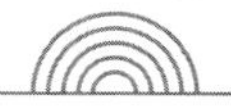

仁四两　五味子四两　广木香二两　藿香四两　台乌四两　白芷四两　乳香四两　没药四两　川朴八两　加皮八两　官桂四两　花椒二两　甘草四两　砂仁四两　木瓜四两

【用法】上为粗末，用白烧酒一百零四斤，蜂蜜八十斤，开水五十六斤，熬药，每料分作八料，药二斤，烧酒十三斤，蜂蜜十斤，开水七斤。

【功效及主治】男妇痰喘，咳嗽气急，两胁臌胀，心口、腰腿痛，女人经水不调，肚腹胀满，肚腹寒冷。

健脾资生丸

【来源】《全国中药成药处方集》（杭州方）

【组成】潞党参三两　炒白扁豆一两五钱　豆蔻仁八钱　川黄连四钱，姜汁炒　炒冬术三两　莲子肉二两　六神曲二两　白茯苓二两　广橘红二两　山楂肉一两五钱，蒸　炙甘草一两五钱　芡实一两五钱　广藿香一两　炒麦芽二两　怀山药二两　春砂仁一两五钱　桔梗一两　炒薏仁米一两五钱

【用法】上为细末，炼蜜为丸，或水为丸。每服二至三钱，米饮汤或开水送下；妇人淡姜汤送下。

【功效】健脾开胃，消食止泻，调和脏腑，滋养营卫。

【主治】胃脾虚弱，食不运化，胸腔饱满，面黄肌瘦，大便溏泄，以及妇人妊娠呕吐，小儿疳积，神疲便溏。

胶艾四物汤（安胎饮）

【来源】《万病回春》卷六

【组成】当归　川芎　白芍酒炒　熟地　阿胶炒　条芩　白术去芦　砂仁　香附炒　艾叶少许

【用法】上锉剂，糯米一撮，水煎，空心服。

【功效及主治】胎漏下血，腹痛。

胶艾丸

【来源】《妇科玉尺》卷一

【组成】香附　生地　枳壳　白芍　砂仁　艾叶　阿胶

【用法】共研细末，山药煮糊为丸，如梧桐子大。每服二钱，熟汤送下。

【功效与主治】经行后期太甚。

解悬汤

【来源】《辨证录》卷十二

【组成】白芍一两　当归一两　炒栀子三钱　枳壳五分　砂仁三粒　白术五钱　人参一钱　茯苓三钱　薄荷三钱

【用法】水煎服。

【功效】平肝解郁。

【主治】妇人怀抱忧郁，肝气不通，以致胎动不安，两胁闷痛，如子上悬。

金凤衔珠丸

【来源】《妇科玉尺》卷一

【组成】蛇床子四钱　母丁香三钱　肉桂三钱　杏仁三钱　白及三钱　吴茱萸三钱　菟丝子三钱　北细辛三钱　薏苡仁三钱　砂仁三钱　牡蛎三钱　川椒三钱　麝香少许

【用法】生蜜为丸，如樱桃大。每用一丸。

【功效与主治】月经不调，赤白带下，经病脐腹痛，小便白浊，阳事不举，遗精。

金匮丸

【来源】《何氏济生论》卷七

【组成】香附子六两，黄柏浸炒三两，山栀浸炒三两　川芎四两　续断四两　白术四两　山药四两　白芍四两　青皮二两　砂仁二两　白薇二两　生地四两　茯苓四两　条芩四两

【用法】醋煮山药为丸，如梧桐子大。每服六七十丸，醋汤送下。

【功效及主治】堕胎。

金莲种子方

【来源】《鲁府禁方》卷三

【组成】附子一两半，生用，去脐　白茯苓一两半，去皮　杜仲三钱，去皮，炒去丝　桂心三钱　秦艽三钱　防风三钱　干姜一钱，生用　牛膝一钱　砂仁一钱　细辛一钱

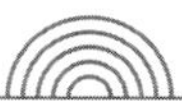

人参二钱　何首乌二钱　菟丝子一钱　益母草二钱　大黑豆二钱

【用法】水煎服。

【功效及主治】种子。

金莲种子仙方

【来源】《济阴纲目》卷六

【组成】熟地黄酒洗，三两　当归酒洗，三两　白芍药酒炒黄，三两　益母草三两　川芎酒洗，三两　苍术米泔水浸一宿，三两　蛇床子酒洗炒，二两　条芩酒洗，二两　覆盆子炒，二两　玄胡索微炒，二两　陈皮水洗，去白，二两　丹参水洗，二两　砂仁去壳，一两五钱　山茱萸酒浸，去核，五两　香附四制，五两

【用法】上为极细末，先用白毛乌骨雄鸡一只，预先喂养一月，勿令与雌鸡同处，临时将鸡缢死，不出血，干去毛，剖开去肠内污物，并嗉内宿食，肫内黄皮，用酒洗净一应什件，仍装入鸡肚内，不令见水，置坛内，入酒二斤封固，重汤煮烂，取出割下净肉，捣如泥；仍将鸡骨用酥油和原汁，或酒炙酥为末，入前药末内拌匀；再用醋煮米糊，同鸡肉木臼内捣极细为丸，如桐子大，每服四五十丸，渐至八九十丸，空心清米饮下。如月信先期而至者，加黄芩、地骨皮、黄连各一两半，清米饮下。如月信后期而至者，加黄芪一两，人参、白术各一两半，温酒或淡盐汤下。如白带者，加苍术、白术、升麻、白芷各一两半，淡姜汤下。

【功效】种子。

【主治】血虚不孕者。

【方解】此乌骨鸡丸之变方，他方多用参、芪、白术以补气，而此兼苍术、砂仁、益母以行气；他方又佐以艾、桂、椒、姜等热药以温经，此则以蛇床、山茱萸暖其下，而又以条芩佐之，则寒热平均，可无偏弊之害矣。此方加法服法，亦精当变通。

金衣八宝坤顺丹

【来源】《全国中药成药处方集》（青岛方）

【组成】益母草九斤六两　川芎一斤九两　白术十二两五钱　当归一斤九两　熟地一斤九两　紫苏叶十二两五钱　生地一斤九两　茯苓一斤九两　木香十二两五钱　香附一斤九两，醋炒　黄芩一斤九两　阿胶十二两五钱　橘红一斤九两　怀牛膝一斤九两

甘草十二两五钱　沉香一斤九两　白芍一斤九两　琥珀十二两五钱　乌药一斤九两　人参十两　砂仁十二两五钱

【用法】上为细末，炼蜜为丸。

【功效及主治】经血不调，腰酸腹痛，赤白带下，产后血瘀。

经验桃奴丸

【来源】《简明医彀》卷三

【组成】桃奴冬月树上小干桃　豭鼠粪雄鼠也，两头尖者是　玄胡索　香附子　肉桂　五灵脂　桃仁去皮尖，捣如泥　砂仁各等分

【用法】上为细末，炼蜜为丸。

【功效及主治】血蛊，腹上有血丝；妇女月经不通，腹中有块胀痛；男子坠马跌仆，瘀血留积胀痛。

经验育胎丸

【来源】《济阴纲目》卷六

【组成】当归四两，酒浸　熟地黄四两，酒蒸　白术四两　香附四两　砂仁三两　芍药二两，酒炒　川芎二两　川续断二两，酒洗　陈皮二两　黄芩二两，酒炒

【用法】上为细末，糯米糊为丸，如梧桐子大。

【功效】经调血盛，子宫温暖成孕；孕后服之，可保胎气坚固。

【主治】妇人久无子嗣。

救苦金丹

【来源】《全国中药成药处方集》（北京方）

【组成】当归六十四两　木香十六两　玄胡索六十四两　藁本六十四两　白薇六十四两　赤石脂六十四两，生　黄柏六十四两　丹皮六十四两　阿胶六十四两　黄芪六十四两　人参六十四两，去芦　山药六十四两　川芎六十四两　白芍六十四两　甘草六十四两　熟地六十四两　没药六十四两　白芷六十四两　黄芩六十四两　砂仁六十四两　鹿角六十四两　白术六十四两　茯苓六十四两　血余炭八两　蕲艾八两，炭　小茴香八两　青蒿十六两　乳香十六两　杜仲十六两　锁阳十六两　菟丝子十六两　红花十六两　肉桂十六两　续断十六两　紫苏叶十六两　补骨脂十六两　松香脂三十二两　红鸡冠花三十二两　白鸡冠花三十二两　橘皮九十六两　益母草二百四十两

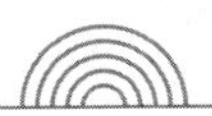

【用法】上以青蒿、川芎、木香、益母草、白芷、藁本、白术、砂仁、黄芩、橘皮、紫苏叶、续断、肉桂、红花十四味，共为粗末，铺晒，余下罐，加黄酒一千一百八四两，蒸三昼夜，再将群药加在一起，共为细末，炼蜜为丸，重三钱。每服一丸，一日二次，温开水送下。

【功效】益气调经。

【主治】经期不准，腹部胀痛，癥瘕痞块，精神疲倦。

救坤丹

【来源】《北京市中药成方选集》

【组成】白芍五钱　川芎五钱　生地五钱　熟地五钱　当归五钱　黄芩五钱　茯苓五钱　乌药五钱　橘红五钱　阿胶四钱，炒珠　苏叶四钱　砂仁四钱　香附四钱，炙　白术四钱，炒　琥珀四钱　人参四钱，去芦　木香一钱　沉香一钱　川牛膝二钱　甘草二钱　益母草二两

【用法】每服一丸，一日二次，温开水送下。

【功效】益气和营，调经养血。

【主治】妇女月经不调，忽多忽少，行经腹痛，崩漏带下。

决经汤

【来源】《叶氏女科》卷一

【组成】陈皮五分　白茯苓五分　枳壳五分，麸炒　川芎五分　赤芍五分　苏叶五分　槟榔五分　桔梗五分　白术五分，蜜炙　半夏五分，制　当归七分　香附七分，制　厚朴七分，姜制　甘草三分　红花六分　黄连六分，酒炒　柴胡六分　砂仁四分　姜三片

【用法】水煎，空心服。咳嗽，加五味子、杏仁去皮尖各五分；口干潮热，加竹沥、陈酒各半杯，姜汁少许。

【功效与主治】妇人二十三至二十四岁，因经后潮热，误食生冷，聚成痰饮，心腹胀满，气升上膈，饮食不思，腹中结块。

君子汤

【来源】《女科旨要》卷一

【组成】陈皮二钱　茯苓二钱　枳实二钱　川芎二钱　赤芍二钱　苏叶二钱

槟榔二钱　桔梗二钱　白术二钱　半夏二钱　当归三钱　香附三钱　厚朴三钱　甘草一钱　红花一钱　黄连一钱，酒炒　柴胡一钱　砂仁一钱五分

【用法】上分八帖。加生姜三片，酒水各半煎，空心服。如嗽，加五味子、杏仁各二钱；口渴潮热，加竹沥二匙。

【功效与主治】妇人经后潮热，误食生冷，聚成痰饮，腹心胀满，气升上膈，饮食不思，腹中结块。

开郁顺气丸

【来源】《全国中药成药处方集》（沈阳方）

【组成】柴胡二两　青皮一两五钱　榔片一两　香附一两　木香五钱　枳壳五钱　酒芍五钱　山栀五钱　黄芩五钱　姜夏五钱　川芎五钱　神曲五钱　紫朴五钱　砂仁五钱　广陈皮五钱　苍术五钱　乌药五钱　茯苓五钱　盔沉五钱　当归五钱　甘草五钱　桔梗八钱　莱菔三钱

【用法】上为极细末，炼蜜为丸，二钱重。每服一丸，早晚空心白开水送下。

【功效】开郁养血，消食顺气，和胃健脾。

【主治】胸膈胀满，两胁攻痛，饮食不消，胃脘胀痛，癥瘕痞块，红白痢疾。

宽中愈胀汤

【来源】《女科指南》

【组成】人参　白术　茯苓　甘草　黄连　枳实　半夏　姜黄　陈皮　知母　黄芩　厚朴　猪苓　泽泻　砂仁　干姜

【用法】加生姜，水煎服。

【功效与主治】妇人中满腹胀。

坤顺丹

【来源】《痘疹一贯》卷六

【组成】益母草三两，连花、子，忌铁　全当归五钱，酒炒，忌铁　南白芍五钱，酒炒　条芩五钱，酒炒　白术五钱，土炒　白茯苓五钱，生用　大生地五钱，姜炒　大熟地五钱，姜炒　香附五钱，童便、盐水浸，晒，微炒　广木香一钱五分，生

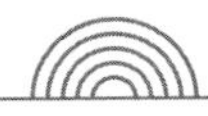

川芎五钱　砂仁二钱五分，炒　广橘红五钱，盐水拌　甘草二钱五分，生　乌药五钱，生人参三钱，加倍更妙　真阿胶二钱五分，蛤粉炒成珠　全紫苏二钱五分，去根，生用　川牛膝二钱　琥珀二钱五分，加倍炒，柏子并煮干，去柏子　沉香五钱

【用法】上为细末，炼蜜为丸。

【功效及主治】妇人胎前产后，诸虚百损，时疾。

坤顺丸

【来源】《全国中药成药处方集》（南京方）

【组成】鹿茸四两　五灵脂四两　石柱参二两　紫丹参三两　龟版胶三两　延胡索三两　鹿角胶三两　淡黄芩三两　阿胶四两，炒珠　川断三两　潞党参五两　川芎四两　炙黄芪五两　醋制香附三两　西当归六两　炙甘草三两　大熟地十两　广郁金二两　川贝母六两　春砂仁二两　菟丝子六两　白芍三两　枸杞子五两　大黄炭三两　白茯苓五两　陈皮四两　白术五两　上肉桂一两五钱

【用法】上为极细末，炼蜜为丸，二钱重。每服一丸，早晚空心白开水送下。

【功效】益气，调经。

【主治】妇女血气不足，腹冷腹痛，形寒，头晕，带下，腰酸，经水不调。

老年白带方

【来源】《妇科玉尺》卷五

【组成】黄柏四两　五味四两　杜仲四钱　萸肉五钱　补骨脂三钱　牡蛎三钱，煅　醋香附八钱　砂仁二钱　川椒二钱　川芎二钱　茯苓二钱　车前子二钱　醋炒艾叶一钱　醋化阿胶五钱　白芍六钱

【用法】鹿角胶为丸。盐汤送下。

【功效与主治】年老人久带。

理脾汤

【来源】《古今医鉴》卷十二

【组成】苍术米泔浸，炒　陈皮各一钱　厚朴一钱半，姜炒　砂仁七分，炒　神曲一钱，炒　山楂一钱，去核　麦芽一钱，炒　干姜八分，炒黑　甘草三分，炙

【用法】上锉一剂。加生姜三片，水煎服。

【功效及主治】治产后停食，胸膈饱闷，身发寒热，不思饮食。

利气散

【来源】《寿世保元》卷七

【组成】香附五钱，炒　黄芩四钱　炒枳壳四钱，去瓤　陈皮三钱　藿香三钱　小茴三钱，酒炒　白术三钱，去芦　玄胡索三钱　砂仁三钱　草果三钱，去壳炒　甘草八分　厚朴一钱

【用法】上为末

【功效及主治】室女经脉初动，天癸水至，失于调理，感寒血气不顺，心腹胀满，恶寒发热，头身遍疼。

利生丸

【来源】《惠直堂经验方》卷一

【组成】茅苍术二两　乌药二两，二味俱米泔浸一宿，晒干　香附二两，一半童便浸，炒，一半米醋浸，炒　藿香二两　纯苏叶二两　厚朴二两，姜汁炒　陈皮二两　青皮二两，醋炒　赤芍二两，酒炒　砂仁二两，去壳　小茴二两，微炒　木香二两　草果二两，面裹，煨，去壳　川芎一两，微炒　归身一两，微炒　黄芩一两，微炒　枳壳一两，麸炒　白茯苓一两　木通一两　鸡心一两　槟榔一两　粉甘草五钱

【用法】上药日晒干为末，陈早米糊为丸，每重一钱五分，亦须晒干，每丸九分。每服一丸，心痛，灯心二分，生姜一片，煎汤送下；肚痛，生姜一片捣碎，入炒盐三分，开水冲服；胸腹臌胀，生姜皮五分，大腹皮一钱，煎汤送下；疟疾发日，用桃脑七个、生姜一片，煎汤送下；风痰喘嗽，苏叶、薄荷汤送下；赤痢，白蜜二钱，米汤调下；白痢，红糖二钱、生姜汁一匙，同米汤调下；疝气，小茴川楝汤送下；嗝食呕酸，小儿痞积，生姜汤送下；血崩，恶露不净，当归一钱，煎汤送下；身面黄胖，湿痰流注，无名肿毒，俱陈酒送下。

【功效】调气止痛，利湿祛痰。

【主治】心腹胀痛，风痰喘嗽，嗝食呕酸，赤白痢疾，疟疾，身面黄胖，湿痰流注，无名肿毒，疝气，妇人血崩，恶露不净，小儿痞积。

莲砂散

【来源】《同寿录》卷三

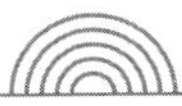

【组成】湖莲肉四两，去心　缩砂仁二两，连壳炒，去壳，研

【用法】上为末。

【功效及主治】保胎。

灵砂散

【来源】《仙拈集》卷三

【组成】砂仁一两　五灵脂一两，焙干

【用法】上为末。

【功效及主治】妇人经闭血块。

苓术饮

【来源】《丹台玉案》卷五

【组成】白术六分　白茯苓六分　香附六分　黄连一钱，酒炒　泽泻一钱　陈皮一钱　五味子八分　砂仁八分，炒　人参八分　山药八分

【用法】水煎服

【功效及主治】妊娠泄泻不止，久则伤胎。

绫锦养脾丸

【来源】《御药院方》卷四

【组成】木香一钱一字　丁香一钱一字　沉香一钱一字　红豆一钱一字　大椒一钱一字　官桂一钱一字，去粗皮　附子一钱一字，炮裂，去皮脐　肉豆蔻二钱半　白豆蔻二钱半，去皮　荜澄茄二钱半　川姜二钱半，炮裂　荜茇二钱半　甘草二钱半，锉，炙黄　人参二钱半，去芦头　白茯苓二钱半，去皮　白术二钱半　陈皮二钱半，去白　神曲二钱半，打碎，微炒　麦糵二钱半，炒黄　缩砂仁二钱半　诃子肉二钱半　良姜六钱一字，锉，炒　厚朴六钱一字，去粗皮，生姜制　破故纸六钱一字，微炒

【用法】上为极细末，炼蜜为丸，二钱重。每服一丸，早晚空心白开水送下。

【功效】大补脾胃，极进饮食，调顺三焦，保养荣卫。

【主治】脾肾俱虚，冷气攻刺心胸腹胁，小肚疼痛，呕逆痰水。口苦，噫气吞酸，及膀胱冷气奔冲，腰背脐腹绞痛。手足微冷，小便频数。又治卒暴心疼，霍乱吐逆。妇人血气癥瘕，心腹刺痛。

六和生化汤

【来源】《医方简义》卷六

【组成】川芎二钱　当归四钱　炮姜四分　炙甘草五分　桃仁十粒　茯苓三钱　砂仁壳一钱　橘红八分

【用法】水煎服。

【功效及主治】产后六淫外侵。

六和汤

【来源】《医方考》卷一

【组成】砂仁一两　半夏一两　杏仁一两　人参一两　甘草一两　白术二两　藿香二两　木瓜二两　厚朴二两　扁豆二两　赤茯苓二两

【用法】水煎服。

【功效及主治】夏月病人霍乱转筋，呕吐泄泻，寒热交作，倦怠嗜卧；伏暑烦闷，小便赤涩，或利或渴；胎产。

鲁府遇仙传种子药酒

【来源】《寿世保元》卷七

【组成】白茯苓净一斤，去皮　大红枣半斤，煮，去皮核，取肉　胡桃肉去壳，泡去粗皮，六两　白蜂蜜六斤，入锅熬滚，入前三味，搅匀，再用微火熬滚，倾入瓷坛内，又加南烧酒二十斤、糯米白酒十斤，共入密坛内　绵黄芪蜜炙　人参　白术去芦　当归　川芎　白芍炒　生地黄　熟地黄　小茴　覆盆子　陈皮　沉香　木香　甘枸杞子　官桂　砂仁　甘草各五钱　乳香　没药　辽五味子各三钱

【用法】上为细末，共入密坛内和匀，箬叶封口，面外固，入锅内，大柴火煮二炷香，取出，埋于土中三日去火毒，每日早、午、晚三时男女各饮数杯，勿令大醉。

【功效】补虚益气，滋阴降火，保元调经，填精壮骨。

【主治】诸脏衰弱，久不生育者。安魂安魄，改易容颜，添髓驻精，补虚益气，滋阴降火，保元调经，壮筋骨，润肌肤，发白再黑，齿落更生，目视有光，心力无倦，行步如飞，寒暑不侵，能除百病，交媾而后生子也。治妇人子宫虚冷，带下白淫，面色萎黄，四肢酸痛，倦怠无力，饮食减少，经脉不调，

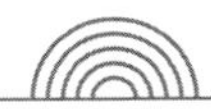

面无颜色，肚腹时痛，久无子息，服药更宜戒气恼，更忌生冷，其效如神。

牡丹煎圆

【来源】《太平惠民和剂局方》

【组成】延胡索 缩砂仁各半两 赤芍药 牡丹皮各一两 山茱萸 干姜炮，各半两 龙骨细研，水飞 熟干地黄酒浸 槟榔 羌活各二两 五味子 人参 白芷 当归去芦，酒浸 干山药 泽泻 续断细者 肉桂去粗皮 白茯苓 白术 附子去皮、脐 木香 牛膝去苗，酒浸一宿，焙，炮，为末，炒熟各一两 石斛三两，去根，酒浸

【用法】上为细末，炼蜜和圆，如梧桐子大。

【功效及主治】妇人冲任本虚，少腹挟寒，或因产劳损，子脏风寒，搏于血气，结生瘕聚，脐腹刺痛，胁肋紧张，腰膝疼重，拘挛肿满，背项强急，手足麻痹，或月水不调，或瘀滞涩闭，或崩漏带下，少腹冷疼，寒热盗汗，四肢酸痛，面色萎黄，羸乏少力，心多惊悸，不欲饮食。

木香调胃散

【来源】《胎产新书》

【组成】木香一钱五分 陈皮一钱五分 甘草一钱五分 三棱一钱 莪术一钱 车前子一钱 大腹皮一钱 红豆一钱 砂仁一钱 苍术一钱 木通一钱 山楂一钱 川萆解一钱五分 生姜皮五分

【用法】上为粗末，水煎服。

【功效】活血通经，利水消肿。

【主治】肝郁脾虚。

宁坤丸

【来源】《中药成方配本》

【组成】党参 6 克 白术 15 克 茯苓 15 克 炙甘草 4.5 克 姜汁炒生地 15 克 姜汁炒熟地 15 克 白芍 15 克 炒当归 15 克 炒川芎 15 克 沉香 1.5 克 广木香 7.5 克 制香附 15 克 西砂仁 4.5 克 乌药 15 克 炒广皮 15 克 川牛膝 6 克 琥珀 7.5 克 黄芩 6 克 苏叶 7.5 克 阿胶 7.5 克 益母膏 36 克

【用法】炼蜜为丸。

【功效】和气血，调月经。

【主治】妇女血虚气滞，经闭经少。

女金丹

【来源】《北京市中药成方选集》

【组成】玄胡索醋炒　白术炒　官桂　川芎　白芍　茯苓　没药炙　丹参　熟地　鹿角霜　吴茱萸炙　阿胶炒珠　藁本　白芷　甘草　赤石脂煅　白薇各3.5千克　橘皮7千克　当归7千克　香附10.5千克，炙　人参1千克，去芦　益母草10千克　砂仁2.5千克　党参2.25千克，去芦

【用法】炼蜜为丸。

【功效】调经养血，温暖子宫。

【主治】子宫寒冷，经期不准，腹痛腰酸，四肢无力。

蓬莪术散

【来源】《郑氏家传女科万金方》卷二

【组成】香附三两　当归酒洗　赤芍　熟地　蓬术　元胡　白术土炒　枳壳　黄芩　青皮各一两五钱　川芎　三棱　砂仁炒　干漆各二两　红花　甘草各一两

【用法】上药研末，每服三钱，空腹时用酒调下。

【功效与主治】妇人气禀虚弱，经断太早，瘀血来散，腹中常有块痛，头晕眼花，饮食少进。

破饮丸

【来源】《三因极一病证方论》卷十三

【组成】荜茇　丁香不见火　缩砂仁　胡椒　乌梅肉　青皮　巴豆去皮膜　木香　蝎梢各等分

【用法】上药以青皮同巴豆用浆水浸一宿，次日滤出，同炒至青皮焦，去巴豆，将所浸水腌乌梅肉，炊一熟饭，细研为膏，余药研末和匀为，如绿豆大。每服五十至七十丸，临睡时用生姜汤送下。

【功效】温中破积。

【主治】五饮停蓄胸腹，结为癥癖，支满胸膈，旁及两胁，抢心疼痛，饮食不下，反胃吐逆，九种心疼，宿食不消，久疟久痢，癫痫厥晕，心气不足，忧愁思虑，妇人腹中诸病。

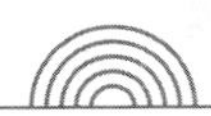

七制香附丸

【来源】《全国中药成药处方集》（天津方）

【组成】香附（醋制）3.42千克　生地　生白芍　当归　熟地各120克　川芎120克　艾炭60克　白术麸炒　益母草各120克　甘草30克　山萸肉60克，酒制　炒枣仁60克　茯苓120克，去皮　生阿胶　天冬各60克　砂仁45克　人参30克，去芦　黄芩60克　延胡45克，醋制

【用法】水丸。

【功效】开郁顺气，调经养血。

【主治】血滞经闭，胸闷气郁，四肢无力，或腹内血块，及寒湿白带等。

千金保胎丸

【来源】《万病回春》卷六

【组成】归身二两，酒洗　南茅一两　熟地二两，姜炒　阿胶二两，蛤粉炒　香附二两，酒、醋、童便、盐水各浸三日　艾叶一两，醋煮　砂仁五钱，炒　陈皮二两　条芩二钱，炒　白术四两，土炒　川续二两，断酒洗　杜仲四两，姜炒　益母草二两　红枣煮，去皮、核

【用法】上为末，枣肉为丸，梧桐子大。每服百丸，空心米汤送下。

【功效及主治】妇人气血不足，冲脉有伤，受胎经二月而胎堕者。

薷苓清暑汤

【来源】《陈素庵妇科补解》卷三

【组成】藿香一钱五分　香薷一钱五分　茯苓二钱　陈皮一钱　厚朴一钱　麦冬八分　人参八分　白术三钱　泽泻一钱五分　甘草一钱　草豆蔻七分　竹茹五分　砂仁五分　生姜三片　乌梅一钱

【用法】水煎服。

【功效】清暑益气，利湿安胎。

【主治】妊娠外感暑邪。

参归固胎丸

【来源】《医学正印》卷下

【组成】当归身四两　川芎四两　条芩四两　白术四两　杜仲二两，盐水炒断丝　续断二两　人参二两　砂仁一两，炒

【用法】上为细末，陈米糊为丸，如梧桐子大。每服五十丸，白汤送下。

【功效与主治】妇人虚弱，不问几月，胎气不安，腰腹微痛，饮食不美。

参苓白术散

【来源】《太平惠民和剂局方》

【组成】莲子肉去皮　薏苡仁　缩砂仁　桔梗炒令深黄色，各一斤　白扁豆姜汁浸，去皮，微炒，一斤半　白茯苓　人参去芦　甘草炒　白术　山药各二斤

【用法】上为细末。每服二钱，枣汤调下，小儿量岁数加减服。

【功效】益气健脾，渗湿止泻。

【主治】脾虚湿盛证。饮食不化，胸脘痞闷，肠鸣泄泻，四肢乏力，形体消瘦，面色萎黄，舌淡苔白腻，脉虚缓。本方常用于慢性胃肠炎、贫血、慢性支气管炎、慢性肾炎以及妇女带下病等属脾虚湿盛者。

【方解】方中人参、白术、茯苓、甘草补气健脾，山药、扁豆、莲肉补脾渗湿，山药莲肉兼止泻；砂仁醒脾和胃，行气化滞；桔梗升清，宣肺利气，用以载药上行。诸药合用，共成健脾益气、渗湿止泻之功。

参术大补丸

【来源】《万氏女科》卷一

【组成】人参五钱　白术三钱　白茯苓三钱　陈皮三钱　莲肉三钱　归身三钱　炙草三钱　山药一两　砂仁五钱　川芎五钱　石菖蒲五钱

【用法】共末，荷叶包米煮饭为丸。米饮下。

【功效与主治】妇人平素多痰，脾胃虚损，气血失养，经水过期后行。

首乌枸杞汤

【来源】《简明中医妇科学》

【组成】首乌12克　枸杞子12克　菟丝子12克　桑螵蛸12克　赤石脂12克　狗脊12克　熟地24克　藿香6克　砂仁6克

【用法】水煎服。

【功效】补养肝肾，利湿固涩。

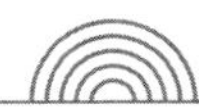

【主治】肾气虚弱。

顺气术香散

【来源】《太平惠民和剂局方》

【组成】丁香皮不见火　缩砂仁　良姜去芦，炒　肉桂去粗皮　干姜炮　甘草　陈皮去白　厚朴去粗皮，姜汁炙　苍术米泔浸　桔梗去芦　茴香炒，各三两

【用法】上为细末。每服二钱，以水一盏，加生姜三片，大枣二枚，煎至八分，稍热服，不拘时候；或入盐少许，沸汤点服。

【功效及主治】气不升降，呕逆恶心，胸膈痞闷，胁肋胀满，及酒食所伤，噫气吞酸，心脾刺痛，大便不调，面黄肌瘦，不思饮食。兼疗妇人血气刺痛，及一切冷气，并皆治之。常服宽中顺气，和胃进食。

泰山磐石散

【来源】《古今医统大全》

【组成】人参一钱　黄芪二钱　白术二钱　炙甘草七分　当归一钱　川芎七分　白芍药一钱　熟地黄一钱　川续断一钱　糯米二钱　黄芩一钱　砂仁五分

【用法】上用水一盅半，煎至七分，食远服。但觉有孕，三五日常用一服，四月后，方无虑也。

【功效】益气健脾，养血安胎。

【主治】气血虚弱所致的堕胎、滑胎。胎动不安，或屡有堕胎宿疾，面色淡白，倦怠乏力，不思饮食，舌淡苔薄白，脉滑无力。

【方解】方中人参、黄芪、白术、炙甘草益气健脾以固胎元；当归、熟地、白芍、川芎补血调血以养胎元；续断合熟地益肝肾而保胎元；少用砂仁理气醒脾，既可防益气养血之品滋腻碍胃，又有安胎之效；糯米补脾养胃，黄芩与白术合用有安胎之功。诸药配合，使气血调和，冲任得固，自无堕胎之患。

泰山盘石散

【来源】《古今医统》卷八十五

【组成】人参　黄芪　当归　川续断　黄芩各一钱　川芎　白芍药　熟地各八分　白术二钱　炙甘草　砂仁各五分　糯米一撮

【用法】水一盅半，煎七分，食远服。

【功效】 补气养血，益肾安胎。

【主治】 妇人气血两虚，素有堕胎之患者。

调经酒

【来源】《奇方类编》卷下

【组成】 当归四两　川芎四两　吴萸四两，泡去苦味　白芍三两，炒　白茯苓三两　陈皮三两　玄胡索三两　丹皮三两　熟地六两　香附米六两，醋炒　小茴香二两，盐炒　砂仁二两

【用法】 火酒三十斤，南酒二十斤同蒸。

【功效及主治】 月水不调，腹内疼痛，癥瘕成块。

调经四物汤

【来源】《鲁府禁方》卷三

【组成】 当归一钱，酒洗　川芎一钱　白芍一钱，酒炒　熟地黄一钱　青皮八分，去瓤　陈皮八分　丹参八分　川乌头七分，火煨，去皮脐　红花五分　桃仁十个，去皮　紫苏六分　香附六分　砂仁五分

【用法】 水煎服。

【功效及主治】 血气不调，或前或后，或多或少。

调经乌鸡丸

【来源】《竹林女科》卷一

【组成】 白毛乌骨雄鸡一只，约重一斤，以糯米喂七日，勿令食虫蚁，以绳缢死，干去其毛，去肚内杂脏不用，纳生地黄、熟地黄、天门冬、麦门冬各二两于鸡肚内，以好酒十碗，文火煮烂，取出肚内药，将鸡连骨用桑柴火焙干，仍以前煮过之生地等药酒，又浸又焙，至鸡骨肉枯为度，研极细末　人参五钱　肉苁蓉一两，酒洗净　炒破故纸一两　砂仁一两　当归一两　白术一两　川芎一两　丹参一两　茯苓一两　甘草一两，炙　杜仲一两，盐水炒　香附米四两，醋制

【用法】 共为细末，入鸡骨肉末和匀，酒面糊为丸。每服五十丸，空心米汤下。

【功效与主治】 月经愆期。由脾胃虚弱，冲任损伤，气血不足，致经来或前或后。

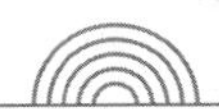

调经养荣汤

【来源】《内经拾遗方论》卷一引《经验秘方》

【组成】归身一钱半　川芎七分　白芍八分　熟地一钱　生地五分　丹参八分　玄胡六分　丹皮五分　香附一钱　陈皮七分　白术八分　砂仁二分　红蓝花三分

【用法】水煎服。

【功效及主治】血枯经闭。

调经养荣丸

【来源】《治疹全书》卷下

【组成】生地　丹皮　白茯苓　山药　萸肉　泽泻　白芍　阿胶蛤粉炒珠　当归　枣仁　砂仁　川芎　川断

【用法】上为末，炼蜜为丸，如梧桐子大。

【功效】清热养血。

【主治】妇人月事后五至六日，发热见疹，则血室空虚，热邪乘虚入内，重则妄见妄闻，如见鬼祟，昼时了了，夜时谵语，轻则常发夜热，变成疹怯者。

调经养营丸

【来源】《活人方》卷六

【组成】熟地六两　制香附八两　当归四两　白芍四两　蕲艾四两　川芎三两　白术三两　茯苓三两　延胡索二两　陈皮二两　木香一两五钱　砂仁一两五钱

【用法】上为末，炼蜜为丸，如梧桐子大。

【功效及主治】女子先天禀气不足，或后天营气不及，则冲任之血脉不和，遂至月经愆期，参差不准，临时多寡不一，颜色黄紫不正，未及期而腰腹先痛，或至期而肢不胜烦倦，亦有气血两虚，带脉不引既行，而腹内空陷为痛，甚至心肾不交，天癸不应，则孕育艰难，赤白淋带，兼之七情郁结，五心烦热，饮食减少，面黄肌瘦，头目眩晕，腰膝酸痛，四肢乏力，血瘕癥癖，隐痛不一。

调经育子方

【来源】《寿世保元》卷七

【组成】当归一钱，酒洗　川芎七分　白芍一钱，酒炒　熟地黄七分，姜汁炒　陈皮八分　白术一钱，去芦　香附一钱，酒炒　砂仁二分　丹参五分　条芩一钱，酒炒　甘草四分，炙

【用法】上为末，炼蜜为丸，如梧桐子大。

【功效及主治】调经理脾，孕育子嗣。

调经愈痛散

【来源】《女科指南》

【组成】四物汤加桃仁　红花　莲术　升麻　香附　木香　黄连　黄芩　延胡索　砂仁

【用法】姜煎服。

【功效与主治】经行作痛。

调气活血汤

【来源】《顾氏医镜》卷四

【组成】人参　阿胶　当归　白芍　川芎　苏梗　砂仁　广皮　茯神　旋覆花　炙甘草　桑寄生

【用法】水煎服。

【功效】调气活血。

【主治】妇人受孕后，因跌仆挫闪而致半产者。

调气清肺汤

【来源】《顾氏医镜》卷四

【组成】苏子　杏仁　橘红　砂仁　白茯苓　桑白皮　马兜铃

【用法】水煎服

【功效】清肺化痰，止咳安胎。

【主治】妇人肺阴不足，每受孕至七月，肺气不肃，咳嗽气促，震动胞络，胎因不安，以致半产者。

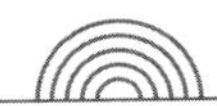

调气养血汤

【来源】《万病回春》卷六

【组成】香附米一钱，炒　乌药一钱　砂仁一钱　当归一钱　川芎一钱　白芍一钱，酒炒　熟地黄一钱，姜汁浸，焙　甘草三分，炙

【用法】水煎服。

【功效及主治】妇人室女血气不和，胎前产后诸病。

调气饮

【来源】《陈素庵妇科补解》卷一

【组成】当归一钱五分　远志肉一钱五分　川芎一钱　青皮一钱　乌药一钱　香附一钱五分　红花六分　大茴香八分　肉桂五分　延胡一钱　山楂二钱　艾叶一钱，熟　砂仁　生姜　川断

【用法】方中砂仁、生姜、川断用量原缺。寒者，倍肉桂；因怒者，加木香、柴胡；饮食停滞，加神曲、枳壳；血少气滞，加人参、白术、丹参；肥人多痰者，加半夏、茯苓；暑令，去肉桂。

【功效】行气和血。

【主治】妇女经欲来而腹痛者。

【方解】妇人当经期欲来而腹先痛，是气滞而血亦随滞，故未来而腹先痛也。青皮、乌药、香附辛温行气；红花、延胡索、肉桂行血活血；艾叶、大茴香暖命门，当归、川芎、远志、川断补血和血；山楂兼行气血之滞，腹痛自止。

调元养荣丸

【来源】《北京市中药成方选集》

【组成】当归八十八两　熟地八两　白术八两，炒　白芍八两　川芎六两　茯苓八两　枣仁四两，炒　甘草二两　天冬五两四钱　山萸肉四两，炙　玄胡三两，炙　藁本三两　青蒿三两　鸡冠花三两　香附十六两，炙　阿胶十二两，炒珠　黄芩五两　砂仁四两　生地八两　祁艾炭四两　牛膝四两六钱　没药四两，炙　乳香三两，炙　红花三两　藏红花二两　柴胡三两　苏叶三两　石脂三两，煅　沉香一两　青毛茸十二两，去毛　秦艽四两　鳖甲四两，炙　杜仲炭四两　续断四两　琥珀二两　橘红四两

橘皮十二两　人参六钱，去芦　龟板四两，炙　泽泻四两　木香一两　红曲三十二两　川牛膝四两

【用法】共研为细粉，过罗，每十六两细粉加益母膏四两，炼蜜为丸，重三钱，蜡皮封固。每服一丸，日服二次，温开水送下。

【功效】调元补气，和血养荣。

【主治】妇女气虚血亏，行经腹痛，经期不准，腰膝无力。

调中和气散

【来源】《盘珠集》卷下

【组成】苏梗　砂仁壳　石膏不可多　山药炒　川柏炒　前胡　百草霜

【用法】水煎服。

【功效及主治】子悬。胎热气逆，胎上攻心，不知人事。

通经甘露丸

【来源】《慈禧光绪医方选议》

【组成】当归 240 克　丹皮 120 克　枳壳 60 克　陈皮 60 克　灵脂 90 克　砂仁 60 克　熟地 120 克　生地 120 克　元胡 120 克，炙　熟军 240 克　赤芍 90 克　青皮 90 克　香附 750 克，炙　炮姜 60 克　桂心 60 克　三棱 240 克　莪术 240 克　甘草 60 克　藏红花 60 克

【用法】每服一丸，日服二次，温开水送下。

【功效】活血化瘀，理气消癥。

【主治】妇人月经不通，或有癥瘕癖块，少腹胀痛，骨蒸劳热。

土金双倍汤

【来源】《胎产秘书》卷上

【组成】人参三钱　苏子三钱　茯苓三钱　谷芽三钱　巴戟天三钱　菟丝子三钱　白芍三钱　白术五钱　薏苡仁五钱　山药五钱　神曲二钱　砂仁一粒　甘草二分　柴胡五分

【用法】水煎服，每日一剂，日服二次。

【功效】健脾益肾，降气安胎。

【主治】胃阴不足所致妊娠呕吐。

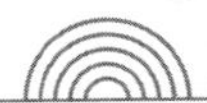

先天归一汤

【来源】《古今医鉴》卷十一引王兵宪方

【组成】人参八两　白术十两，麸炒　白茯苓十两，去皮　甘草四两　川芎十两　当归十二两　生地十两，酒洗　白芍八两　砂仁七两，炒　香附七两　陈皮六两　牛膝八两，酒炒　半夏七两，汤泡　丹皮七两，去骨

【用法】水煎服。

【功效及主治】妇人不孕。

小七香圆

【来源】《太平惠民和剂局方》

【组成】甘松八十两，炒　益智仁六十两，炒　香附子炒，去毛　丁香皮　甘草炒，各一百二十两　莪术煨，乘热碎　缩砂仁各二十两

【用法】上为末，水浸蒸饼为圆，如绿豆大。

【功效】温中快膈，化积和气。

【主治】中酒吐酒，呕逆吐酸，气嗝食噎，饮食不下，冷涎翻胃，腹胀脾疼，远年茶酒食积，眼脸俱黄，赤白痢疾，脾毒泄泻。妇人脾血气，小儿疳气，并宜服之。

延胡索散

【来源】《陈素庵妇科补解》卷一

【组成】延胡二钱　当归二钱　川芎一钱　赤芍二钱　生地三钱　丹参四钱　红花一钱五分　香附一钱五分　乌药一钱五分　熟艾二钱　砂仁一钱　生蒲黄一钱五分

【用法】水煎服，每日一剂，日服二次。

【功效】行气通经。

【主治】瘀血阻络，四十左右先期断绝，血滞者。

养阴驱邪汤

【来源】《慈航集》卷下

【组成】全当归八两，酒洗　川芎三两　紫苏一两五钱　淡豆豉三两　炮姜一两五钱　砂仁三两，研　枳壳一两五钱，炒　炙甘草三钱

【用法】水煎服。

【功效及主治】产后感受疫邪，恶寒发热，头痛脉浮。

益阴煎

【来源】《医宗金鉴》卷四十四

【组成】生地三钱　知母　黄柏各二钱　龟板四钱，酥炙　缩砂仁　甘草炙，各一钱

【用法】上锉，水煎服。

【功效】滋阴凉血。

【主治】妇人七七后，月经已停，因阴虚血热又来者。

援土固胎汤

【来源】《傅青主女科》卷下

【组成】人参一两　白术二两，土炒　山药一两，炒　肉桂二钱，去粗，研　制附子五分　续断三钱　杜仲三钱，炒黑　山萸一两，蒸，去核　枸杞三钱　菟丝子三钱，酒炒　砂仁三粒　炙甘草一钱

【用法】水煎服。

【功效】补脾援土，益肾固胎。

【主治】妊妇脾胃虚极，上吐下泻，胎动欲堕，腹疼难忍，急不可缓者。

【方解】方中人参、白术、山药、甘草益气健脾，以固胎元；杜仲、续断、枸杞、山萸、菟丝子补益肝肾；肉桂、附子温壮肾阳，砂仁理气安胎。诸药合用，共奏补脾援土、益肾固胎之功。

枳壳理中汤

【来源】《医略六书》卷三十

【组成】炮姜一两五钱　白术一两五钱，炒　枳壳一两五钱，炒　赤芍一两五钱　肉桂一两五钱，去皮　砂仁三两，炒灰

【用法】水煎服。

【功效及主治】产后瘀血冲脾，腹中胀满，脉沉滞者。

撞气阿魏丸

【来源】《太平惠民和剂局方》卷三

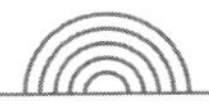

【组成】茴香炒　青皮去白　甘草炒　莪术炮　川芎　陈皮去白，各一两　白芷半两　丁香皮一两，炮　缩砂仁　肉桂去皮各半两　生姜四两，切片，用盐半两腌一宿，炒黑色　胡椒　阿魏醋浸一宿，以面同为糊，各两钱半

【用法】上为末，用阿魏糊为丸，如鸡头大，每药丸一斤，用朱砂七钱为衣。每服一丸，烂嚼，茶、酒送下。

【功效及主治】五种噎疾，九般心痛，痃癖气块，冷气攻刺；及脾胃停寒，胸满膨胀，腹痛肠鸣，呕吐酸水。丈夫小肠气痛，妇人血气等疾。

第七章　豆蔻

阿魏丸（一）

【来源】《活人方》卷四

【组成】高良姜八两，东壁土炒　黑牵牛八两　蓬术四两　赤豆四两　砂仁四两　三棱一两　青皮一两　陈皮一两　干姜一两　草豆蔻一两　槟榔一两　肉桂一两　真阿魏五钱

【用法】醋调神曲糊为丸。每服一钱，午前、午后姜汤吞服。

【功效与主治】男妇肠胃内外或食积、血积成块、虫积久聚，经络肌理之间，寒痰湿气留滞不通，久则成痞块，癥瘕。

阿魏丸（二）

【来源】《太平圣惠方》卷七十一

【组成】阿魏三分　木香一两　槟榔一两　肉豆蔻半两，去壳　青橘皮三分，汤浸去白瓤，焙　当归一两，锉，微炒　诃子一两，煨，用皮　桃仁三两，汤浸去皮尖双仁，研令如膏　丁香半两　附子半两，炮裂，去皮脐　桂心半两　白术三分

【用法】上药捣为末，用童子小便煎阿魏桃仁成膏，入前药末和捣三五百杵，丸如梧桐子大，不计时候，以温生姜酒下二十丸。

【功效与主治】妇人脏气久虚，腹胀不能食。

艾附四神丸

【来源】《中医妇科治疗学》

【组成】补骨脂二钱　五味子一钱半　肉豆蔻一钱，面炮　吴茱萸七分　炒陈艾二钱　厚附片二钱

【用法】水煎，食远服。

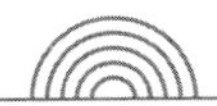

【功效】温中暖脏。

【主治】妊娠虚寒，腰腹疼痛，精神不振，憎寒喜热，少腹冷，小便清长，食少，舌淡苔白，脉沉迟。

【方解】方中补骨脂、厚附片补命门之火，肉豆蔻、炒陈艾、吴茱萸温中散寒止痛，配以五味子益肾阴、涩小便。全方共奏温中暖脏之功。

艾叶汤

【来源】《圣济总录》卷一五六

【组成】艾叶一分，去梗，炙　白芷一两　阿胶一两，炙令燥　白术一两，锉，炒　厚朴一两，去粗皮，生姜汁炙　黄连一两，去须　茯神一两半，去木　地榆皮一两半　赤石脂一两半，研　黄芩半两，去黑心　肉豆蔻一枚，去壳

【用法】上十一味粗捣筛，每服五钱匕，以水一盏半，生姜五片，煎至八分，去滓温服。

【功效与主治】妊娠下利。

八仙散

【来源】《妇人大全良方》卷七

【组成】当归四分　厚朴四分　芍药四分　枳壳四分，制　人参四分　甘草五分　茯苓五分　肉豆蔻二分

【用法】上为末，水二升，煎取八合，空心分三服。

【功效与主治】妇人血气，心腹痛。

白豆蔻散

【来源】《太平圣惠方》卷七十八

【组成】白豆蔻三分，去皮　人参三分，去芦头　白术三分　黄芪三分，锉　当归三分，锉，微炒　附子

【用法】上为末。

【功效及主治】产后脾胃气寒，呕逆，不纳饮食，四肢乏力，不能运动。

白豆蔻丸（一）

【来源】《圣济总录》卷一五五

【组成】白豆蔻二两，去皮　枳壳半斤，用浆水煮令软，去瓤，焙干　陈橘皮二两，醋浆水煮令软，去白，细锉，炒令黄色　诃黎勒二两，去核，一两煨，一两生用　木香二两　当归二两，切，焙

【用法】上为末，炼蜜为丸，如梧桐子大。

【功效】宽中匀气，健脾和胃。

【主治】妊娠腹满，饮食迟化。

白豆蔻丸（二）

【来源】《太平圣惠方》卷七十八

【组成】白豆蔻三分，去皮　桂心三分　丁香半两　陈橘皮三分，汤浸，去白瓤，焙　诃黎勒皮三分　木香半两　吴茱萸一分，汤浸七遍，焙干微炒

【用法】上为末，炼蜜为丸，如梧桐子大。

【功效及主治】产后脾胃气寒，呕逆，不纳饮食，四肢乏力，不能运动。

白虎骨酒

【来源】《全国中药成药处方集》（抚顺方）

【组成】虎骨二两　怀牛膝一两三钱　木瓜一两　蚕沙一两　没药六钱　海风藤六钱　桂楠一两三钱　千年健八钱　地枫八钱　赤术八钱　西红花一两　桂枝六钱　当归八钱　川断六钱　防风七钱　白花蛇一两三钱　鹿胶一两三钱　雷公藤一两三钱　公丁香七钱　松节四钱　紫蔻一两三钱　草蔻四钱　广木香四钱　良姜七钱　官桂七钱　红参一两三钱

【用法】用烧酒三十斤，用罐泡药一天许，再以温火炖数开，澄清去滓用之。每早服三钱。

【功效】疏风散寒，镇痛。

【主治】风寒湿痹，经络闭塞，筋骨疼痛，或麻木，或筋抽搐，腰膝疼痛，难以伸屈；及妇人经闭血寒，抽筋麻木，关节作痛。

白术散

【来源】《太平圣惠方》卷七十四

【组成】白术三分　草豆蔻半两，去皮　益智子半两，去皮　枳壳三分，麸炒微黄，去瓤　高良姜半两　陈橘皮三分，汤浸，去白瓤，焙

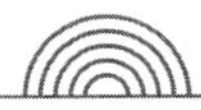

【用法】上为末。

【功效及主治】妊娠霍乱，吐逆不止，腹痛。

白术圣散子

【来源】《宣明论方》卷十

【组成】御米壳二两，蜜炒　当归　肉豆蔻　缩砂　石榴皮　诃子　干姜炮　陈皮　白术　甘草　芍药各等分

【用法】上为细末，每服二钱，水一大盏，入乳香同煎，和滓服。

【功效与主治】一切泻利久不愈，并妇人产后利。

白术丸

【来源】《鸡峰普济方》卷十三

【组成】干姜　白术　厚朴　赤芍药　艾叶　当归　黄连　肉豆蔻各等分

【用法】细末，枣肉和丸，梧桐子大，不以时，粥饮下三十丸，日三服。

【功效及主治】产后虚损，风冷，痢泻腹痛。

白薇丸

【来源】《圣济总录》卷一五七

【组成】白薇二两，去芦头　牡丹皮二两，锉　熟干地黄二两，焙　木香二两　当归二两，切，焙　肉豆蔻　独活一两，去芦头　吴茱萸一两，汤洗七遍去滑，焙　蜀椒半两，去目并闭口，炒出汗　黄芪三分，锉　五味子三分，微炒　桂三分，去粗皮

【用法】上药除别研外，捣箩为末，入研药拌匀，炼蜜和丸如梧桐子大，每服二十丸，温酒下空心食前服。

【功效与主治】妇人血海冷惫，不能养胎，妊娠数堕。

白芷汤

【来源】《圣济总录》卷一五二

【组成】白芷一两半　鹿茸去毛，酥炙，一两半　诃子煨，去核，一两半　厚朴去粗皮，生姜汁炙，一两半　牡丹皮一两半　地榆一两半　黄芪锉，炒，一两半　肉豆蔻去皮，一枚　白术一两　黄连去须，一两　附子炮裂，去皮脐，一两　代赭碎，一两　桂去粗皮，一两　黄芩去黑心，半两　龙骨去土，二两

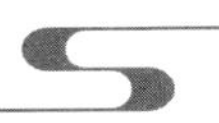

【用法】上一十五味，粗捣筛，每服三钱匕，以水一盏，生姜三片煎取七分，去滓，食前温服。

【功效与主治】妇人血海虚冷，经行太过。

百应丸

【来源】《医方类聚》卷一一二引《经验秘方》

【组成】麦糵五钱，炒　神曲五钱，炒　丁皮五钱　桂皮五钱，去粗皮　玄胡索五钱　缩砂仁五钱　肉豆蔻五钱　京三棱一两　广术一两，炮　雄黄一两，去石　青皮一两，去衣　枳壳一两，麸炒，去瓤　槟榔一两　代赭石一两　木香一两

【用法】为细末，硝糊为丸。

【功效及主治】年深日近痃癖气块，癥癖痛积聚，气积、滞积、酒食积，五脏停滞不消，小便黄赤，四肢沉困。

半豆饮子

【来源】《陈素庵妇科补解》卷五

【组成】半夏　白豆蔻　苍术　干姜　藿香　陈皮　归尾　川芎　人参　白术　甘草　猪苓　砂仁　莲子

【用法】水煎服

【功效】温中祛寒，健脾和胃。

【主治】产后脏腑虚损，触冒风冷，阴阳不和，饮食失调，或冷或热，致成上吐下泻，肚腹疼痛者。

保命延寿烧酒方

【来源】《仁术便览》卷三

【组成】人参五钱　当归五钱　白茯苓五钱　乌药五钱　杏仁五钱　砂仁五钱　川乌五钱　草乌五钱　何首乌五钱　五加皮五钱　枸杞子五钱　牛膝五钱　杜仲五钱　肉桂五钱　苍术五钱，制　肉苁蓉一两　补骨脂一两　甘草一两　木香三钱　枳壳三钱　干姜三钱　虎骨酥炙，三钱　香附三钱　白芷三钱　厚朴三钱　陈皮三钱　白术三钱　川芎三钱　麻黄三钱　独活三钱　羌活三钱　川椒去合口及目三钱　白芍三钱　生地三钱　熟地三钱　天冬去心三钱　麦冬去心三钱　防风三钱　荆芥三钱　五味子三钱　小茴香三钱　细辛三钱　沉香三钱　白蔻三钱　枣肉二两　真蜜一斤

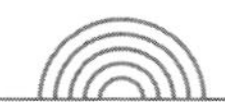

核桃仁四两　真酥油半斤　天麻三钱　生姜四两

【用法】上除酥蜜二味，将前四十八味各精制称足，装入绢袋中，入无水高烧酒四十斤同酥、蜜入坛中，将坛口密封严固，桑柴文武火烧三炷香，待大锅中水冷取出，埋阴地三日，出火毒。常饮一二杯。

【功效】除万病，和缓脾胃，补养丹田，强壮筋骨，益精补髓，身体康健，耳目聪明，定五脏，安魂魄，润肌肤，和容颜，强阴壮阳。

【主治】诸虚百损及五劳七伤，左瘫右痪，口眼歪邪，半身不遂，语言謇涩，筋脉拘挛，手足顽麻，浑身疮癣，伤风，痔漏紫白，中风，风寒湿脚气，二十四般积气，痃气，膀胱疝气，十嗝五噎，身体羸瘦，腰膝腿疼，四肢无力，耳聋眼花，丹田虚冷，诸般淋痛，妇人经水不调，脐腹疼痛，胁肋虚胀，面黄肌瘦，口苦舌干，饮食无味，四肢倦怠，头晕眼花，神思惊悸，夜多盗汗，时时潮热，月事不匀，或多或少，或前或后，或崩漏或止，经脉不通，子宫积冷。

保生汤

【来源】《圣济总录》卷一五五

【组成】紫菀去苗土，一两半　柴胡去苗，一两半　龙骨一两半　赤石脂一两半　艾叶炒，三分　白术三分　黄连去须，一两　厚朴去粗皮，生姜汁炙，一两　阿胶炙令燥，一两　枳壳去瓤，麸炒，一两　地榆一两一分　肉豆蔻去壳，一枚　益智仁去皮，半两　干姜炮，半两　旋覆花炒，半两　黄芩去黑心，半两

【用法】上一十六味，粗捣筛，每服五钱匕，水一盏半，煎至八分，去滓温服。

【功效】驱散寒湿，安和胎气。

【主治】妊娠心腹痛。

保胎资生丸（一）

【来源】《先醒斋医学广笔记》卷二

【组成】人参人乳浸，饭上蒸，烘干，三两　白术三两　白茯苓研细末，水澄，蒸，晒干，入人乳再蒸，晒干，一两半　广陈皮去白，略蒸，二两　山楂肉蒸，二两　甘草去皮，蜜炙，五钱　怀山药切片，炒，一两五钱　川黄连如法炒七次，三钱　薏苡仁炒三次，一两半　白扁豆炒，一两半　白豆蔻仁不可见火，三钱五分　藿香叶不

见火，五钱　莲肉去心，炒，一两五钱　泽泻切片，炒，三钱半　桔梗米泔浸，去芦，蒸，一两　芡实粉炒黄，一两五钱　麦芽炒，研磨，取净面，二两

【用法】上药共十七味，为细末，炼蜜丸，如弹子大，每丸重二钱。用白开水或清米汤、橘皮汤、炒砂仁汤嚼化下。

【功效】益气健脾固胎。

【主治】妊娠三月，阳明脉衰，胎无所养，而胎堕者。

【方解】方中人参、白术、山药、扁豆、芡实、连肉、甘草补益脾胃，配以陈皮、白豆蔻行脾胃之气，以防补之太过，脾胃停滞，茯苓、泽泻、薏苡仁淡渗利湿，山楂、麦芽助脾胃消导，藿香、厚朴温中行气，桔梗引清气上行，黄连清脾胃湿热。全方益气健脾，使脾胃恢复如常，以奏固本资生之功。

保胎资生丸（二）

【来源】《先醒斋医学广笔记》卷二

【组成】人参三两，人乳浸，饭上蒸，烘干　白术三两　白茯苓一两半，细末，水澄，蒸，晒干，加人乳再蒸，晒干　广陈皮二两，去白，略蒸　山楂肉二两，蒸　甘草五钱，去皮，蜜炙　怀山药一两五钱，切片，炒　川黄连三钱，如法炒七次　薏苡仁一两半，炒三次　白扁豆一两半，炒　白豆蔻仁三钱五分，不可见火　藿香叶五钱，不见火　莲肉一两五钱，去心，炒　泽泻三钱半，切片，炒　桔梗五钱，米泔浸，去芦，蒸　芡实粉一两五钱，炒黄　麦芽一两，炒，研磨取净面。

【用法】上为末，炼蜜为丸，如梧桐子大。

【功效】妇人男子，调中养胃，饥能使饱，饱不使饥。调和脾胃，运化饮食，滋养荣卫，消除百病，可杜霍乱等患。

【主治】脾胃气虚，湿热蕴结，以及小儿疳积腹胀，面黄肌瘦，久泄久痢等一切脾胃不足之症。

槟榔煎丸

【来源】《圣济总录》卷七十三

【组成】槟榔三两，锉，捣为末，酒一升熬成膏　吴茱萸为末，醋一升熬成膏，一两　京三棱为末，醋半升熬成膏，一两　硫磺一两　巴豆一两，去皮，以绢袋子盛，用水五升与硫磺同煮及一升，将硫磺与巴豆同研　木香一两　白豆蔻去皮，一两　肉豆蔻去壳，一两　桂去粗皮，一两　陈橘皮汤浸，去白，焙，一两　青橘皮汤浸，去白，焙，

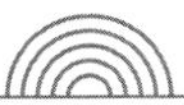

一两　高良姜一两　荜茇一两　诃子皮一两　白术一两　胡椒一分　当归切，焙，半两　干漆炒烟出，半两　草豆蔻去皮，一两

【用法】上一十九味，捣箩为末，与前三味膏同搜为丸如绿豆大，每服生姜汤下三五丸，食后服。

【功效与主治】痃癖气及两胁积聚，并妇人血刺疼痛。

补阴丹

【来源】《博济方》卷二

【组成】朱砂去石，半两　硇砂去石，半两　延胡索半两　木香半两　半夏汤浸七遍，半两　芫花醋浸，炒黄色，半两　班蝥去翅足，酒浸后炒令焦黑止，半两　川苦楝子醋浸，炒黄，一两　荆三棱一两　海蛤一两　蓬莪术一两　大附子炮，去皮脐，一两　舶上茴香一两　青皮一两　肉豆蔻三枚　槟榔三枚

【用法】上一十六味捣箩为细末，酒煮面糊为丸，如梧桐子大，每服五七丸。

【功效】大健脾元。

【主治】小肠气，膀胱气刺疼痛；妇人产后恶物不尽，变作血瘕者。

草豆蔻散（一）

【来源】《赤水玄珠》卷九

【组成】草豆蔻　槟榔各炒紫色　罂粟壳烧灰各等分

【用法】上为末，每服二钱，米饮下。

【功效与主治】丈夫伤血，妇人血崩，渍入大肠出血。

草豆蔻散（二）

【来源】《太平圣惠方》卷七十

【组成】草豆蔻一两，去壳　沉香半两　白豆蔻半两，去皮　诃子皮半两　白术半两　桂心半两　丁香母半两　甘草一分，炙微赤，锉

【用法】上为散，每服一钱，以生姜汤调下，不计时候。

【功效与主治】妇人脾胃虚冷气，胸膈不利，食即呕吐。

草豆蔻散（三）

【来源】《太平圣惠方》卷七十八

【组成】草豆蔻去壳，三分　陈橘皮汤浸，去白瓤，焙，三分　当归锉，微炒，三分　白术三分　前胡去芦头，三分　附子炮裂，去皮脐，半两　人参去芦头，半两　木香半两　桂心半两　半夏汤浸七遍去滑，半两　甘草炙微赤，锉，半两

【用法】上药捣粗箩为散，服四钱，以水一中盏，入生姜半分煎至六分，去滓，不计时候，温服。

【功效与主治】产后脾胃虚寒，或时呕逆，不下饮食。

草豆蔻散（四）

【来源】《太平圣惠方》卷七十五

【组成】草豆蔻一两，去皮　人参一两　柴胡一两　白术一两　陈皮一两半　炙甘草半两

【用法】上药捣筛为散，每服四钱，以水一盏入生姜半分，枣三枚，水煎至六分去滓，不计时候，稍热服。

【功效】补气健脾，疏肝行气。

【主治】妊娠心腹胀满。脾胃气虚，不下饮食。

【方解】方中豆蔻、陈皮行心腹之气，人参、白术、炙甘草健脾益气，配以柴胡疏肝理气。全方共奏补气健脾，疏肝行气之功。

草豆蔻汤

【来源】《圣济总录》卷一五一

【组成】草豆蔻三枚，去皮　当归一两，切，焙　厚朴一两，去粗皮，生姜汁炙　甘草一两，炙　芍药一两　枳壳三分，去瓤，麸炒　白茯苓三分，去黑皮　人参三分

【用法】水煎服。

【功效及主治】室女月水不利，攻腹刺痛。

草果散

【来源】《妇人大全良方》卷十五

【组成】厚朴去粗皮，姜汁浸，炒黄，二两　肉豆蔻一个，面煨　草豆蔻一个，煨

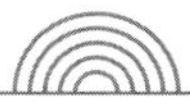

【用法】上㕮咀，每服三钱，水一盏，加生姜三片，煎至七分，去滓热服。

【功效】温中止痛，燥湿健脾。

【主治】妊娠脏气本虚，宿挟风冷，脾胃久弱，脏腑虚滑，脐腹绞痛，日夜无度。

【方解】方中厚朴燥湿消痰，下气除满；肉豆蔻温中行气，涩肠止泻；草豆蔻燥湿行气，温中止呕。全方共奏温中止痛，燥湿健脾之功。

草果饮

【来源】《医学纲目》卷二十三

【组成】厚朴二两，姜制　肉豆蔻一个，面裹煨

【用法】水煎服

【功效及主治】妊娠脏气本虚，肝胃少弱，脏腑虚滑，腹脐疼痛，日夜无度。

炒姜丸

【来源】《普济方》卷三三八

【组成】干姜炮　桂枝去粗皮　木香　沉香　当归切，焙　甘草炙　白豆蔻去皮　白茯苓去黑皮　青橘皮汤浸，去白，焙，各半两　芍药一两，锉　干木瓜半两　姜黄半两

【用法】上为末，汤浸蒸饼为丸，如小弹子大。每服一丸，细嚼，食前温酒送下。

【功效及主治】妊娠两胁胀闷，腹中疼痛，呕逆，不思饮食。

沉香煎丸

【来源】《普济方》卷三二七

【组成】丁香一两　南木香半两　诃子肉五钱　肉豆蔻五钱　陈皮五钱　甘草五钱　人参去芦，五钱　胡椒五钱　青皮五钱　生姜屑五钱　白豆蔻五钱半　缩砂仁五钱半　槟榔五钱半　干姜五钱半　官桂去皮，五钱半　沉香三钱半　麝香二两　白术四钱

【用法】上为细末，炼蜜为丸如枣子大，每服一丸，细嚼，生姜汤下，温红酒亦可，空心、食前日进三服。

【功效】温经理气。

【主治】妇人杂病。

沉香理气汤

【来源】《女科百问》卷下

【组成】丁香半两　檀香半两　木香半两　藿香二两　甘草二两　砂仁半两　白豆蔻一两，用仁　沉香一两　乌药一两　人参一两

【用法】上为末。每服一钱，入盐一字，沸汤点服，不拘时候。

【功效与主治】气滞不和，胸膈虚痞。

沉香牡丹丸

【来源】《圣济总录》卷一五二

【组成】沉香锉，一两半　牡丹皮一两　赤芍药一两　当归一两　人参一两　白茯苓去黑皮，一两　山芋一两　白芷一两　吴茱萸汤浸，焙干，炒，一两　巴戟天去心，一两　陈橘皮汤浸，去白，焙，一两　木香一两　牛膝去苗，酒浸，切，焙，一两　枳壳去瓤，麸炒，一两　肉豆蔻去壳，一两　厚朴去粗皮，生姜汁炙，一两　干姜炮，一两　白龙骨一两

【用法】上为末，炼蜜为丸，如梧桐子大。每服二十丸，加至三十丸，空心、日午、临卧温酒送下。

【功效】益气行气，活血止血。

【主治】妇人血海久虚，经候不利，赤白带下，血气冲心，多发刺痛，四肢困烦。

沉香汤

【来源】《圣济总录》卷四十五

【组成】沉香一两，锉　白豆蔻半两，去皮　草豆蔻半两，去皮，炒　人参半两　甘草半两，炙，锉　白茯苓半两，去黑皮　半夏半两，汤洗，薄切，生姜汁拌，炒黄色　木香半两　厚朴一两，去粗皮，生姜汁炙　陈橘皮三分，汤浸，去白，炒　白术一两，锉，炒　干姜一分，炮

【用法】水煎服。

【功效】快气消食。

【主治】谷劳体重，食已便卧；及妊娠心痛，痰逆，不思饮食。

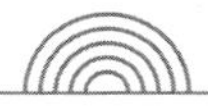

除痛丸

【来源】《全国中药成药处方集》(沈阳方)

【组成】盔沉三钱　青皮三钱　莱菔炭五钱　台乌四钱　木香五钱　川楝子三钱　香橼三钱　油朴三钱　当归一两　香附一两　油桂三钱　白豆蔻一两　明没药七钱　紫苏三钱　白檀香三钱　砂仁四钱　内金五钱　苏合油一钱

【用法】上为极细末，炼蜜为丸，二钱重。每服一丸，白开水送下。

【功效】通气止痛，镇静神经。

【主治】肝气逆满，两胁胀痛，胃脘胀痛，诸疝肿痛，胸膈刺痛，妇人经痛，腰腿疼痛，吐血胁痛。

寸金丹

【来源】《仙拈集》卷四

【组成】乌药一两　防风一两　羌活一两　前胡一两　川芎一两　砂仁一两　厚朴一两　藿香一两　半夏一两　木香一两　紫苏一两　薄荷一两　苍术一两　香附一两　赤茯苓一两　白芷一两　陈皮一两　枳壳两半　炙草两半　白豆蔻二两　草果仁一两

【用法】以上诸药，晒干磨为细末，丸如梧桐子大。

【功效及主治】中风、中寒、中暑，口眼歪斜，牙关紧闭；伤寒时疫；头疼脊强，恶寒发热；霍乱，绞肠痧，吐泻腹痛；疟疾；泻痢脓血；肚痛饱胀；伤食生冷，饱闷嗳气，不服水土；途间中暑，眼黑头痛；小儿伤寒，伤食，发热不解。伤风咳嗽，瘴气，吞酸；产后昏迷，恶露不尽；小儿急慢惊风。

大安散

【来源】《女科百问》卷下

【组成】草豆蔻七个，和皮细切　厚朴半两　乌梅十个，去核仁　甘草一分　人参一分　大枣十枚　肥姜一分，连皮　陈皮七个，全者，洗净，切　良姜一分

【用法】上为末，分作五裹，先以盐水蘸纸湿，裹煨香熟。第一服一裹，水一碗，煎一碗，温服；第二服用二裹，并煎滓，以水二碗，煎一碗，温服；第三服用三裹，并煎滓，以水三碗，煎一碗，作二服，并空心、食前温服。

【功效与主治】妊娠脾寒如疟，发热无时。

大沉香圆

【来源】《太平惠民合剂局方》卷三

【组成】天台乌药二斤半　白芷二斤半　甘松洗，晒，二斤半　甘草二斤半　姜黄去皮，二十两　檀香二十两　干姜炮，二十两　肉桂去粗皮，二十两　白豆蔻去皮，十两　沉香二十两　香附子去毛，五斤

【用法】上为末，炼蜜搜和，每一两作二十圆。每服一圆，嚼破，炒生姜盐汤下。元气发动，炒茴香热酒下，空心、食前服。

【功效与主治】一切冷气攻心腹刺痛，胸膈噎塞，呕吐痰水，噫气吞酸，口苦舌涩，不思饮食；膀胱、肾间冷气攻冲，腰背拘急，脐腹绞痛，手足逆冷，小便滑数；又治卒暴心痛，霍乱吐利，疝瘕气痛，妇人血气刺痛。

大道固肠丸

【来源】《御药院方》卷七

【组成】阳起石烧一日，一两　硫磺水飞，一两　赤石脂烧通红，一两　白矾枯过，一两　肉豆蔻醋面裹，烧熟为度，一两　白龙骨二两半　川乌头炮，去皮脐，一两半　干姜炮，一两半　木香半两　缩砂仁半两

【用法】上为细末，醋面糊为丸，如梧桐子大。每服五十至七十丸，空心粥饮送下。

【功效与主治】肠虚滑泄，水谷直下，完谷不化，久寒积冷，心腹胀满，不思饮食，怠惰嗜卧。困倦少力；又治白带，脉沉微。

大腹汤

【来源】《圣济总录》卷一五四

【组成】连皮大腹锉，微炒，二两　草豆蔻去皮，煨，一两　陈橘皮浸，去白，炙，一两

【用法】上三味，粗捣筛，每服三钱匕，水一盏，煎至七分，去滓温服，不拘时候。

【功效与主治】胎动不安，腰腹疼痛。

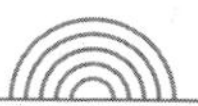

大活络丹

【来源】《兰台轨范》卷一引《圣济》

【组成】白花蛇　乌梢蛇　威灵仙　两头尖俱酒浸　草乌　天麻煨　全蝎去毒　首乌黑豆水浸　龟板炙　麻黄　贯众　炙草　羌活　官桂　藿香　乌药　黄连　熟地　大黄蒸　木香　沉香以上各二两　细辛　赤芍　没药去油，另研　丁香　乳香去油，另研　僵蚕　天南星姜制　青皮　补骨脂　白蔻　安息香酒熬　黑附子制　黄芩蒸　茯苓　香附酒浸，焙　元参　白术以上各一两　防风二两半　葛根　虎胫骨炙　当归各一两半　血竭另研，七钱　地龙炙　犀角　麝香另研　松脂各五钱　牛黄　冰片各一钱五分　人参三两

【用法】上共五十味为末，蜜丸，如桂圆核大，金箔为衣，陈酒送下。

【功效与主治】中风瘫痪，痿痹痰厥，拘挛疼痛，痈疽流注，跌扑损伤，小儿惊痫，妇人停经。

【方解】方中人参、白术、茯苓、甘草、当归、熟地黄益气生血，培本固元，扶正祛邪，虎胫骨、骨碎补、龟板、何首乌补肝肾、强筋骨、利关节，麻黄、细辛、葛根、官桂、草乌、黑附子散在里之寒湿，威灵仙、羌活、防风、两头尖、乌梢蛇除筋骨之风，乳香、没药、血竭、松脂、赤芍活血化瘀，香附、木香、沉香、丁香、藿香、青皮、白豆蔻温中行气，贯众、黄连、大黄、黄芩清热解毒，犀角、玄参清热凉血，麝香、冰片、安息香芳香开窍，天麻、僵蚕、天南星、地龙、全蝎、牛黄镇肝潜阳，息风止痉。全方攻补兼施，共奏补气生血、通络止痛、息风化痰之功。

大效紫菀丸

【来源】《鸡峰普济方》卷二十五

【组成】紫菀二两　人参二两　巴豆醋煮，去心膜，研，一两　肉苁蓉一两　吴茱萸一两　菖蒲一两　干姜一两　白槟榔一两　当归一两　防风一两　茯神一两　桔梗一两　车前子一两　川椒一两　乌头炮，去皮脐，一两　猪牙皂角去皮子，涂酥炙，一两　白术一两一分　汉防己一两一分　柴胡一两一分　羌活一两一分　麦门冬一两一分　甘草一两一分　黄连一两半　厚朴一两半　干地黄一两半　茯苓一两半　大黄一两半　肉豆蔻三分

【用法】上二十八味各依法修制为末，炼蜜为丸，如梧桐子大。每服空心

五丸，茶、酒或熟水下。当宜三五行，不定，以温粥止之。

【功效与主治】积聚癖块，大如拳掌，亦如杯碗；及黄疸病，朝起呕吐，上攻心膈，两胁痛胀，彻连背脊，痛无休息，时常绕脐；九种心痛，五淋、五痔；胃口闭塞，吐逆，饮食积年不消；妇人断续多年；诸风，身体顽麻，不知痒痛，半面浮疼，眼目冷泪，遍身如锥刀所刺，眉毛坠落，面上生疮，游如虫行，莫知所有，或手足烦热，或夜卧不安；小儿七十二种风，及二十五种惊痫；夜梦鬼交，四肢无力沉重，饮食无味，昏昏似醉，只欲求死，真如鬼魅，终日忧烦不乐，悲啼歌哭；月候不调，或多或少，时似有孕，连年羸瘦，在床渐困。

大壮气丸

【来源】《普济方》卷三五五

【组成】白术半两　干姜半两　半夏曲半两　桂心半两　当归酒浸，半两　白豆蔻焙，半两　丁香半两　甘草炙，一钱半

【用法】上为细末，蜜丸如弹子大，每服一丸，细嚼，白汤送下。

【功效与主治】产后恶心。

丹砂沉香丸

【来源】《圣济总录》卷一五六

【组成】丹砂别研如粉，一两　沉香锉细，一两　肉豆蔻去壳，一两　半夏汤洗七遍，去滑，切作片子，焙，一两　人参三分　丁香微炒，三分　白茯苓去黑皮，锉，半两　陈橘皮汤浸去白，焙，半两　甘草炙，半两　槟榔锉，半两

【用法】上十一味除丹砂外，捣箩为末，入丹砂研，拌令匀，炼蜜为丸如梧桐子大，每服十丸，生姜汤下，食前服。

【功效与主治】妊娠痰盛，膈脘满痞，不思饮食。

当归没药丸

【来源】《圣济总录》卷一五一

【组成】没药研，三分　丁香三分　木香一两　丁香皮半两　桂去粗皮，半两　麒麟竭研，半两　延胡索半两　干漆炒烟出，半两　牡丹皮半两　当归锉，炒，半两　肉豆蔻半两　槟榔一两，锉　安息香一两　乳香一两，二味同捣末，再用酒研，滤去

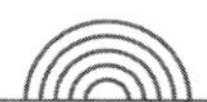

滓，银器内熬成膏

【用法】上一十四味，捣箩十二味为末，以二香膏和丸，如膏少即少入炼蜜，丸如梧桐子大，以丹砂为衣。每服二十丸至三十丸，温酒或生姜汤下，食前早晚各一服。

【功效与主治】妇人血气不调，月水滞涩，身体麻痹瘙痒疼痛，饮食减少，面黄肌瘦，背脊拘急，骨间酸痛，多吐清水，脐腹胀闷。

当归木香散

【来源】《女科指南》

【组成】木香　当归　肉蔻　官桂　甘草　人参　白术　白芍　粟壳　茯苓　枳壳　陈皮　阿胶

【用法】水煎服。

【功效与主治】胎前产后痢疾。

当归芍药和疟汤

【来源】《慈航集》卷下

【组成】全当归一两，酒洗　白芍一两，酒炒　益母草三钱　炮姜一钱五分　青皮一钱五分　柴胡八分，炒　草蔻仁一钱，研　炙甘草五分

【用法】河井水各半煎，露一宿，早服。

【功效】补血和解。

【主治】产后疟疾，夹痰夹滞，寒热不止。

当归汤

【来源】《圣济总录》卷一五五

【组成】当归切，焙，半两　桂去粗皮，半两　干姜炮，半两　木香半两　草豆蔻去皮，一两　陈橘皮汤浸去白，焙，一两　白术一两　熟干地黄焙，一两　川芎三分

【用法】上九味，粗捣，筛，每服三钱匕，以水一盏，入枣二枚，去核，煎取七分，去滓，稍热服，不拘时候。

【功效与主治】妊娠心腹引痛。

丁沉丸（一）

【来源】《博济方》卷二

【组成】丁香半两　沉香半两　木香半两　槟榔半两　白豆蔻半两　云南根半两　肉豆蔻去皮，半两　甘草炙，半两　青皮去白，半两　人参二两　茯苓二两　白术四两　官桂一分　丁香皮半两　诃子一两，去核　麝香一钱，研　玄参一两半　柳桂一分　干姜一分，炮　金钗石斛一两

【用法】上二十味同为细末，续入麝香和匀，炼蜜为丸如酸枣大，每服半丸或一丸，烂嚼，炒生姜、橘皮、盐汤下，温酒亦得。妇人炒生姜、橘皮、醋汤下。

【功效】理中。

【主治】脾胃一切气不和，吐逆，不思饮食，霍乱不止，心腹刺痛臌闷，胸膈噎塞，久积虚气，伤酒痰逆，妇人血气及月候不调。

丁沉丸（二）

【来源】《太平惠民和剂局方》卷三

【组成】肉豆蔻仁　丁香　木香　白豆蔻仁　沉香　甘草炙　青皮去瓤，锉，炒　槟榔各五两　白术锉，土炒，四十两　人参去芦　茯苓去皮　诃子煨，取皮，各十两　肉桂去粗皮　干姜炮裂，各二两半　麝香别研，一两

【用法】上为细末，入麝香令匀，炼蜜和丸如酸枣大，每服一丸，细嚼，炒生姜盐汤下，温酒亦得，空心食前服。

【功效与主治】脾胃寒气上逆心腹，胁肋胀满刺痛，胸膈噎塞，痰逆恶心，噫气吞酸，不思饮食，呕吐不止，及翻胃嗝气，宿食留饮，心痛霍乱，妇人血气心腹疼痛。

丁沉丸（三）

【来源】《医方类聚》卷一一一引《神巧万全方》

【组成】硇砂汤泡，澄清，以白瓷器贮，飞过，一两半　桃仁去皮尖双仁，麸微炒，研入，一两半　川大黄末，一两　阿魏半两，酒化　神曲一两，以上五味，以酒一升，于银器中慢火熬成膏，和后药末，如少，更入酒熬　大附子炮，一两　丁香一两　木香一两　沉香一两　槟榔二两，生用　肉豆蔻去壳，三分　青橘皮去瓤，三分　厚朴姜汁浸，

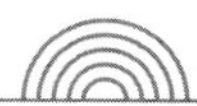

炙，三分　京三棱三分　蓬莪术三分　当归三分

【用法】上为末，入硇砂膏中和，令得所丸如梧桐子大，每服二十丸，生姜汤下。

【功效】补暖下元，去积滞。

【主治】痃癖，冷癥块，及丈夫腰脚。

【方解】方中丁香、沉香辛温，入脾、胃、肾经，温肾散寒、理气止痛，又用大附子大辛大热之品，补命门之火，桃仁、阿魏、三棱、莪术破血消瘀、温通行滞，木香、肉豆蔻、青皮、厚朴、槟榔调理气机、行气止痛，硇砂软坚消积，大黄引积下行，神曲固护脾胃。全方诸药合用，共奏温补下元、消积去滞之功。

丁沉香丸

【来源】《普济方》卷一八一引《鲍氏方》

【组成】丁香　沉香　木香　青皮　肉豆蔻　胡椒　荜茇　槟榔一分　乳香半两　麝香一钱

【用法】上为细末研匀，醋糊为丸如粟，朱砂为衣，姜酒下十丸；心疼醋汤下；气血痛烧绵灰酒下十五丸。

【功效与主治】诸气攻心腹痛，及妇人气。

丁香半夏汤

【来源】《圣济总录》卷一五六

【组成】丁香半两，炒　木香半两，炮　半夏半两，生姜汁拌炒　人参二两　白术二两，锉　桔梗二两，炒　白豆蔻二两，去皮　陈橘皮二两，汤浸，去白，焙　甘草二两，炙　槟榔二两，锉　前胡二两，去苗，锉，炒　赤茯苓二两，去黑皮

【用法】水煎服

【功效】消痰逆，和胃气。

【主治】妊娠咳嗽不止。

丁香丸

【来源】《圣济总录》卷一六三

【组成】干姜炮　桂枝去粗皮　木香　沉香　当归切，焙　甘草炙　白豆蔻去皮

白茯苓去黑皮　青橘皮汤浸去白，焙，各半两　芍药一两，锉　干木瓜　姜黄各半两

【用法】上为末，汤浸蒸饼为丸，如小弹子大。每服一丸，细嚼，食前温酒送下。

【功效及主治】产后呕逆，不下饮食。

豆蔻饼

【来源】《妇人大全良方》卷八引涂明仲方

【组成】罂粟壳制，一两　白芍药三钱　黄芪三钱　陈皮一钱半　青皮一钱半　木香一钱半　诃子一钱半　肉豆蔻一钱半　人参一钱半　羌活一钱　当归一钱

【用法】上为末，炼蜜丸如弹子大，每服二丸，水一小盏煎至七分，温服。

【功效与主治】赤白痢，脐腹刺痛，久而不愈，大治冷利。

豆蔻分气饮

【来源】《三因极一病证方论》卷十一

【组成】藿香叶四两　草豆蔻仁四两　青皮四两　甘草炙，半两　丁香半两　肉豆蔻炮，十两　乌梅五十个，去仁

【用法】上锉散，每服四钱，水二盏，糯米一撮，煎七分，去滓空腹服。

【功效与主治】脏腑虚寒，泄泻瘦极，及妇人产后洞泄危笃者。

豆蔻藿香汤

【来源】《医方类聚》卷八十九引《施圆端效方》

【组成】藿香叶一分　桂花一分　甘松一分　陈皮去白，五两　干姜炮，五两　川芎二两　白芷二两　白术二两　益智一两　肉豆蔻一两　缩砂仁一两　人参一两　红豆一两半　茯苓去皮，一两半　官桂一两半　五灵脂一两半　枇杷叶一两半　芍药一两半　苍术净炒，半斤　甘草炒，五两半　桔梗二两半　当归三两，焙　木香半两　厚朴姜制，四两半

【用法】上为细末，每服二钱，浓煎生姜枣汤调下，食前日进二服，或姜枣同煎和滓服，亦妙。

【功效与主治】脾胃诸虚百损，气血劳伤，阳气久衰，下寒阴汗，中脘停痰，心腹痞闷，疼痛呕哕，减食困倦，泄泻肠滑，因病虚损，正气不复，妇人月信不匀，产后产前诸病，一切阴盛阳虚之证。

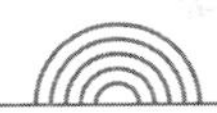

豆蔻理中丸

【来源】《丹溪心法附余》卷二十一

【组成】人参一两　白术二两　干姜五分　甘草炙，五分　肉豆蔻七钱，面裹煨

【用法】上为细末，炼蜜丸如梧桐子大，每服四五十丸，空心米汤下，酒煮面糊为丸亦可。

【功效与主治】产后元气虚弱，脐腹疼痛，泄泻不止；又治男子脾胃虚弱，久泄不止。

豆蔻苓砂汤

【来源】《四圣心源》卷十

【组成】白蔻一钱，生研　杏仁二钱　甘草一钱　砂仁一钱，炒，研　芍药二钱　丹皮三钱　茯苓三钱　橘皮一钱

【用法】水煎，温服。

【功效】开郁降浊，清胆火，行肝血。

【主治】中气郁阻，胃土不降。胎孕初结，恶心呕吐，昏晕燥渴。

豆蔻汤

【来源】《普济方》卷三三八

【组成】肉豆蔻仁半两，煨　附子半两，去皮脐，切，盐汤浸，焙干燥　缩砂仁半两，炒，去皮　木香一分　白术

【用法】上为末，汤浸蒸饼为丸，如小弹子大。每服一丸，细嚼，食前温酒送下。

【功效及主治】妊娠心痛，时多痰逆，食饮无味，腹胁胀满。

二十四味建中汤

【来源】《简易方》引《卫生家宝》（见《医方类聚》卷一百五十）

【组成】黄芪蜜炙，二两　官桂二两　秦艽二两　肉豆蔻二两　煨柴胡二两　荆芥二两　白芷二两　川芎二两　鳖甲醋炙，二两　桔梗二两　当归一两　莪术炮，一两　麦门冬去心，一两　白芍药一两　人参去芦，一两　茯苓一两　甘草炙，一两　木香一两　酸枣仁炒，一两　海桐皮一两　枳壳去瓤，煨，一两　干地黄一两　沉香半两

槟榔半两

【用法】上为细末，每二钱水一盏，姜三片，乌梅两个，煎至七分，温服；如觉脏腑冷，即空心热服；小便多即食后临卧时服。

【功效与主治】虚劳，体倦骨疼，羸瘦少力，心悸胸满，痞闷不食；妇人血气风劳，月水不调，不孕者。

二益丹

【来源】《全国中药成药处方集》（兰州方）

【组成】草果2斤　砂仁2斤　紫蔻1斤　广木香2斤　丁香1斤　母丁香1斤　肉桂3斤　附片2斤　蛇床子2斤　炙草2斤　煅龙骨2斤　炒吴萸2斤　云苓皮2斤　北细辛2斤　花椒2斤　檀香2斤　枯矾2斤　当归6斤　白芷10斤　山奈2斤　海蛸2斤

【用法】炼蜜为丸。

【功效】调经，止带，暖宫。

【主治】经血不调，赤白带下，行经腹痛，心口痛疼。

防葵散

【来源】《太平圣惠方》卷二十八

【组成】防葵三分　京三棱三分，锉碎，醋炒三遍　蓬莪术半两　诃黎勒半两，煨，用皮　槟榔半两　赤茯苓半两　人参半两，去芦头　白术半两　桂心半两　枳壳半两，麸炒微黄，去瓤　白豆蔻半两，去皮　木香半两　川大黄半两，锉碎，微炒　丁香一分　附子半两，炮裂，去皮脐　郁李仁三分，汤浸，去皮尖，微炒　鳖甲三两，洗去尘土，用硇砂半两研碎，以醋二合浸硇砂去却石，涂醋炙鳖甲，硇砂、醋尽为度

【用法】上为细散。每服一钱，空心及晚食前以温酒调下。

【功效及主治】虚劳癥瘕，或气攻脾胃，令人心下及胃管两旁坚硬，喘息急促，牵引两胁痛。

分膈丸

【来源】《鸡峰普济方》卷十七

【组成】人参一两　槟榔二个　肉豆蔻仁二个　木香一两　茯苓一两　水银四两，水煮一伏时，枣肉内研星尽　没药一两　青橘一两　当归八两　不蛀皂角一挺

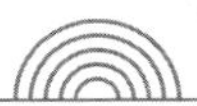

麒麟竭半两

【用法】上为细末，分一半，别入灯上燎者巴豆二十一个，杏仁二十一个，同用面糊为丸，如梧桐子大。

【功效及主治】血气及一切积聚败血为病，以及产后注潓，心腹疾涎，腹秘不通。

粉霜丸

【来源】《普济方》卷二五五

【组成】丁香二钱　木香二钱　粉霜二钱　五灵脂二钱　朱砂二钱　硇砂一钱　乳香一钱　麝香一钱　信湿纸裹，煨候烟尽，一钱　肉豆蔻二两　巴豆去壳，湿纸裹，煨香，二两

【用法】上为细末，醋糊为丸如黍米大，每服二丸，随汤引下。

【功效与主治】心痹疼，气结刺痛，腹胀满闷，咳逆满闷，小肠冷气疼，嗝气翻胃，小儿羸瘦，脾寒疟疾，癫狂失志，小便频，十种水气肿，血利，五般淋沥，盗汗，酒积肚腹痛，赤白痢，中暑热，山岚瘴气，妇人赤白带下。

辅正除邪汤

【来源】《罗氏会约医镜》卷十五

【组成】北柴胡一钱半　陈皮一钱半　半夏一钱半　茯苓一钱半　甘草一钱半　川芎八分　归身二钱　干姜一钱，炒　肉桂一钱　黄芩一钱　白豆蔻肉一钱，微炒，研　生姜一钱

【用法】水煎服。如寒多者，重加姜、桂；如热多者，重加黄芩，并加知母；如久疟汗甚者，加蜜炒黄芪一至二钱；不应者，加酒炒常山一钱。

【功效与主治】产后疟疾。

妇女紫金丹

【来源】《中国医学大辞典》

【组成】砂仁一两五钱　枳壳一两五钱，炒焦　天台乌药一两五钱　广木香一两　陈皮一两　延胡索一两　红豆蔻一两　蓬莪术一两　京三棱一两　槟榔一两三钱

【用法】上为细末，赤米汤泛为丸，如梧桐子大。每服三钱，熟汤送下。

【功效与主治】妇女气郁血凝寒滞，经水不通，或乱经痛经，不能受孕，

及肝血气块作痛。

附子荜茇丸

【来源】《御药院方》卷七

【组成】黑附子炮裂，去皮脐，三两　官桂去皮，二两　大椒二两　良姜细锉，炒，二两　阳起石火烧一日，二两　川姜炮裂，二两　厚朴生姜制，二两　白术锉，二两　白茯苓去皮，二两　赤石脂火烧通红，二两　肉豆蔻醋和面裹烧，一两半　荜茇一两　吴茱萸汤洗一遍，炒，二两

【用法】上各为末，酒煮面糊为丸，如梧桐子大。每服四十丸，空心食前服。

【功效】助气安血，大补冲任。

【主治】经虚月候不时，肠滑下利。

【方解】方中附子、肉桂、川椒、良姜、川姜、荜茇、吴茱萸、阳起石起沉寒久痼，温暖子宫；肉豆蔻、厚朴、白术、白茯苓健脾燥湿，温补脾阳，滋补气血生化之源。全方共奏助气安血、大补冲任之功。

谷神厚朴丸

【来源】《普济方》卷二百二十

【组成】厚朴去皮，生姜汁炙，一两　枳壳去瓤，麸炒，一两　茴香子炒香，一两　肉豆蔻去壳，一两　桂去粗皮，一两　白术一两　丁香半两　毕澄茄半两

【用法】上为细末，酒煮面糊为丸如梧桐子大，每服十丸至二十丸，空心温酒或盐汤下，妇人久冷亦可服。

【功效】调顺阴阳，安和脏腑，散风冷外邪，补丹田正气。

【主治】真元虚弱，风寒冷气入于肠间，使心腹暴痛，背脊酸痛，肠鸣泄泻，心虚嗜卧，妇人久冷。

固本暖脐膏药

【来源】《活人方》卷二

【组成】真麻油一斤四两　甘草片二两　天冬四钱　麦冬五钱　熟地五钱　肉苁蓉五钱　牛膝五钱　枸杞五钱　当归五钱　杜仲五钱　汉防己五钱　防风五钱　羌活六钱　独活五钱　川芎五钱　续断五钱　锁阳五钱　虎胫骨五钱　桃仁五钱

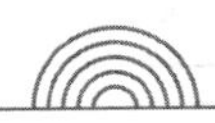

远志肉五钱　杏仁六钱　菟丝子五钱　巴戟肉五钱　蛇床子五钱　红花四钱　木鳖子五钱　姜黄片三钱　延胡索五钱　南星五钱　半夏五钱　天麻五钱　威灵仙五钱　淫羊藿五钱　骨碎补五钱　鹿茸五钱　肉桂五钱　附子五钱　蓖麻仁五钱　紫霄花五钱　谷精草五钱　肉蔻五钱　益智仁五钱　人参五钱　黄芪二钱　何首乌五钱　苏木屑七钱　苍术五钱　五灵脂五钱　白僵蚕六钱　川山甲二钱　苍耳子五钱　麻黄五钱　荔枝草五钱　三角尖五钱　益母草五钱　清风藤五钱　五味子四钱　皂角刺五钱　粟壳五钱　诃子肉五钱　葱子五钱　韭子五钱　东丹飞净，炒黑色，十两　嫩松香绞去脚，提至色白，四两　嫩黄蜡提净脚，四两　硫磺制净末，三钱　雄黄制净末，三钱　龙骨制净末，三钱　牡蛎制净末，三钱　玄精石制净末，三钱　赤石脂制净末，三钱　乳香制净末，三钱　没药制净末，三钱　沉香制净末，三钱　丁香制净末，三钱　木香制净末，三钱　麝香制净末，三钱　蟾酥制净末，三钱　阳起石制净末，三钱　阿芙蓉制净末，三钱

【用法】第一次，真麻油以桑柴火熬透，第二次，甘草片入油熬焦，去滓；第三次，天冬至韭子六十味药入油熬焦，重绵绞去滓净；第四次，东丹入油搅匀；第五次，嫩松香入油搅匀，以时候之寒暖，看老嫩出火；第六次，嫩黄蜡入油搅匀；第七次，硫磺至赤石脂六味药入油搅匀，候冷；第八次，再入乳香至木香五味药搅匀；第九次，临用时加入麝香、蟾酥、阳起石、阿芙蓉。

【功效】培元益气，祛寒和血，调补精气。

【主治】男子先天不足，下元虚冷，劳伤痿痹，腰膝酸疼，精寒阳痿，白浊阳遗；妇人经水不调，沙淋白带，子宫虚冷，难嗣半产；暴泻久泄，肚腹疼痛；偏身寒湿风痛。

固肠丸

【来源】《证治准绳·女科》卷三

【组成】人参去芦　苍术米泔浸一宿　茯苓　木香不见火　诃子肉煨　乌梅肉　肉豆蔻面裹煨、罂粟壳去蒂瓤，各等分

【用法】上各药为末，面糊丸如梧桐子大。每服四十丸，米饮下。

【功效与主治】久泻不止。

诃黎勒汤

【来源】《圣济总录》卷一五六

【组成】诃黎勒一两，炮，去核　苍术一两，去皮　肉豆蔻一两，去壳　赤石脂一两　干姜半两，炮裂，锉　阿胶一两，捣碎，炒令黄燥　艾叶一两，炒令微黄　白术一两　龙骨半两　陈橘皮一两，汤浸，去白瓤，焙　甘草一两，炙微赤，锉

【用法】水煎服。

【功效及主治】妊娠下痢，冷热相攻，赤白相杂，日夜不止。

诃术散

【来源】方出《医学正传》卷七引《产宝》，名见《医部全录》卷三八七

【组成】诃子皮一钱，煨　白术一钱　陈皮半钱　良姜半钱，炒　木香半钱　白芍药半钱，酒炒　炙甘草半钱　肉豆蔻半钱，面裹煨

【用法】上细切。

【功效及主治】妊娠泄泻，两胁虚鸣，脐下冷痛，食瓜果生冷等物及当风取凉所致。

和气平胃散

【来源】《女科万金方》

【组成】厚朴五钱　黄连五钱　猪苓五钱　泽泻五钱　地榆五钱　苍术三钱　升麻一钱五分　豆蔻一钱五分　白芍药三钱　陈皮四钱　柴胡一钱五分　甘草一钱

【用法】分三服，每服用水一盅半，煎取七分，空心温服。

【功效】安胎和气。

【主治】妇人胎前八至九个月，胎儿长发以致胎母脾胃虚弱而不调和，湿热相攻，五脏六腑不和，或变痢疾、杂患之病。

和胃汤

【来源】《妇科玉尺》卷四

【组成】丁香　半夏　枳实　白蔻仁　麦芽　川芎　当归　白芍　地黄　生姜　大枣

【用法】水煎服。

【功效与主治】产后干呕。

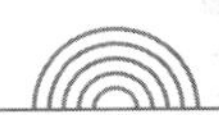

和中安蛔散

【来源】《陈素庵妇科补解》卷三

【组成】厚朴　广皮　白术　黄芩　黄连　木香　香附　乌梅　白豆蔻　白芍　当归　甘草各五分　生姜椒目十五粒

【用法】水煎服。

【功效与主治】妊娠饮食不节，饮冷所伤，寒热不调，致胃虚吐蛔；或因恶心阻食，甚则憎寒壮热，致胎动不安。

黑锡丹（一）

【来源】《太平惠民和剂局方》

【组成】沉香镑　附子炮，去皮，脐　葫芦巴酒浸，炒　阳起石研细水飞　茴香舶上者，炒　补骨脂酒浸，炒　肉豆蔻面裹煨　金铃子蒸，去皮核　木香各一两　肉桂去皮，只须半两　黑锡去滓称　硫磺透明者，结砂子，各二两

【用法】上用黑盏，或新铁铫内，如常法结黑锡、硫磺砂子，地上出火毒，研令极细，余药并杵箩为细末，都一处和匀入研，自朝至暮，以黑光色为度，酒糊圆如梧桐子大。阴干，入布袋内，擦令光莹。每服三四十粒，空心姜盐汤或枣汤下，妇人艾醋汤下。

【功效】温潜真阳，散寒降逆。

【主治】脾元久冷，上实下虚，胸中痰饮，或上攻头目彻痛，目瞪昏眩，及奔豚气上冲，胸腹连两胁，膨胀刺痛不可忍，气欲绝者；及阴阳气上下不升降，饮食不进，面黄羸瘦，肢体浮肿，五种水气，脚气上攻；及牙龈肿痛，满口生疮，齿欲落者，兼治脾寒心痛，冷汗不止；或卒暴中风，痰潮上膈，言语艰涩，神昏气乱，喉中痰响，状似瘫痪，曾用风药吊吐不出者，宜用此药百粒，煎姜枣汤灌之，压下风涎，即时苏省，风涎自利。或触冒寒邪，霍乱吐泻，手足逆冷，唇口青黑；及男子阳痿，脚膝酸软，行步乏力，脐腹虚鸣，大便久滑；及妇人血海久冷，白带自下，岁久无子，血气攻注头面四肢，并宜服之。兼疗噎胃烦壅，痰饮虚喘，百药不愈者。

【方解】黑锡性味甘寒，质重下沉入肾，有坠痰解毒、镇心安神之功，配硫磺大辛热之品，阴敛阳降，使游离之阴火归位；附子、肉桂、阳起石、补骨脂、葫芦巴温补肾阳，茴香、沉香、肉豆蔻理气散寒，金铃子一味监制诸药之

温燥太过，全方诸药合用共奏温潜真阳、散寒降逆之功。

黑锡丹（二）

【来源】《朱氏集验方》卷八

【组成】黑锡洗，熔，去渣，二两　硫磺透明者，结沙子，二两　附子二两　补骨脂酒浸，炒，一两半　肉豆蔻面裹煨，一两半　茴香炒，一两半　金铃子蒸熟，去皮核，一两半　木香一两　沉香一两

【用法】上用新铁铫内，如常法结黑锡、硫磺沙子，地上出火毒，自朝至暮，研令极细，余药并杵箩为细末，一处和停入研，酒糊为丸，如梧桐子大，阴干，入布袋擦令光莹。每服五十至七十丸，空心姜盐汤或枣汤下；妇人艾醋汤下；如一切冷疾，盐酒、盐汤空心下三四十丸；急用，枣汤吞一百至二百粒，即便回阳。

【功效】调治荣卫，升降阴阳，补损益虚，回阳返阴。

【主治】丈夫元脏虚冷，真阳不固，三焦不和，上热下冷，耳内虚鸣，腰背疼痛，心气虚乏，饮食无味，膀胱久冷，夜多小便；妇人月事愆期，血海久冷，恶露不止，赤白带下；及阴毒伤寒，四肢厥冷，不省人事。

黑锡丸

【来源】《本事方》卷二

【组成】黑铅三两　硫磺三两，谓如硫磺与黑铅各用三两，即以黑铅约八两，铫内熔化，去滓，尽倾净地上，再于铫内熔，以皮纸五重，撮四角如箱模样，倾黑铅在内，揉取细者于绢上箩过，大抵即损绢，须连纸放地上，令稍温，纸焦易之，下者居上，将粗铅再熔，再揉再箩，取细者尽为度，称重三两，即以好硫磺三两，研细拌铅砂令匀，于铫内用铁匙不住搅，须文武火不紧不慢，俟相乳入，倾在净砖上　葫芦巴微炒，一两　补骨脂炒香，一两　川楝肉去核，微炒，一两　肉豆蔻一两　巴戟去心，半两　木香半两　沉香半两

【用法】上将砂子研细，余药末研匀入碾，自朝至暮，以黑光色为度，酒糊为丸，如梧桐子大，阴干，布袋内挟令光莹。急用枣汤吞一百至二百丸；一切冷疾，盐酒、盐汤空心吞下三十至四十丸；妇人，艾醋汤下。

【功效】调治荣卫，升降阴阳，安和五脏，洒陈六腑，补损益虚，回阳返阴。

【主治】丈夫元脏虚冷，真阳不固，三焦不和，上热下冷，夜梦交合，觉

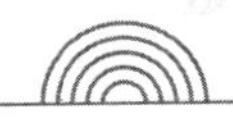

来盗汗，面无精光，肌体燥涩，耳内虚鸣，腰背疼痛，心气虚乏，精神不宁，饮食无味，日渐瘦悴，膀胱久冷，夜多小便；妇人月事愆期，血海久冷，恶露不止，赤白带下；及阴毒伤寒，面青舌卷，阴缩难言，四肢厥冷，不省人事。

厚朴散

【来源】方出《经效产宝》卷上，名见《妇人大全良方》卷十五。

【组成】厚朴三两，炙　黄连二两　豆蔻五枚，连皮

【用法】水煎，徐徐服。

【功效与主治】妊娠利，黄水不绝。

华山五子丹

【来源】《鲁府禁方》卷一

【组成】当归二两　川芎二两　生地黄二两　熟地黄二两　川乌二两，煨，去皮　白术二两　苍术二两，酒浸三日，焙干　甘松二两　益智仁二两　五灵脂二两　桔梗二两　人参二两　白茯苓二两　白豆蔻二两　天麻一两　陈皮一两　麻黄一两　滑石一两　川椒一两　甘草一两　白芷一两　木香二钱半　丁香二钱半　沉香二钱半　乳香二钱半　没药二钱半　牛黄二钱半

【用法】上为细末，炼蜜为丸，如樱桃大。

【功效】生精补髓，安五脏，定魂魄，补下元，治虚损，壮精神，补血气，和容颜。

【主治】左瘫右痪，遍身疼痛，三十六种风，二十四般气，腹胀咳嗽。气急伤风，痔漏，手足顽麻，遍身疮痒疹癞，五般痢疾，并血气风血晕血崩积聚，赤白带下。

黄芪饮

【来源】《圣济总录》卷一五一

【组成】黄芪锉，炒，半两　小蓟三两　桑耳三两　附子炮裂，去皮脐，三两　延胡索一两半　白芷一两半　桂去粗皮，一两半　黄芩去黑心，一两　肉豆蔻二枚，去壳　赤石脂一两，研　当归一两　白术一两　地榆一两

【用法】上一十五味㕮咀，如麻豆，每服五钱匕，以水一盏半，入生姜一分，拍碎同煎，取八分，去滓温服。

【功效与主治】妇人经候不调，或过多，腰疼重。

茴香橘皮酒

【来源】《医统》卷八十三引《秘方》

【组成】八角茴香一两　红橘皮二两　白豆蔻半两

【用法】每服三钱，酒一盏，煎数十沸，滤去滓服。

【功效及主治】血气凝寒，小腹痛；妇人室女小腹痛不可忍，内外着寒；兼治心腹痛。

藿香散

【来源】《太平圣惠方》卷七十八

【组成】藿香三分　香薷三分　白术三分　麦门冬三分，去心，焙　葛根三分，锉　厚朴三分，去粗皮，涂生姜汁炙令香熟　人参三分，去芦头　桂心半两　芦根一两，锉　白豆蔻半两，去皮　甘草一分，炙微赤，锉

【用法】上为粗散。每服一钱，以水一小盏，煎至五分，去滓，频频温服。量儿大小，临时分减。

【功效及主治】产后霍乱吐利，烦渴不止。

藿香汤

【来源】《圣济总录》卷一六三

【组成】藿香三分　香薷三分　白术三分　麦门冬三分，去心，焙　葛根三分，锉　厚朴三分，去粗皮，涂生姜汁炙，令香熟　人参三分，去芦头　桂心半两　芦根一两，锉　白豆蔻半两，去皮　甘草一分，炙微赤，锉

【用法】水煎服。

【功效及主治】产后呕逆，不下食，心腹虚胀。

藿香丸

【来源】《圣济总录》卷一五五

【组成】藿香叶一两　木香一两　肉豆蔻半两，去壳　丁香半两　半夏二两，生姜汁浸三宿透，切，焙干

【用法】上为末。生姜汁煮面糊为丸，如梧桐子大。

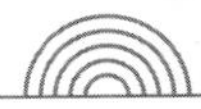

【功效】温胃气，化冷痰，利胸膈，思饮食。

【主治】妊娠腹满。

济泄丹

【来源】《医方类聚》卷百二引《经验秘方》

【组成】木香一两　丁香一两　信石另研，一两　粉霜另研，一钱　五灵脂一两半　肉豆蔻半两　诃子去油，春四钱半，夏三钱半以上，秋三钱半以下，冬四钱半以上　硇砂春三钱半，夏三钱，秋三钱，冬三钱半

【用法】上为末，好糯米粉煮饼为丸，生朱砂、麝香为衣，大人丸如荠菜子大，小儿丸如菜子大。小儿一岁每服三丸，三岁每服五丸，大小加减服；大人每服一两末加诃子末半钱，每服十五丸至二十丸，随汤送下。

【功效与主治】脾虚积冷，胃脘停寒，食物多伤，不能克化，心下坚满，两胁胀痛，霍乱吐泻，中酒痰逆；小儿五疳八利，乳食失节，蛔虫上攻，时发潮热，食癖，奶胎疟，食疟；妇人胎前产后血块。

加减和胃汤

【来源】《女科旨要》卷三

【组成】厚朴五钱　陈皮三钱　猪苓三钱　泽泻三钱　归尾三钱　黄连三钱　白芍三钱　黄芩三钱　地榆二钱　豆蔻二钱　升麻五分　甘草二钱

【用法】分五帖，水煎服。

【功效与主治】产后因食热毒太过，后食生冷之物，冷热不和，而为痢疾，里急后重者。

加减六物汤

【来源】《胎产秘书》卷下

【组成】川芎一钱　当归二钱　山药一钱五分　人参一钱　茯苓一钱　藿香五分　豆蔻四分　姜炭四分　扁豆二钱　陈皮三分　炙甘草五分　姜二片

【用法】水煎服。

【功效及主治】产后痛已除而呕不止，不纳谷者。

健母固脱丸

【来源】《全国中药成药处方集》（抚顺方）

【组成】当归一两　杭芍五钱　寸冬五钱　玄参五钱　五味二钱　甘草二钱　杜仲炭三钱　寄生三钱　川断三钱　蔻仁三钱　山药三钱　胶珠三钱　枳壳三钱　广皮三钱　元芩三钱　远志三钱　京母三钱　川贝三钱　空青三钱　柴胡三钱　艾炭三钱　焦术三钱

【用法】炼蜜为大丸，每丸三钱重。每日早晚各服一丸。

【功效与主治】妇人流产。

健脾固本药酒

【来源】《全国中药成药处方集》（兰州方）

【组成】当归二斤　川芎八两　白芍四两　酒地四两　党参六两　白术四两　广皮八两　佛手一斤　红花八两　桃仁四两　玄胡四两　吴萸四两　丁香二两　紫蔻二两　良姜四两　檀香二两　香附八两　小茴香四两　川牛膝八两　杜仲四两　续断四两　秦艽四两　独活四两　北细辛二两　麻黄六两　寄生四两　虎骨四两　枸杞四两　大云四两　玉竹八两　远志四两　枣仁四两　天冬四两　麦冬四两　杏仁四两　五味子四两　广木香二两　藿香四两　台乌四两　白芷四两　乳香四两　没药四两　川朴八两　加皮八两　官桂四两　花椒二两　甘草四两　砂仁四两　木瓜四两

【用法】上为粗末，用白烧酒一百零四斤，蜂蜜八十斤，开水五十六斤，熬药，每料分作八料，药二斤，烧酒十三斤，蜂蜜十斤，开水七斤。每服五钱，每日早晚温服。

【功效与主治】男妇痰喘，咳嗽气急，两胁臌胀，心口疼，腰腿痛，女人经水不调，肚腹胀满，肚腹寒冷。

健脾资生丸

【来源】《全国中药成药处方集》（杭州方）

【组成】潞党参三两　炒白扁豆一两五钱　豆蔻仁八钱　川黄连四钱，姜汁炒　炒冬术三两　莲子肉二两　六神曲二两　白茯苓二两　广橘红二两　山楂肉一两五钱，蒸　炙甘草一两五钱　芡实一两五钱　广藿香一两　炒麦芽二两　怀山药二两

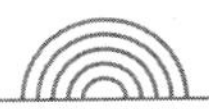

春砂仁一两五钱　桔梗一两　炒薏仁米一两五钱

【用法】上为细末，炼蜜为丸，或水为丸。

【功效】健脾开胃，消食止泻，调和脏腑，滋养营卫。

【主治】胃脾虚弱，食不运化，面黄肌瘦，大便溏泄，以及妇人妊娠呕吐，小儿疳积，神疲便溏。

椒红圆

【来源】《太平惠民和剂局方》

【组成】沉香　莪术　诃子煨，去核　椒红微炒，出汗　当归去芦，酒浸，微炒　附子炮，去皮，脐　白术各一两　麝香一分别研　丁香　肉豆蔻炮　高良姜去芦，麻油炒各半两

【用法】上为末，入麝香匀，酒煮面糊丸如梧桐子大，每服三十丸，用温酒下，空心食前服。

【功效与主治】妇人血气不调，脏腑怯弱，风冷邪气乘虚客搏，脐腹冷疼，胁肋时胀，面色萎黄，肌体羸瘦，怠惰嗜卧，不思饮食。

金镞散

【来源】《博济方》卷五

【组成】白附子炮，取心，半两　木香半两　地龙三分　肉豆蔻半两，去皮　干蝎三十个　肉桂取心，半两　黄连取净，二两　大黄半两，生　桔梗半两　吴茱萸半两，麸炒　芍药半两　川芎半两，净　知母半两　白僵蚕三分，直者　白芜荑取仁，半两　白茯苓半两　当归半两　槟榔二个，一个生，一个熟　猪牙皂角半两，生，去皮　人参半两　巴豆二两，去皮，逐日换汤，浸十四日，又用麦麸水煮一日，细研末

【用法】上二十味同杵箩为细末，次入巴豆于乳钵内同研令匀，然后入瓷器中密封，于暖处候至一七日后，每服一字，汤使如后。卒中风，羊髓酒下；头旋，菊花酒下；血淋，大黄汤下；腰膝疼，醋汤下；子死胎，桂心水银汤下，二服取下；吐血，竹茹汤下；肠风背阴，繁柳草自然汁入熟酒，又槲叶烧灰调酒下；寸白虫，先吃牛脯，后以芜荑汤下；霍乱吐泻，新汲水下；肺气喘，杏仁汤下；小儿一切疾，米饮下；酒食，姜枣汤下；妇人血气，暖酒下；冷血，艾汤下；眼痛，菊花汤下；疝气，茴香汤下；五淋，木通汤下；痃疾，蒜酒汤下；久冷，椒汤下；月脉不通，热酒下；赤带，利，豆汤下；白带，艾

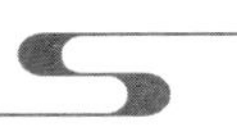

汤下；食癥，橘皮汤下；疰痛，桃仁汤下；产后，温酒下，难产同；惊风，蝎梢汤入小便少许下；疳等，米饮下；赤白痢，干姜甘草汤下；白痢，白术汤下；赤痢，地榆汤下；中热，麻黄汤下；鬼箭，桃符汤下；小儿齁，蜜汤下；漆疮，椒汤下；虎风足筋骨痛，画狮子烧灰调汤下；精神恍惚，金银汤下；妇人淋，葵菜汤下；赤眼，甘草汤下；腰膝疼痹，牛膝汤下；噎，橘皮汤下；肺气，蛤蚧汤下；寒热，柳枝汤下；小儿误吞钱，腻粉汤下；嗝上食，淡竹叶汤下；热毒风，山栀子汤下；腰宣，姜枣汤半钱；误吃水银粉泄不止，煎黑铅汤下；妇人血劳黄瘦病，桂心汤服后下黑血瘥，鲜血不瘥；五劳，猪胆汤服七日后，鼻中出鲜血瘥，黑血不可治；小儿天钓风，以蝉壳烧灰，入小便调下。

【功效与主治】卒中风，血淋，腰膝疼，子死胎，吐血，肠风背阴，寸白虫，霍乱吐泻，肺气喘，妇人血气，冷血，眼痛，疝气，五淋，疟疾，久冷，月脉不通，赤带，利，白带，食癥，疰痛，难产，惊风，疳，赤白痢，白痢，赤痢，中热，小儿齁，漆疮，虎风足筋骨痛，精神恍惚，妇人淋，赤眼，腰膝疼痹，噎，肺气寒热，小儿误吞钱，嗝上食，热毒风，腰宣，误吃水银粉泄不止，妇人血劳黄瘦病，五劳，小儿天钓风。

聚宝养气丹

【来源】《朱氏集验方》卷八

【组成】代赭石二两　紫石英二两　赤石脂二两　禹余粮二两，上四味醋淬，水飞过，搜作锭子，候十分干，入砂盒内养火三日，罐子埋地中一宿，出火毒，入后药　阳起石煅，半两　肉豆蔻面裹煨，半两　鹿茸酒炙，半两　补骨脂酒炒，半两　钟乳粉半两　五灵脂酒研，半两　茴香酒炒，半两　柏子仁半两　当归酒浸，炙，半两　远志去心，酒炒，半两　没药别研，半两　白茯苓半两　附子炮，半两　天雄炮，半两　胡椒半两　沉香半两　丁香半两　木香半两　乳香半两　黄芪蜜炙，半两　山药半两　苁蓉焙，半两　肉桂半两　巴戟半两　血竭三钱　琥珀三钱　朱砂三钱　麝香三钱

【用法】上为细末，糯米煮糊为丸如梧桐子大，留朱砂、麝香少许为衣，每服三十丸，空心人参煎汤或枣汤下，妇人醋汤下。

【功效与主治】诸虚不足，气血怯弱，头目昏晕，肢节倦怠，心志昏愦，夜梦失精，小便滑数，脾胃气虚；又治诸风瘫痪，半身不遂，语言謇涩，肢体重痛，寒湿气痹；或久寒宿冷泄泻，发疟寒热，下利赤白，及肠风，痔瘘，下血不止；妇人子宫久冷，崩漏，带下五色，月候不调，腹胁刺痛，血下瘕血

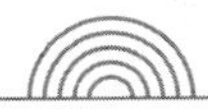

闭，羸瘦乏力。

宽中和气散

【来源】《女科万金方》

【组成】藿香　青皮　蓬术　归尾　牛膝　枳壳　半夏　陈皮　白豆蔻　木香　卜子　茯苓　腹子

【用法】姜三片，水二盅煎，食前服。

【功效】行气和中。

【主治】感气胸满不宽，手足麻木。

离济膏

【来源】《理瀹骈文》

【组成】生鹿角屑一斤，鹿茸更佳　高丽参四两，上二味用油三四斤先熬枯去渣听用，或用黄丹收亦可，此即参茸膏影子　生附子四两　川乌三两　天雄三两　白附子二两　益智仁二两　茅山术二两　桂枝二两　生半夏二两　补骨脂二两　吴茱萸二两　巴戟天二两　胡芦巴二两　肉苁蓉二两　党参一两　白术一两　黄芪一两　熟地一两　川芎一两　酒当归一两　酒白芍一两　山萸肉一两　淮山药一两　仙茅一两　蛇床子一两　菟丝饼一两　陈皮一两　南星一两　北细辛一两　覆盆子一两　羌活一两　独活一两　香白芷一两　防风一两　草乌一两　肉蔻仁一两　草蔻仁一两　远志肉一两　荜澄茄一两　炙甘草一两　砂仁一两　厚朴制，一两　杏仁一两　香附一两　乌药一两　良姜一两　黑丑盐水炒黑，一两　杜仲炒，一两　续断一两　牛膝炒，一两　延胡索炒，一两　灵脂炒，一两　秦皮炒，一两　五味子一两　五倍子一两　诃子肉一两　草果仁一两　大茴一两　红花一两　川萆薢一两　车前子一两　金毛狗脊一两　金樱子一两　甘遂一两　黄连一两　黄芩一两　木鳖仁一两　蓖麻仁一两　龙骨一两　牡蛎一两　山甲一两　炒蚕砂三两　发团一两六钱　生姜四两　大蒜头四两　川椒四两　韭子四两　葱子四两　棉花子四两　核桃仁连皮，四两　干艾四两　凤仙全株，一两　干姜一两　炮姜一两　白芥子一两　胡椒一两　石菖蒲一两　木瓜一两　乌梅一两　槐枝八两　柳枝八两　桑枝八两　茴香二两

【用法】共用油二十四斤熬，再合鹿角油并熬丹收。再入净松香、陀僧、赤脂各四两，煅阳起石二两，雄黄、枯矾、木香、檀香、丁香、官桂、制乳香、制没药各一两，酒蒸牛胶四两化，如清阳膏下法。一加倭硫磺用浮萍煮。

【功效】扶阳益火，温肾固真。

【主治】元阳衰耗，火不生土，胃冷成嗝；或脾寒便溏，泄泻浮肿作胀；或肾气虚寒，腰脊重痛，腹脐腿足常冷；或肾气衰败，茎痿精寒；或精滑，随触随泄；或夜多漩溺，甚则脬冷，遗尿不禁，或冷淋、或寒疝、或脱精脱神之症。妇人子宫冷，或大崩不止，身冷气微阳欲脱者；或冲任虚寒，带下纯白者；或久带下脐腹冷痛，腰以下如坐冰雪中，三阳真气俱衰者。小儿慢脾风。

灵砂固本丸

【来源】《普济方》卷二二二引《德生堂方》

【组成】沉香一两　木香一两　葫芦巴酒浸，一两　小茴香炒，一两　川楝肉炒，一两　八角茴香炒，一两　菟丝子酒浸，一两　巴戟去心，酒浸，一两　牛膝酒浸，一两　杜仲炒，一两　钟乳粉另研，一两　续断酒浸，一两　交趾桂一两　鹿茸去皮生用，一两　山药一两　补骨脂酒浸，一两　肉豆蔻煨，别研，一两　阳起石水飞，一两　灵砂一两　黑锡丹头二两，与灵砂先研极细，又入前药再碾

【用法】上为细末，酒糊为丸如梧桐子大，每服三十丸，渐加至五十丸，空心服，熬人参汤枣汤下，干物压之，妇人同。

【功效】夺阴阳造化之功，济心肾安养之妙。

【主治】真阳虚损，精髓耗伤，肾气不足，面黑耳焦；下虚上盛，头目昏眩，心腹疼痛，翻胃吐逆，劳汗水气，盗汗水气，喘满，全不思饮食；妇人血气，子宫久冷，崩中漏下。

绫锦养脾丸

【来源】《御药院方》卷四

【组成】木香一钱一字　丁香一钱一字　沉香一钱一字　红豆一钱一字　大椒一钱一字　官桂一钱一字，去粗皮　附子一钱一字，炮裂，去皮脐　肉豆蔻二钱半　白豆蔻二钱半，去皮　荜澄茄二钱半　川姜二钱半，炮裂　荜茇二钱半　甘草二钱半，锉，炙黄　人参二钱半，去芦头　白茯苓二钱半，去皮　白术二钱半　陈皮二钱半，去白　神曲二钱半，打碎，微炒　麦蘖二钱半，炒黄　缩砂仁二钱半　诃子肉二钱半　良姜六钱一字，锉，炒　厚朴六钱一字，去粗皮，生姜制　破故纸六钱一字，微炒

【用法】上为细末，炼蜜为丸，或水为丸。

【功效】大补脾胃，极进饮食，调顺三焦。保养荣卫。

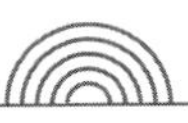

【主治】脾肾俱虚，冷气攻刺心胸腹胁，小肚疼痛，呕逆痰水，口苦噫气吞酸，及膀胱冷气奔冲，腰背脐腹绞痛，手足微冷，小便频数；又治卒暴心疼，霍乱吐逆；妇人血气癥瘕，心腹刺痛。

麻黄桂枝升麻汤

【来源】《兰室秘藏》卷中

【组成】木香一分　生姜一分　桂枝二分　半夏二分　陈皮二分　草豆蔻仁二分　厚朴二分　黑附子二分　黄柏二分　炙甘草三分　升麻三分　白术三分　茯苓三分　泽泻三分　黄芪五分　麻黄不去节，五分　人参五分

【用法】上都作一服，水二盏，煎至一盏，去渣，食远服之。

【功效与主治】妇人先患浑身麻木，睡觉则少减，开目则已而痊愈；证已痊，又因心中烦恼，遍身骨节痛，身体沉重，饮食减少，腹中气不运转。

木香和脾饮

【来源】《圣济总录》卷一五五

【组成】木香　丁香　白术　甘草　人参　豆蔻去皮　沉香　大腹皮锉　诃子煨，去核，各半两

【用法】上十一味，粗捣筛，每服二钱匕，水一盏，入生姜五片，同煎至七分，去滓温服，空心食前。

【功效与主治】妊娠心腹冷痛，霍乱吐泻。

千金封脐膏

【来源】《寿世保元》卷四

【组成】天门冬　生地黄　熟地黄　木鳖子　大附子　蛇床子　麦门冬　紫霄花　杏仁　远志　牛膝　肉苁蓉　官桂　肉豆蔻　菟丝子　虎骨　鹿茸各二钱

【用法】上药为末，入油一斤四两，文武火熬黑色，去渣澄清，再入黄丹半斤，水飞过，松香四两熬，用槐、柳条搅，滴水不散为度。再下硫磺、雄黄、朱砂、赤石脂、龙骨各三钱为末入内。除此不用见火。待药微冷定，再下腽肭脐一副，阿芙蓉、蟾酥各三钱，麝香一钱，不见火，阳起石、沉香、木香各三钱，俱不见火。上为细末，入内。待药冷，下黄蜡六钱。放瓷器内盛之，封口。放水中浸三日，去火毒。取出摊缎子上或红绢上亦可，贴之，六十日方

无力再换。

【功效与主治】男子下元虚冷，遗精尿频，小肠疝气，单腹胀满，一切腰腿骨节疼痛，半身不遂；妇人子宫久冷，赤白带下，久不坐胎。

人参豆蔻散

【来源】《妇人大全良方》卷八

【组成】人参　肉豆蔻　干姜　厚朴　甘草　陈橘皮各一两　川芎　桂心　诃子　北茜香各半两

【用法】上为细末，每服三钱，水一小盏，姜三片，枣一枚，煎至六分服。

【功效与主治】妇人久泄不止。

薷苓清暑汤

【来源】《陈素庵妇科补解》卷三

【组成】藿香一钱五分　香薷一钱五分　茯苓二钱　陈皮一钱　厚朴一钱　麦冬八分　人参八分　白术三钱　泽泻一钱五分　甘草一钱　草豆蔻七分　竹茹一钱五分　砂仁一钱五分　生姜三片　乌梅一钱

【用法】水煎服。

【功效】清暑益气，利湿安胎。

【主治】妊娠外感暑邪。

参芪白术汤

【来源】《不知医必要》卷三

【组成】党参二钱，去芦，米炒　炙芪一钱五分　白术一钱五分，净炒　肉蔻霜一钱五分　茯苓一钱五分　淮山药二钱，炒　升麻六分，蜜炙　炙甘草七分

【用法】水煎服。

【功效及主治】泻痢与产育气虚脱肛。

参茸补血露

【来源】《全国中药成药处方集》（沈阳方）

【组成】当归五钱　川芎四钱　丹参一两　鹿茸二钱　枸杞三钱　五味子三钱　豆蔻三钱　焦术五钱　莲肉五钱　茯神四钱　远志五钱　九节菖蒲五钱　甘草四钱

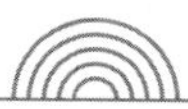

首乌四钱　生地五钱

【用法】上药以绢袋盛贮，用烧酒五斤，白糖五斤同置罐中，封口，放锅中滚水煮至三小时，止火待凉，置阴地三日出火毒，五日后即可去药用酒。温服，每次一杯，日三服。

【功效】补血益精。男服补精种子，女服调经受孕。

【主治】妇女气滞血亏，经闭经漏，赤白带下，腰腿酸痛，干血痨证。

调胃养中汤

【来源】《医方类聚》卷二一九引《仙传济阴方》

【组成】人参三钱　白术三钱　陈皮三钱　豆蔻三钱　诃子一个　白茯苓三钱

【用法】上为末，米饮调下。

【功效与主治】妇人因受寒热之邪，积于脏腑，下利赤白，腹痛。

乌鸡煎圆

【来源】《太平惠民和剂局方》

【组成】乌雄鸡一个　乌药　石床　牡丹皮　人参去芦　白术　黄芪各一两　苍术米泔浸，切，焙，一两半　海桐皮　肉桂去粗皮　附子炮，去皮脐　白芍药　蓬莪术　川乌炮　红花　陈皮各二两　延胡索　木香　琥珀　熟干地黄洗，焙　肉豆蔻　草果各半两

【用法】上细锉，用乌雄鸡一只，烫挦去毛及肠肚，将上药安放鸡肚内，用新瓷瓶盛好酒一斗，同煮令干，去鸡骨，以油单盛，焙干，为细末，炼蜜为丸，如梧桐子大，每服三十丸。胎前产后伤寒，蜜糖、酒下；胎前气闷壮热，炒姜酒下；赤白带下，生姜、地黄煮酒下；产后败血攻心，童子小便、炒姜酒吞下；产后血块攻筑，心腹疼痛，玄胡索酒下；胎前呕逆，姜汤下；催生，炒蜀葵子酒下；安胎，盐酒下；室女经脉当通不通，四肢疼痛，煎红花酒下；血气攻刺，心腹疼痛，煎当归酒下；血晕，棕榈烧灰，酒调吞下；血邪，研朱砂、磨香，酒下；血闷，煎乌梅汤，研朱砂下；子宫久冷，温酒或枣汤下，空腹日一服；血风劳，人参酒吞下；小腹绞痛，炒茴香、盐、酒下；血散四肢，遍身虚浮黄肿，赤小豆酒下；常服，温酒、醋汤任下，并空心食前服。

【功效与主治】妇人胎前、产后诸般疾患，并皆治之。

醒脾饮子

【来源】《妇人大全良方》卷十二

【组成】草豆蔻以湿纸裹，灰火中煨令纸干，取出，去皮用　厚朴制，各半两　干姜三分　甘草一两一分

【用法】上药为细末。每服二钱，水一大盏，枣二个，生姜三片，煎至八分，去滓，呷服。

【功效与主治】妊娠恶阻，呕逆不食，甚者中满，口中无味，或作寒热。

芎归首乌饮

【来源】《慈航集》卷下

【组成】川芎三钱　当归一两　鲜首乌五钱，打碎　青皮一钱五分　草蔻仁一钱，研　柴胡六分　炒枳壳一钱五分　甘草八分

【用法】酒一盅，河井水煎。

【功效与主治】孕妇疟疾。

羊肉面棋子

【来源】《寿亲养老新书》卷四

【组成】小麦面四两　肉豆蔻去壳，为末　荜茇为末　胡椒为末　蜀椒去目并闭口，炒出汗，各一钱

【用法】上五味拌匀，以水和作棋子，用精羊肉四两，细切，炒令干，下水五升，入葱、薤白各五茎，细切，依常法煮肉，以盐、醋调和，候熟，滤去肉，将汁煮棋子，空腹，热食之。

【功效与主治】妇人血气癖积，腹痛泄泻。

益寿比天膏

【来源】《万病回春》卷四

【组成】鹿茸　附子去皮脐　牛膝去芦　虎胫骨酥炙　蛇床子　菟丝子　川续断　远志肉　肉苁蓉　天门冬去心　麦门冬去心　杏仁　生地　熟地　官桂　川楝子去核　山茱萸去核　巴戟去心　补骨脂　杜仲去皮　木鳖子去壳　肉豆蔻　紫霄花　谷精草　穿山甲　大麻子去壳　鹿茸各一两　甘草二两，净末，看众药焦

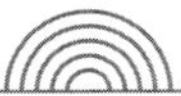

枯方下　桑枝　槐枝　柳枝各七寸

【用法】上药锉细，用真香油一斤四两浸一昼夜，慢火熬至黑色；用飞过好黄丹八两、黄香四两入内，柳棍搅不住手；再下雄黄、倭硫、龙骨、赤石脂各二两，将铜匙挑药滴水成珠不散为度；又下母丁香、沉香、木香、乳香、没药、阳起石、煅蟾酥、哑芙蓉各二钱，麝香一钱为末，共搅入内；又下黄蜡五钱。将膏贮瓷罐内，封口严密，入水中浸五日去火毒。每一个重七钱，红绢摊开，贴脐上或两腰眼上。每一个贴六十日方换。其功不可尽述。

【功效】添精补髓，固精助阳，润滋皮肤，强壮筋骨。

【主治】下元虚冷，五劳七伤，半身不遂，脚膝酸麻，阳事不举，肾虚喘咳；妇人赤白带下，沙淋血崩。

第八章 何首乌

八制茯苓丸

【来源】《医方集解》引邵应节方

【组成】白茯苓二斤半，须皮光结实者，去皮，打碎如枣核大，分为八制　黄芪六两，切片，水六盅，煎三盅，煮茯苓一分，干为度　肉苁蓉四两，酒洗，去筋，水六盅，煎三盅，煮茯苓如前　人参六钱，水五盅，煎三盅，煮茯苓如前　甘枸杞六两，水八盅，煎三盅，煮茯苓如前　补骨脂五两，水八盅，煎三盅，煮茯苓如前　何首乌半斤，用黑豆一升，煎水三斤，浸首乌，春秋二日，夏一日，冬三日，将浸过首乌豆汁煮茯苓如前　秋石四两，水三盅化开，煮茯苓如前　人乳半斤，煮茯苓如前

【用法】水煎服。

【功效】男子壮筋骨，生心血，乌须发；女子滋颜色，暖子宫，调经气。

【主治】一切虚损。

白术汤

【来源】《圣济总录》卷一五六

【组成】白术一两　麻黄三两，去节，先煎，掠去沫，焙　石膏一两　葛根一两，锉　何首乌一两　甘草一两，炙

【用法】水煎服。

【功效及主治】妊娠伤寒，壮热憎寒，头疼体痛。

宝金膏

【来源】《理瀹骈文》

【组成】当归四两　党参一两　香附一两　川芎一两　延胡一两　苏木一两　白术一两　蒲黄一两　桃仁一两　大黄一两，醋制　红花一两　熟地一两　茯苓一两

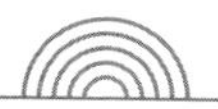

乌药一两　川乌一两　牛膝五钱　地榆炭五钱　山萸肉五钱　金毛狗脊五钱　苍术五钱　首乌五钱　白芍五钱，酒炒　五灵脂五钱，炒　三棱五钱　羌活五钱　橘红五钱　木香五钱　良姜五钱　青皮五钱　木瓜五钱　乳香五钱　没药五钱　草乌五钱　大茴香五钱　血竭五钱　桔梗五钱　防风五钱　天麻五钱　黑荆穗五钱　白芷五钱　细辛五钱　黑豆一两半　艾叶一两半　牛胶一两半

【用法】麻油熬丹收。或加厚朴、枳壳、黄芪、半夏、炮姜炭、吴萸各五钱，发团八钱，生姜、葱白、韭白各二两同熬，槐枝搅。

【功效及主治】产后诸症。

保命延寿烧酒方

【来源】《仁术便览》卷三

【组成】人参五钱　当归五钱　白茯五钱　乌药五钱　杏仁五钱　砂仁五钱　川乌五钱　川草乌五钱　何首乌五钱　五加皮五钱　枸杞子五钱　牛膝五钱　杜仲五钱　肉桂五钱　苍术五钱，制　肉苁蓉一两　破故纸一两　甘草一两　木香三钱　枳壳三钱　干姜三钱　虎骨三钱，酥炙　香附三钱　白芷三钱　厚朴三钱　陈皮三钱　白术三钱　川芎三钱　麻黄三钱　独活三钱　羌活三钱　川椒三钱，去合口及目　白芍三钱　生地三钱　熟地三钱　天冬三钱，去心　麦冬三钱，去心　防风三钱　荆芥三钱　五味子三钱　小茴香三钱　细辛三钱　沉香三钱　白蔻三钱　枣肉二两

【用法】上除酥蜜二味，将前四十八味各精制，秤足，装入绢袋中，入无水高烧酒四十斤，同酥蜜入坛中，将坛口密封严固，桑柴文武火烧三炷香，待大锅中水冷取出，埋阴地三日出火毒。

【功效】除万病，和缓脾胃，补养丹田，强壮筋骨，益精补髓，身体康健，耳目聪明，定五脏，安魂魄，润肌肤，和容颜，强阴壮阳。

【主治】诸虚百损及五劳七伤，左瘫右痪，口眼歪邪，半身不遂，语言謇涩，筋脉拘挛，手足顽麻，浑身疮癣，伤风，痔漏紫白，中风，风寒湿脚气，二十四般积气，痃气，膀胱疝气，十嗝五噎，身体羸瘦，腰膝腿疼，四肢无力，耳聋眼花，丹田虚冷，诸般淋痛，妇人经水不调，脐腹疼痛，胁肋虚胀，面黄肌瘦，口苦舌干，饮食无味，四肢倦怠，头晕眼花，神思惊悸，夜多盗汗，时潮热，月事不匀，或多或少，或前或后，或崩漏或止，经脉不通，子宫积冷

补肝养血汤

【来源】《揣摩有得集》

【组成】蛇床子一钱半，炒　巴戟天五钱，去心，盐水炒　牛膝一钱半　续断二钱　大熟地三钱　黄柏五分，炒　鹿角胶二钱　首乌五钱，蒸　云茯苓三钱　山药一钱半，炒

【用法】水煎服。

【功效及主治】妇人阴内发痒肿痛，属血虚不能养肝，宜温补则愈。

补肾种子方

【来源】《古今名方》引罗元恺方

【组成】金樱子 18～30 克　菟丝子 24 克　党参 24 克　熟地 24 克　桑寄生 30 克　首乌 30 克　淫羊藿 9 克　枸杞 15 克　砂仁 3 克，后下

【用法】水煎服。

【功效】补肾，益气，补血。

【主治】子宫发育不良，月经不调或不排卵，不生育者。

补天丸

【来源】《医级》卷八

【组成】紫河车初胎者一具，米泔洗净，入砂锅内，用水一碗煮沸，候冷取起，放小竹篮中，用纸密糊烘干　黄柏三两，蜜炒　山药三两，乳炒　龟板三两，酥炙　熟地五两，煮　牛膝两半，酒洗　苁蓉两半，酒洗　麦冬两半　山药两半　虎胫骨两半，酥炙　茯神两半　杜仲三两　首乌三两　人参三两　白芍三两　生地三两　天冬三两　当归三两　五味子三两　枸杞二两

【用法】上为末，猪脊髓三条蒸熟，同炼蜜和为丸，每服七八十丸，空心淡盐汤下。

【功效及主治】男妇虚损劳伤，形体羸乏，腰背疼痛，遗精带浊。

补益大豆方

【来源】《胎产心法》卷上

【组成】大黑豆三升　何首乌四两，选大而赤者　茯苓三两　青盐八钱　甘草一两

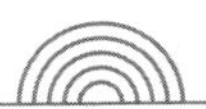

【用法】锉为片，先晚以瓷钵一个盛豆，入水八碗，用绸包药置内，次日以砂锅内煮，候水干为度，去药不用，取豆略晒，用瓷瓶收贮。每早晚白滚汤不时服。

【功效及主治】固精补肾，健脾降火，乌发黑发，延年，固胎多子。

布膏药

【来源】《青囊秘传》

【组成】生地三钱　当归三钱　首乌三钱　川芎三钱　川断三钱　红花三钱　加皮三钱　川草乌三钱　茅术三钱　良姜三钱　官桂三钱　香附三钱　乌药三钱　枳壳三钱　陈皮三钱　柴胡三钱　白芷三钱　羌独活三钱　灵仙三钱　麻黄三钱　莪术三钱　三棱三钱　寄奴三钱　荆芥三钱　防风三钱　赤芍三钱　青皮三钱　桃红三钱　川军三钱　牙皂三钱　藁本三钱　连翘三钱　南星三钱　山奈三钱　姜半夏三钱　海风藤三钱　甘松三钱

细料方：麝香一钱　附子二钱　冰片五分　洋樟三钱　木香三钱　肉桂一钱　乳没药三钱　细辛三钱　阿魏三钱　八角三钱　茴香三钱

【用法】上药研末。筋骨疼痛，腰腿痠软，四肢无力，贴两膏肓及肾俞；男子艰嗣，梦遗精滑，贴命门；妇女漏下半产，白带，贴子宫穴；左瘫右痪，手足麻木，贴肩井、曲池、环跳；跌打损伤，贴痛处；鹤膝风，贴膝眼；赤白痢疾，贴丹田；漏肩风，贴肩井；胁肋气痛，贴期门、章门；大小疟疾，贴肺俞；心腹痛、呕吐，贴中脘；癥瘕痞癖，贴痛处、气海；哮喘咳嗽，贴肺俞、中脘；木肾疝气，贴丹田、肾俞；瘀血作痛，贴丹田、气海；腰背疼痛，偏正头风，贴太阳、风门。

【功效及主治】男子艰嗣，梦遗精滑，妇人半产漏下，白带及跌打损伤，遍身筋骨疼痛，腰脚酸痛，足膝无力，左瘫右痪，水泻痢疾，手足麻痹，腰胁气痛，哮喘咳嗽，癥瘕痞癖，心腹肚痛，呕吐，木肾疝气，偏正头风，漏肩鹤膝，疟疾，瘀血作痛。

草还丹

【来源】《博济方》卷一

【组成】仙茅一两　川羌活一两　防风一两，去头　金毛狗脊一两，去毛　紫花白术一两　茯苓一两，去皮　干姜一两半　九节石菖蒲一两半　白丑一两半　威

灵仙二钱　何首乌一两　苍术一两

【用法】上十二味，各要新好者，洗择净焙干，并生用，细杵为末，以白生砂蜜和为剂，再入臼，杵三千下，炼熟丸如桐子大。每服十五丸，至二十丸，冷水下，不嚼，妇人月候不通，红花酒下，半月见效。

【功效及主治】治风顺气，调利三焦，明耳目，益真元，壮筋骨，驻容颜，保生延寿。妇人月候不通。

产灵丹

【来源】《北京市中药成方选集》

【组成】当归五钱　首乌五钱，炙　竹节香附五钱　白术五钱，炒　木香五钱　细辛五钱　川乌三两，炙　草乌三两，炙　大茴香三两　川芎三两　防风三两　白芷三两　芥穗三两　桔梗三两　麻黄三两　苍术八两，炒　甘草二两，炙

【用法】炼蜜为丸

【功效】化瘀生新，散寒止痛。

【主治】妇人产后恶露不下，胸腹胀满，两胁刺痛。

长生丹

【来源】年氏《集验良方》卷二

【组成】地黄八两　山药四两　白茯神四两　何首乌半斤　女贞子六两　甜石斛半斤　枸杞六两　鹿角霜半斤　山茱萸六两　菟丝子半斤　肉苁蓉二两　鹿角胶半斤　川牛膝半斤　宣木瓜四两　虎胫骨四两　人参一斤　丹皮八两　杜仲一两　胡麻一斤　桑椹子一斤

【用法】上为末，拌为丸。每服三钱，空心白滚水送下。

【功效及主治】男子劳损羸瘦，阳事不举，精神短少，须发早白，步履艰难；妇人下元虚冷，久不孕育。

大补天丸

【来源】《医统》卷四十八

【组成】黄柏三两，蜜炒褐色　山药三两，乳汁炒　龟板三两，酥炙　怀熟地黄五两　牛膝两半，酒洗　麦门冬两半，去心　肉苁蓉两半，酒洗　虎胫骨两半，酥炙　山药两半，炒　茯神两半　黄芪两半，蜜炙　杜仲二两，制　甘枸杞子二两　何首

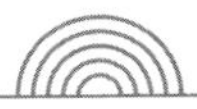

乌二两，制　人参二两　当归一两，酒洗　天门冬一两　五味子一两　怀生地黄一两，酒洗，用砂锅煮烂，捣　白芍药二两，酒炒，冬月只用一两　紫河车一具，取初胎者，米泔洗净，入小砂罐内，水一碗煮沸，候冷取起，放竹篮中，四围纸糊密，烘干为末，入群药和匀

【用法】炼蜜为丸。

【功效及主治】男妇虚损劳伤，形体羸乏，腰背疼痛，遗精带浊。

大活络丹

【来源】《兰台轨范》卷一引《圣济总录》

【组成】白花蛇　乌梢蛇　威灵仙　两头尖俱酒浸　草乌　天麻煨　全蝎去毒　首乌黑豆水浸　龟板炙　麻黄　贯仲　炙草　羌活　官桂　藿香　乌药　黄连　熟地　大黄蒸　木香　沉香各二两　细辛　赤芍　没药去油，另研　丁香　乳香去油，另研　僵蚕　天南星姜制　青皮　骨碎补　白蔻　安息香酒熬　黑附子制　黄芩蒸　茯苓　香附酒浸，焙　元参　白术各一两　防风二两半　葛根　虎胫骨炙　当归各一两半　血竭七钱，另研　地龙炙　犀角　麝香　松脂各五钱　牛黄　冰片各一钱五分　人参三两

【用法】上药五十味，为末，蜜丸，如桂圆核大，金箔为衣。晨酒送下。

【功效及主治】中风瘫痪，痿痹痰厥，拘挛疼痛，痈疽流注，跌扑损伤，小儿惊痛，妇人停经。

大灵丹

【来源】《丹台玉案》卷五

【组成】当归身四两　人参四两　阿胶三两　川芎一两八钱　牡蛎一两八钱　天麻一两八钱　生地二两　丹皮二两　续断二两　何首乌二两，九蒸九晒　山栀二两，炒黑　甘草八钱

【用法】炼蜜为丸。

【功效及主治】妇人一切赤白带下，因此久不孕育，及诸虚百损。

当归饮

【来源】《校注妇人大全良方》卷二十四

【组成】当归一钱　白芍药一钱　川芎一钱　生地黄一钱　白蒺藜一钱，炒

黄芪一钱　防风五分　荆芥五分　何首乌五分，不见铁器　甘草五分

【用法】水煎服。

【功效及主治】妇人血风疮，血热瘾疹痒痛，脓血淋漓，发热等症；疮疥风癣，湿毒燥痒。

地仙酒

【来源】《寿亲养老新书》

【组成】牛膝　肉苁蓉　川椒　炮附子各十二钱　木鳖子　地龙各十七钱　覆盆子　白附子　菟丝子　赤小豆　天南星　防风　骨碎补　何首乌　蛤蚧　羌活　狗脊各十钱　人参　黄芪各七钱　炙川乌　白术　茯苓　炙甘草各三钱　白酒三升

【用法】将上述药材洗净一同捣成碎末，用纱布包裹，放入酒中浸泡六十余天，过滤，去渣备用。

【功效】益气健脾，补肾温阳，壮筋骨，活经络。

【主治】五劳七伤，肾气衰败，精神耗散，行步艰难，饮食无味，耳聋眼花，皮肤枯燥；妇人宫冷无子，下部秽恶，肠风痔漏，吐血泻血，诸风诸气。

二圣汤

【来源】《古今医鉴》卷十一引刘嵩皋方

【组成】何首乌五钱，切　甘草三钱

【用法】水煎服。

【功效及主治】血崩。

风药圣饼子

【来源】《医学纲目》卷十

【组成】川乌二两，生　草乌二两　麻黄二两，去节　苍术五钱　何首乌五钱　白附子五钱　白僵蚕五钱　川芎五钱　防风二钱半　干姜二钱半　雄黄四钱六分　藿香二钱半　荆芥二钱半

【用法】上为末，醋糊丸，如桐子大。捏作饼子，嚼碎，茶汤送下，食后。

【功效及主治】半身不遂，手足顽麻，口眼㖞斜，痰涎壅盛，及一切风，他药不效者；小儿惊风，大人头风，妇人血风。

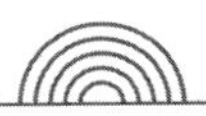

岗稔止带汤

【来源】罗元恺方

【组成】菟丝子 25 克　何首乌 20 克　白术 15 克　海螵蛸 15 克　炙甘草 10 克　白芍 10 克　白芷 10 克　岗稔根 30 克

【用法】水煎服。

【功效】健脾固肾，收敛止带。

【主治】脾肾虚损，湿浊下流。

葛根首乌汤

【来源】《医学摘粹》

【组成】桂枝三钱　芍药三钱　甘草二钱　葛根三钱　麻黄二钱　首乌三钱　生姜三钱　大枣三枚

【用法】水煎服。

【功效及主治】妇人产后，寒伤营血，而病刚痉，发热无汗者。

固本暖脐膏药

【来源】《活人方》卷二

【组成】真麻油一斤四两　甘草片二两　天冬五钱　麦冬五钱　熟地五钱　肉苁蓉五钱　牛膝五钱　枸杞五钱　当归五钱　杜仲五钱　汉防己五钱　防风五钱　羌活五钱　独活五钱　川芎五钱　续断五钱　锁阳五钱　虎胫骨五钱　桃仁五钱　远志肉五钱　杏仁五钱　菟丝子五钱　巴戟肉五钱　蛇床子五钱　红花五钱　木鳖子五钱　姜黄片五钱　延胡索五钱　南星五钱　半夏五钱　天麻五钱　威灵仙五钱　淫羊藿五钱　骨碎补五钱　鹿茸五钱　肉桂五钱　附子五钱　蓖麻仁五钱　紫梢花五钱　谷精草五钱　肉蔻五钱　益智仁五钱　人参五钱　黄芪五钱　何首乌五钱　苏木屑五钱　苍术五钱　五灵脂五钱　白僵蚕六钱　川山甲二钱　苍耳子五钱　麻黄五钱　荔枝草五钱　三角尖五钱　益母草五钱　清风藤五钱　五味子四钱　皂角刺五钱　粟壳五钱　诃子肉五钱　葱子五钱　韭子五钱　东丹十两，飞净，炒黑色　嫩松香四两，绞去脚，提至色白　嫩黄蜡四两，提净脚　硫磺三钱，制净末　雄黄三钱，制净末　龙骨三钱，制净末　牡蛎三钱，制净末　玄精石三钱，制净末　赤石脂三钱，制净末　乳香三钱，制净末　没药三钱，制净末　沉香三钱，制净末　丁香三钱，制净末

木香三钱，制净末　麝香三钱，制净末　蟾酥三钱，制净末　阳起石三钱，制净末　阿芙蓉三钱，制净末

【用法】第一次，真麻油以桑柴火熬透，第二次，甘草片入油熬焦，去滓；第三次，天冬至韭子六十味药入油熬焦，重绵绞去滓净；第四次，东丹入油搅匀；第五次，嫩松香入油搅匀，以时候之寒暖，看老嫩出火；第六次，嫩黄蜡入油搅匀；第七次，硫磺至赤石脂六味药入油搅匀，候冷；第八次，再入乳香至木香五味药搅匀；第九次，临用时加入麝香、蟾酥、阳起石、阿芙蓉。

【功效】培元益气，祛寒和血，调补精气。

【主治】男子先天不足，下元虚冷，劳伤痿痹，腰膝酸疼，精寒阳萎，白浊阳遗；妇人经水不调，沙淋白带，子宫虚冷，难嗣半产；暴泻久泄，肚腹疼痛；偏身寒湿风痛。

桂枝姜苓汤

【来源】《四圣心源》卷十

【组成】甘草二钱　茯苓三钱　桂枝三钱　芍药三钱　干姜三钱　丹皮三钱　首乌三钱

【用法】水煎服。

【功效及主治】经漏及经水先期。

何首乌散

【来源】《太平圣惠方》卷六十九

【组成】何首乌　防风去芦头　白蒺藜微炒，去刺　枳壳麸炒微黄，去瓤　天麻　胡麻　白僵蚕微炒　茺蔚子　蔓荆子各半两

【用法】上药每服二钱，空心食前酒送下；或粥饮调下，每日三次。久患者半月效。

【功效及主治】妇人血风，皮肤瘙痒，心神烦闷，并治血游风。

何首乌煨鸡

【来源】民间方

【组成】雌鸡 1 只　首乌 50 克　盐　油　姜　料酒各适量

【用法】炖汤。

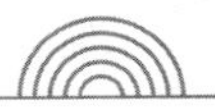

【功效】益血强肾，滋阴益肝，补精填髓。

【主治】子宫脱垂，痔疮脱肛。

黑神丸（一）

【来源】《普济方》卷一一五

【组成】川芎四两　南星一两，裂　半夏二钱半，姜制　天麻半两，炮裂　防风四两　何首乌四两，米泔水浸一宿，去皮　甘松四两，洗净　白芷六两，大者　川乌半两，炮　华阴细辛二两，净　甘草二两　桔梗四两　桂半两，去皮　皂角二斤四两，烧灰存性　干姜一两，炮

【用法】上为细末，蜜打糯米粉子为剂，用棒槌约打一千余下，匀为丸，如芡实大。

【功效及主治】风疾，左瘫右痪，口眼㖞斜，不省人事，筋骨疼痛，手足战动；头疼暗风；肝肾冲攻，脾胃虚弱；小儿天吊风，倒地不醒；冷气冲攻，心腹疼痛；泻痢；疟疾；妇人血气风；小儿惊风；冲冒霜露山岚瘴气。

黑神丸（二）

【来源】《太平惠民和剂局方》卷一（续添诸局经验秘方）

【组成】牡丹皮四两　白芍药四两　川芎四两　麻黄四两，去根节　赤芍药十两　甘草十两　荆芥六两　草乌六两，炮　乌豆八两　何首乌二两，米泔浸，切，焙

【用法】上为细末，蜜打糯米粉子为剂，用棒槌约打一千余下，匀为丸，如芡实大。

【功效及主治】一切风疾，及瘫痪风，手足颤掉，浑身麻痹，肩背拘急，骨节疼痛；及妇人血风，头旋眼晕，精神困倦；流注；小儿惊风，伤风咳嗽，头痛。

换骨丹

【来源】《中藏经》

【组成】桑白皮二两　川芎二两　吴白术二两　紫河车二两　威灵仙二两　蔓荆子二两　人参二两　防风二两　何首乌二两　地骨皮一两　五味子一两　木香一两　苦参一两　犀角半两　麝香半钱　龙脑半钱

【用法】上为细末，蜜打糯米粉子为剂，用棒槌约打一千余下，匀为丸，

如芡实大。

【功效及主治】一切卒中，手足顽麻，腰膝沉重，左瘫右痪，四时伤寒，妇人血滞，小儿惊搐。

活血丹

【来源】《疡医证治准绳》卷六

【组成】青桑炭一斤　当归二两　牛膝二两　川芎二两　赤芍药二两　熟地二两　黑豆二两，酒煮　何首乌二两　南星二两，制　白芷二两　老松节二两，烧　杜仲二两，制　破故纸二两　羌活二两　独活二两　苍术二两，制　防风二两　荆芥二两　骨碎补二两　桔梗二两　栗间二两　续断二两　草乌二两，醋煮，炒　川乌二两，炮　肉桂二两　木鳖子二两，炒　地龙二两，去土　白蔹二两　白及二两，煨　细辛二两　降真香二两　檀香二两　松香二两　枫香二两　五灵脂二两　京墨二两，煅　血竭二两　乳香二两　没药二两

【用法】上为末，醋煮秫米粉糊，搓为丸，如弹子大，候干，用生漆为衣，久则不坏。每服用当归酒磨下。伤筋折骨，加自然铜二两。

【功效及主治】打扑伤损，动筋折骨，跌堕斫磕，刀斧等伤；诸般风疾，左瘫右痪，手足顽麻；妇人血风，浑身疼痛，冷痹。

家传西圣膏

【来源】《外科大成》卷一

【组成】当归五钱　川芎五钱　赤芍五钱　生地五钱　熟地五钱　白术五钱　苍术五钱　甘草节五钱　陈皮五钱　半夏五钱　青皮五钱　香附五钱　枳壳五钱　乌药五钱　何首乌五钱　白芷五钱　知母五钱　杏仁五钱　桑皮五钱　金银花五钱　黄连五钱　黄芩五钱　黄柏五钱　大黄五钱　白蒺藜五钱　栀子五钱　柴胡五钱　连翘五钱　薄荷五钱　威灵仙五钱　木通五钱　桃仁五钱　玄参五钱　桔梗五钱　白鲜皮五钱　猪苓五钱　泽泻五钱　前胡五钱　升麻五钱　五加皮五钱　麻黄五钱　牛膝五钱　杜仲五钱　山药五钱　益母草五钱　远志五钱　续断五钱　良姜五钱　藁本五钱　青风藤五钱　茵陈五钱　地榆五钱　防风五钱　荆芥五钱　两头尖五钱　羌活五钱　独活五钱　苦参五钱　天麻五钱　南星五钱　川乌五钱　草乌五钱　文蛤五钱　巴豆仁五钱　芫花五钱　细辛一两　贝母一两　僵蚕一两　大枫子一两　川山甲一两　蜈蚣二十一条　苍耳头二十一个　虾蟆七个　白花蛇五钱　地龙五钱

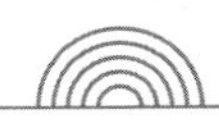

全蝎五钱　海桐皮五钱　白及五钱　白蔹五钱　木鳖子五两　桃枝三至七寸　柳枝三至七寸　榆枝三至七寸　槐枝三至七寸　桑枝三至七寸　楝枝三至七寸　或杏枝三至七寸　楮枝三至七寸　或椿枝三至七寸　血余四两

【用法】用真麻油十三斤浸之，春五夏三，秋七冬半月，日数毕，入大锅内，慢火煎至药枯，浮起为度，住火片时，用布袋滤净药渣，将油称准，将锅展净，复用细绢滤油入锅内，要清净为美，投血余，慢火熬至血余浮起，以柳棒挑看似膏溶化之象方美，熬熟，每净油一斤，用飞过黄丹六两五钱，徐徐投入，火加大些，夏秋亢热，每油一斤加丹五钱，不住手搅，俟锅内先发青烟，后至白烟，叠叠旋起，气味香馥者，其膏已成，即便住火，将膏滴入水中试软硬得中，如老加熟油，若稀加炒丹少许，渐渐加火，务要冬夏老嫩得所为佳，掇下锅来，搅挨烟尽，下细药搅匀，倾水内，以柳棍搂，成块再换，冷水浸片时，乘温每膏半斤拔扯百转，成块又换冷水投浸，用时，取一块铜杓内溶化摊用。

【功效及主治】男妇小儿，远年近日，五劳七伤，左瘫右痪，手足麻木，遍身筋骨疼痛，咳嗽痰喘，疟疾痢疾，遗精白浊，偏坠疝气，寒湿脚气；及妇人经脉不调，赤白带下，血崩经漏；并跌打损伤，一切肿毒瘰疬，顽疮结毒，筋骨疼痛者。

姜苓阿胶汤

【来源】《四圣心源》卷十

【组成】丹皮三钱　甘草二钱　桂枝三钱　茯苓三钱　干姜三钱　丹参三钱　首乌三钱　阿胶三钱

【用法】水煎服。

【功效及主治】经水后期。

金不换神仙膏

【来源】《古今医鉴》卷十六

【组成】川芎五钱　白芷五钱　生地五钱　熟地五钱　当归五钱　白术五钱　苍术五钱　陈皮五钱　香附五钱　枳壳五钱　乌药五钱　半夏五钱　青皮五钱　细辛五钱　知母五钱　贝母五钱　杏仁五钱　桑白皮五钱　黄连五钱　黄芩五钱　黄柏五钱　栀子五钱　大黄五钱　柴胡五钱　薄荷五钱　赤芍五钱　木通五钱　桃仁五钱

玄参五钱　猪苓五钱　泽泻五钱　桔梗五钱　前胡五钱　升麻五钱　麻黄五钱　牛膝五钱　杜仲五钱　山药五钱　远志五钱　续断五钱　良姜五钱　何首乌五钱　甘草五钱　连翘五钱　藁本五钱　茵陈五钱　地榆五钱　防风五钱　荆芥五钱　羌活五钱　独活五钱　金银花五钱　白蒺藜五钱　苦参五钱　僵蚕五钱　天麻五钱　南星五钱　川乌五钱　草乌五钱　威灵仙五钱　白鲜皮五钱　五加皮五钱　青风藤五钱　益母草五钱　两头尖五钱　五倍子五钱　大风子五钱　巴豆五钱　穿山甲五钱　芫花五钱　蜈蚣二十条　苍耳头七个　桃枝三十　柳枝三十　榆枝三十　槐枝三十　桑枝三十　楝枝三十　楮枝三十　枫枝三十

【用法】上药各切为粗片，用真脂麻油十二斤，浸药于内，夏浸三日，冬浸半月方可；煎药黑枯色为度，用麻布一片，滤去滓，将油再称，如有十数斤，加飞过黄丹五斤；如油有八斤，加黄丹四斤，依数下丹，决无差矣。将油再下锅熬，黄丹徐徐投下。手中用槐柳棍不住搅，火先文后武，熬成滴在水中成珠不散。春夏硬，秋冬软，此是口诀，瓷瓶内贮之。

【功效】生肌定痛，调血祛风湿。

【主治】劳伤筋骨疼痛，痰喘咳嗽，左瘫右痪，手足麻木，赤白痢疾，疝气，疟疾，偏正头风，心气疼痛，寒湿脚气，男子遗精白浊，女子赤白带下，一切无名肿毒，跌打损伤。

金莲种玉丹

【来源】《何氏济生论》卷七

【组成】白莲花蕊十一对，去梗留蒂，连须房瓣　赤首乌四两，人乳浸蒸四次，日晒夜露　芡实四两　人参量用　甘枸杞人乳浸一宿，晒干　生地黄酒浸一宿，甑安，煮羊肾锅上蒸烂　羊外肾十一对，盐腌一宿，用酒于瓦器内煮至如地黄色为度，去皮膜，同地黄杵千下

【用法】前五味为末，和后二味杵匀，量加炼蜜为丸，如梧桐子大。

【功效及主治】不孕。

经进地仙丹

【来源】《太平惠民和剂局方》

【组成】人参一两半　附子炮　川椒去目，少炒，出汗　苁蓉酒浸，焙，各四两　川乌炮　茯苓白　甘草　白术各一两　菟丝子酒浸　覆盆子　天南星汤洗，姜汁制焙

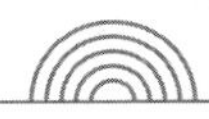

防风去芦　白附子　何首乌各二两　牛膝四两，去芦，酒浸二宿　狗脊去毛　赤小豆　骨碎补去毛　乌药　羌活各二两　木鳖子去壳　地龙去土，各三两

【用法】上为细末，煮酒面糊为圆，如梧桐子大。

【功效及主治】男子五劳七伤，肾气虚惫，精神耗减，行步艰辛，饮食无味，眼昏耳焦，面色黧黑，皮肤枯燥；女人血海虚冷，月经不调，脏寒少子，下部秽恶。

培土化瘕汤

【来源】《辨证录》卷七

【组成】茯苓三钱　山楂一钱　柴胡一钱　山药四钱　神曲二钱　白术一两钱　枳壳五分　两头尖三钱　白薇一钱　厚朴一钱　鳖甲一钱五分　白芍五钱　白芥子二钱　何首乌二钱，生用

【用法】水煎服。

【功效】益脾平肝，消瘕破癥。

【主治】食积气结，痰饮停聚而成癥瘕。

七宝美髯丹

【来源】《医方集解》引邵应节方

【组成】何首乌赤白各一斤，大者，去皮，切片，黑豆拌，九蒸九晒　白茯苓乳拌　牛膝酒浸，同首乌第七次蒸至第九次　当归酒洗　枸杞酒浸　菟丝子酒浸，蒸，各半斤　破故纸四两，黑芝麻拌炒

【用法】上为末，净蜜丸。盐汤或酒下。

【功效】补益肝肾，乌发壮骨。

【主治】肝肾不足，须发早白，齿牙动摇，梦遗滑精，崩漏带下，肾虚不育，腰膝酸软。

人参蛤蚧丸

【来源】《医级》卷九

【组成】人参一两　胡桃二两，取紫衣者　补骨脂二两　菟丝子二两　芡实二两　龙骨一两　牡蛎一两　益智仁一两　川椒一两　首乌三两　萸肉三两　山药三两　鹿鞭一条，横切　雀脑五十个，煮　蛤蚧一对

【用法】将蛤蚧刷去浮鳞，除头足，浸一日，洗净，炙用。先将胡桃、雀脑捣，再入余药末，溶鹿胶为丸。每服三四钱，白汤送下。

【功效及主治】妇人气血不足，胞宫虚冷，精滑不能受孕；并男子衰滑易遗。

参茸补血露

【来源】《全国中药成药处方集》（沈阳方）

【组成】当归五钱　川芎四钱　丹参一两　鹿茸二钱　枸杞三钱　五味子三钱　豆蔻三钱　焦白术五钱　莲肉五钱　茯神四钱　远志五钱　九节菖蒲五钱　甘草四钱　首乌四钱　生地五钱

【用法】水煎服。

【功效】补血益精。男服补精种子，女服调经受孕。

【主治】妇女气滞血亏，经闭经漏，赤白带下，腰腿酸痛，干血痨。

参茸卫生丸

【来源】《北京市中药成方选集》

【组成】人参八十两，去芦　鹿茸八十两，去毛　巴戟天八十两，炙　党参（去芦）八十两　山药八十两　桑寄生八十两　白芍八十两　莲子肉八十两　锁阳八十两　苍术三十二两，炒　乳香三十二两，炙　黑附子二十一两　川牛膝一百一十二两　熟地一百六十两　酸枣仁一百六十两，炒　甘草一百六十两　香附一百六十两，炙　杜仲一百六十两，炒　何首乌四十八两，炙　麦冬四十八两　牡蛎四十八两，煅　枸杞子四十八两　龙骨四十八两，煅　肉桂四十八两，去粗皮　远志四十两，炙　覆盆子六十四两　补骨脂六十四两，盐水炒　茯苓二百四十两　于术二百四十两　没药十六两，炙　桂圆肉三百二十两　琥珀九十六两　黄芪九十六两　砂仁一百五十二两　山茱萸一百二十八两　当归一百二十八两　红枣一百七十六两，去核　肉苁蓉一百六十两　续断四十八两　沉香四十八两　橘皮三百二十两　生地三十二两　木香八十两　白术一百六十两，炒

【用法】炼蜜为丸。

【功效】滋补肝肾，健脾益胃。

【主治】身体衰弱，精神不足，梦遗滑精，腰膝酸软，食欲不振。妇女血寒，赤白带下，崩漏不止，腰疼腹痛。

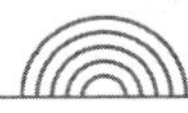

首乌小米粥

【来源】 民间方

【组成】 何首乌30克　鸡蛋2个　小米50克　白糖适量

【用法】 首乌用纱布包裹，与小米同煮粥；粥熟前捞出药包，将鸡蛋打入，并加白糖少许。

【功效】 益气养血。

【主治】 气虚所致的子宫脱垂。

调经止带丸

【来源】《饲鹤亭集方》

【组成】 元参二两，生晒　白芍二两，土炒　杜仲二两，盐炒　茯神二两，辰砂拌　十大功劳子二两　阿胶二两，蛤粉炒　牡蛎二两　生地四两，晒干　制首乌四两　乌贼骨四两　白螺壳四两　归身炭一两，酒炒　广橘白一两，盐炒　茜根炭一两，水炒　淡芩一两，水炒　川柏皮炭一两，水炒　冬术一两五钱，土炒　白薇一两五钱，水炒　川贝一两五钱　柏子仁一两五钱，水炒　制香附一两五钱　知母一两五钱，盐炒　天虫一两五钱，炒　枣仁一两五钱，炒　川芎七钱，酒炒　鸡内金八钱，炙脆　木香二钱，煨　川连两钱，酒炒　甘草梢四钱，生晒　砂仁四钱　芡实四两　莲肉四两

【用法】 上为细末，用藕节炭四两，竹茹二两煎汤，拌蜜四两泛丸，如绿豆大。

【功效及主治】 妇人带下，乃由七情内伤，气血乖乱，以致带脉失司，伤及冲任，或经水不调，病成崩淋之累，或湿热郁蒸，色有赤白之分，轻则孕育之难，重则劳怯之渐，专治十二带症。

调中归芪汤

【来源】《顾氏医镜》卷六

【组成】 人参　首乌　远志　茯苓　黄芪　当归　肉桂　地黄

【用法】 首乌用纱布包裹，与小米同煮粥；粥熟前捞出药包，将鸡蛋打入，并加白糖少许

【功效】 峻补脾胃。

【主治】 产后流注溃后，脓水不止，而形衰食少者。

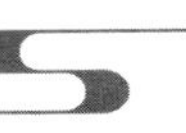

仙人粥

【来源】民间方

【组成】制何首乌30克　粳米100克　红枣5个　红糖适量

【用法】将何首乌切片，提取何首乌浓缩汁。粳米、红枣洗净一起煮粥，粥将成时加入何首乌浓缩汁，稍煮片刻即可。每天早晚各服一次，可耐加红糖。连服7～10天后，间隔3～5天再服。

【功效】养血益肝，固精补肾，健筋骨，乌须发。

【主治】头发枯燥发黄，须发早白。并可用于头晕、耳鸣、失眠、腰膝软弱、梦遗滑精、崩漏带下、久痢等症。

先天大造丸

【来源】《外科正宗》

【组成】紫河车一具，酒煮捣膏　熟地黄四两，酒煮捣膏　归身　茯苓　人参　枸杞　菟丝子　肉苁蓉酒洗，捣膏　黄精　白术　何首乌去皮，用黑豆同蒸捣膏　川牛膝　仙茅浸去赤汁，蒸熟，去皮捣膏，各二两　骨碎补去毛，微炒　川巴戟去骨　破故纸炒　远志去心，炒，各一两　木香　青盐各五钱　丁香三钱　黑枣肉二两

【用法】上为细末，炼蜜为丸，如梧桐子大。每服七十丸，空腹时用温酒送下。

【功效】活血散瘀，消肿定痛。

【主治】气血不足，风寒湿毒袭于经络，初起皮色不变，漫肿无头；或阴虚，外寒侵入，初起筋骨疼痛，日久遂成肿痛，溃后脓水清稀，久而不愈，渐成漏证；并治一切气血虚羸，劳伤内损，男妇久不生育。

芎归首乌饮

【来源】《慈航集三元普济方》卷下

【组成】川芎三钱　当归一两　鲜首乌五钱，打碎　青皮一钱五分　草蔻仁一钱，研　柴胡六分　炒枳壳一钱五分　甘草八分

【用法】酒一盅，河井水煎。一服疟轻，二服寒热除，三服痊愈。

【功效及主治】具有扶正祛邪之功效。主治孕妇疟疾，寒热不止。

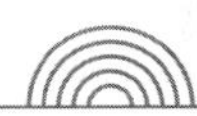

追风应痛圆

【来源】《太平惠民和剂局方》

【组成】威灵仙　狗脊去毛各四两　何首乌　川乌炮，去皮脐，各六两　乳香一两，研　五灵脂五两半，酒浸，淘去沙石

【用法】上为末，酒糊为圆。

【功效及主治】一切风疾，左瘫右痪，半身不遂，口眼㖞斜，牙关紧急，语言謇涩，筋脉挛急，百骨节痛，上攻下注，游走不定，腰腿沉重，耳鸣重听，脚膝缓弱，不得屈伸，步履艰难，遍身麻痹，皮肤顽厚。又治妇人血风攻注，身体疼痛，面浮肌瘦，口苦舌干，头旋目眩，昏困多睡；或皮肤瘙痒，瘾疹生疮，暗风夹脑，偏正头疼，并治之。常服轻身体，壮筋骨，通经活络，除湿去风。

第九章　鸡血藤

安坤赞育丸

【来源】《北京市中药成方选集》

【组成】桑寄生十六两　青毛鹿茸九十六两，去毛　乳香二十四两　血余八两　艾炭三十二两　紫河车八十具，每具约一两五钱　蚕绵炭八两　大熟地六十四两　杜仲三十二两　茯苓三十二两　桂圆肉四十两　鸡血藤十六两　香附三百八十四两　山茱萸三十二两　鹿角胶二十四两　锁阳三十二两　鳖甲三十二两，炙　酸枣仁六十四两，生炒各半　白薇三十二两　琥珀十六两　元胡三十二两，醋炙　白芍六十四两　甘草十六两　鸡冠花二十四两　枸杞子二十四两　没药四十八两，炙　人参八两，去芦　乌药十二两　牛膝五十六两　补骨脂四十四两，盐炒　当归六十四两　黄柏三十二两　阿胶九十六两　天冬四十六两　藏红花三两二钱　黄芪二十四两　菟丝子十六两　龟版三十二两，炙　秦艽三十二两　川牛膝五十六两　肉苁蓉二十四两　鹿尾五两　沙参四十八两，以上均下罐，用黄酒一千九百一十两蒸四昼夜　川断四十两　川芎四十八两　沉香五十二两　泽泻三十二两　丹参八两　黄芩四十两　赤石脂二十四两　于术四十八两　木香二十四两，煨　大生地六十四两　苏叶二十两　柴胡二十四两　橘皮五十六两　肉果二十四两，煨　白术九十六两，炒　青蒿二十四两　橘红三十二两　远志三十二两，去心，炙　藁本二十四两　阳春砂九十六两　红花十六两，上为细末，铺槽搅匀，晒干

【用法】上为极细末，每细末三百二十两兑益母膏汁六十四两，再兑炼蜜为大丸，重四钱，蜡皮封固。每服一丸，每日三次，温开水送下。

【功效】益气调经。

【主治】妇女气虚血亏，经血不准，崩漏带下，腹痛腰酸，骨蒸潮热，面色萎黄。

【方解】鹿茸温肾助阳，阿胶补血止血，紫河车补精益气养血，共为君药。黄芪、人参、白术、茯苓、甘草补中益气，健脾益肺；鸡血藤、桂圆肉、当

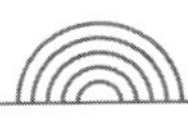

归、熟地黄、川芎、白芍补血养血；鹿角胶、鹿尾、菟丝子、肉苁蓉、锁阳、杜仲（盐制）、续断、补骨脂补肾壮阳，益精血，行血脉，强筋骨，固摄冲任；北沙参、枸杞子、天冬、生地黄滋肺胃阴，润燥生津；白薇、黄柏、鳖甲（醋制）、龟甲、青蒿清虚热，除骨蒸，共为臣药。桑寄生、川牛膝、秦艽补肝肾，强筋骨，通经络；蚕绵炭、艾叶炭、血余炭止血散瘀；山茱萸、赤石脂、肉豆蔻收敛固涩止汗；西红花、鸡冠花、丹参活血化瘀；酸枣仁、琥珀、远志养血宁心，镇静安神；黄芩清热燥湿，泻火散邪；木香、砂仁、陈皮、橘红理气消滞；泽泻利水渗湿；乳香、没药、延胡索活血行气止痛；紫苏理气宽中；柴胡疏肝解郁，条达肝气；香附、乌药疏肝行气，调经止痛，共为佐药。沉香温肾纳气，藁本升阳而发散风寒；怀牛膝补肝肾，引药下行，亦为佐使。诸药合用，共奏补气养血、调经止带之功。

补肾养血化瘀汤

【来源】《河南中医》（王振中方）

【组成】熟地 30 克　盐杜仲 12 克　白芍 15 克　牛膝 15 克　黄芪 15 克　淫羊藿 9 克　当归 12 克　红花 9 克　鸡血藤 30 克　肉苁蓉 20 克　狗脊 9 克　木香 3 克

【用法】水煎服。

【功效】壮阳补肾，养血化瘀，软坚止痛。

【主治】气血不足，肝肾虚亏，经络闭塞所致妇科各证。

【方解】熟地填骨髓，生精血，益肝肾。盐杜仲、牛膝、淫羊藿、金毛狗脊入肾，强筋骨，补肝肾。鸡血藤、当归、白芍、红花活血逐瘀止痛。黄芪扶正补气。肉苁蓉补肾壮阳，填精补髓。木香行气止痛。诸药具有补肾健骨，扶正祛邪，滋养肝肾，活血化瘀，软坚消肿，疏通经络之功效。

柴芩活血散结汤

【来源】《山东中医杂志》（宋爱武方）

【组成】柴胡 10 克　黄芩 10 克　川芎 10 克　当归 10 克　郁金 10 克　青皮 10 克　红花 10 克　忍冬藤 30 克　丹参 30 克　赤芍 15 克　橘核 15 克　鸡血藤 75 克

【用法】水煎服。

【功效】清热疏肝，活血散结。

【主治】湿热蕴结，气滞血瘀所致妇科各证。

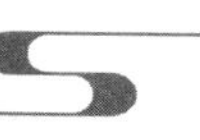

丹参散结汤

【来源】《中医杂志》

【组成】丹参12克　玄参12克　白芥子10克　山药10克　丝瓜络10克　橘核10克　生地10克　熟地10克　莪术10克　肉桂6克　金银花藤30克　鸡血藤20克

【用法】水煎服。

【功效】活血通络，软坚散结。

【主治】脾肾两虚，寒湿凝结，经络阻遏所致妇科各证。

【方解】熟地、生地、丹参滋阴养血，活血行瘀，山药、肉桂温补脾肾，莪术、橘核、鸡血藤活血通络，玄参、金银花藤解毒散结，白芥子、丝瓜络通络化痰散结。诸药合用，共奏活血通络，软坚散结，温补脾肾之功。

定坤丹

【来源】《北京市中药成方选集》

【组成】当归十二两　人参五两，去芦　黄毛鹿茸三两，去毛　藏红花三两　熟地四两　于术三两　汉三七二两五钱　鸡血藤二两五钱　白芍三两　枸杞子三两　阿胶二两，炒　益母草五钱　香附五钱，醋炙　延胡索五钱，醋炒　柴胡五钱　茺蔚子五钱　鹿角霜五钱　五灵脂五钱，醋炒　甘草五钱　茯苓四钱　干姜四钱，炮　杜仲四钱，炒　川牛膝三钱　砂仁三钱　川芎二钱　黄芩二钱　肉桂二钱，去粗皮　乌药三钱　细辛一钱五分

【用法】除汉三七、香附、甘草、茯苓、肉桂、砂仁、细辛为粗末铺槽外，其余群药用黄酒四十八两蒸透晒干，共为细末，炼蜜为丸，每丸重四钱，朱砂为衣，蜡皮封固。温开水送服。

【功效】调经理血。

【主治】妇女虚弱，经期不准，行经胀痛，腰酸带下。

固本复元汤

【来源】《上海中医药杂志》（赵益人方）

【组成】黄芪15克　鸡血藤20克　丹参15克　黄精15克　海藻12克　玄参15克

【用法】水煎服。

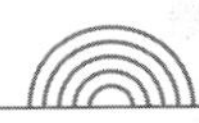

【功效】益气养阴，活血养荣，化瘀软坚。

【主治】气虚血滞，瘀痰阻络所致妇科各证。

鸡血藤煲鸡蛋

【来源】《民间方》

【组成】鸡血藤 30 克　鸡蛋 2 个

【用法】将鸡血藤、鸡蛋加清水两碗同煮，蛋熟后去壳再煮片刻，煮成 1 碗后，加白砂糖少许调味。饮汤，食鸡蛋。

【功效】活血补血，舒筋活络。

【主治】妇女月经不调、贫血等症。

鸡血藤膏

【来源】《中药成方配本》（苏州）

【组成】鸡血藤（干者）100 斤

【用法】将鸡血藤刨片，盛入丝篮中，入盆汤内，加清水一千斤淹没，煎八小时焗过夜，次日取汁去滓，用丝绵筛滤过，定清去脚，入锅内收浓，加阿胶五斤烊入，收成老膏，倒入锡膏盘内，俟冷切成小块，放在透风处吹干。每用三至五钱，炖烊，开水冲服。

【功效】养血和血。

【主治】血不养筋，筋骨酸痛，手足麻木，妇女月事衰少。

鹿胎冷香丸

【来源】《全国中药成药处方集》（兰州方）

【组成】鹿胎一具　鹿茸一两　党参四两　琥珀五钱　藏红花五钱　柴胡一两七钱　白芍三两　坤草八两　石脂二两　白蔹二两　川芎八钱　益智一两五钱　玄胡一两五钱　元肉三两　薄荷八钱　鳖甲三两　香附三两　牡蛎二两　当归三两　桃仁一两　甘草二两　菊花炭二两　金铃子五钱　乌梅炭二两　角霜四钱　条参四两　沉香一两　油桂一两　东参一两　黄芪四两　鸡血藤一两　蚕茧炭五钱　白全参三两

【用法】用黄酒、乳汁为丸，如梧桐子大。赤石脂及上朱砂为衣。每日早晚各一次，每次三十粒，开水送下。

【功效】调经种子，养血安胎，温中止带。

【主治】神经衰弱，子宫疾患，久不生育，胎前产后诸症。

【方解】鹿胎、鹿茸补肾养血，调经安胎为主药，辅以党参、条参、黄芪、元肉、白全参、东参补脾益气安胎；当归、油桂、川芎、白芍、鸡血藤养血调经，安胎；香附、金铃子、沉香、柴胡、薄荷、元胡、坤草、桃仁、藏红花舒肝解郁，活血调经；益智仁、鹿角霜、乌梅炭、蚕茧炭、菊花炭、赤石脂、白薇、牡蛎温肾涩精，固崩止带；琥珀镇心安神；甘草调合诸药。共成调经种子，养血安胎，温中止带之剂。

芪菟二丹汤

【来源】高辉远方

【组成】生黄芪 15 克　赤芍 10 克　防风 8 克　丹皮 10 克　丹参 10 克　地骨皮 10 克　菟丝子 15 克　鸡血藤 15 克　熟地 10 克　山药 10 克　玉竹 10 克　谷精草 10 克

【用法】水煎服。

【功效】益气补肾，清散瘀热。

【主治】气不摄血，肾虚郁热所致妇科各证。

清营拓脉饮

【来源】李文亮方

【组成】当归 50 克　泽兰 50 克　双花 50 克　元参 25 克　生地 25 克　钩藤 25 克　生黄芪 50 克　米壳 20 克　薏米 30 克　鸡血藤 25 克　水蛭 15 克　生地 20 克　蟾酥 0.03 克

【用法】水煎服。

【功效】清热解毒，祛湿通脉。

【主治】寒凝瘀阻，瘀久化热所致妇科各证。

雀斑汤

【来源】李元文方

【组成】丹参 30 克　红花 10 克　川芎 10 克　生地 20 克　鸡血藤 30 克　浮萍 30 克　连翘 15 克　荆芥穗 10 克　生甘草 10 克

【用法】水煎服。

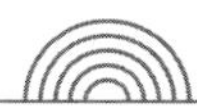

【功效】凉血祛瘀，清肺祛风。

【主治】肺火郁于孙络，风血相搏，孙络瘀滞所致妇人面部雀斑等证。

温经活血汤

【来源】兰少敏方

【组成】炮附子 15 克　干姜 6 克　当归 15 克　赤芍 30 克　地龙 12 克　鸡血藤 30 克　牛膝 15 克　丹参 30 克　炙甘草 6 克　蜈蚣 1 条，研末冲服

【用法】水煎服。

【功效】温经散寒，活血通络。

【主治】寒邪外邪，络脉不通，气血阻滞所致妇科各证。

第十章　高良姜

阿魏丸

【来源】《活人方》卷四

【组成】高良姜八两，东壁土炒　黑牵牛八两　蓬术四两　赤豆四两　砂仁四两　草豆蔻一两　三棱一两　青皮一两　陈皮一两　干姜一两　槟榔一两　肉桂一两　真阿魏五钱

【用法】醋调神曲糊为丸。每服一钱，午前、午后姜汤吞服。

【功效】散痞消癥，化瘕消痞。

【主治】男妇肠胃内外或食积、血积成块、虫积久聚，经络肌理之间，寒痰湿气留滞不通，久则成痞块、癥瘕。

【方解】高良姜、干姜、肉桂温中散寒，黑牵牛、赤豆、砂仁清热解毒，蓬术活血化瘀，散结止痛，配伍三棱破血行气止痛，青皮破气疏肝，陈皮疏肝理气，草豆蔻燥湿行气，槟榔行气宽中，佐真阿魏疏通经络，化癥散痞，全方共奏散痞消癥、化瘕消痞之功。

艾煎丸（一）

【来源】《杨氏家藏方》卷十五

【组成】艾叶一两，米醋浸一宿，炒焦　陈橘皮一两，去白　高良姜一两，锉，炒　干姜一两，炒　赤芍药一两　白芍药一两　吴茱萸一两，汤洗七遍，炒　蓬莪术一两，煨，切　龙骨一两　牡蛎一两，煅

【用法】上为细末，醋煮面糊为丸，如梧桐子大。每服五十丸，空心食前，煎艾叶汤下。

【功效与主治】妇人血海虚冷，月候过多，崩漏带下，腹胁疞痛。

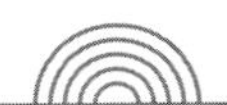

艾煎丸（二）

【来源】《中藏经·附录》

【组成】威灵仙一两　良姜一两　金毛狗脊一两，去黄毛　熟艾二两，糯米糊和，晒干为末，一法用米醋熬，焙干，亦可为末　赤芍药一两　附子半两

【用法】上为末，以药一半同醋煮面糊和余一半药末为丸，如梧桐子大。每服十丸，食前空心温酒下。

【功效与主治】妇人经水不止。

安中散

【来源】《太平惠民和剂局方》卷三（宝庆新增方）

【组成】玄胡索五两，去皮　良姜五两，炒　干姜五两，炮　茴香五两，炒　肉桂五两　牡蛎四两，煅　甘草十两，炒

【用法】上为细末，每服二钱，热酒调下；妇人淡醋汤调服；如不饮酒，用盐汤点下；并不拘时候。

【功效】散寒止痛。

【主治】远年近日脾疼翻胃，口吐酸水，寒邪之气留滞于内，停积不消，胸膈胀满，攻刺腹胁，恶心呕逆，面黄肌瘦，四肢倦怠；及妇人血气刺痛，小腹连腰攻疰重痛。

【方解】玄胡索理气止痛，高良姜、茴香、干姜可温中散寒，牡蛎制酸止痛，肉桂补火助阳，散寒止痛，活血通经，甘草健脾和中，诸药合用，共奏温中散寒、理气止痛、疏肝和胃之功效。

八味丸

【来源】《寿亲养老新书》卷四

【组成】川巴戟一两半，酒浸，去心，用荔枝肉一两，同炒赤色，去荔枝肉不要　高良姜一两，锉碎，用麦门冬一两半，去心，同炒赤色为度，去门冬　川楝子二两，去核，用降真香一两，锉碎同炒，油出为度，去降真香　吴茱萸一两半，去梗，用青盐一两，同炒后，茱萸炮，同用　胡芦巴一两，用全蝎十四个，同炒后，胡芦巴炮，去全蝎不用　山药一两半，用熟地黄同炒焦色，去地黄不用　茯苓一两，用川椒一两，同炒赤色，去椒不用　香附子一两半，去毛，用牡丹皮一两，同炒焦色，去牡丹皮不用

【用法】上为细末，盐煮，面糊为丸，如梧桐子大。每服四十至五十丸，空心、食前盐汤送下；温酒亦得。

【功效与主治】老人常服益寿延年，温平补肝肾，清上实下，分清浊二气，补暖丹田。主治积年冷病，累岁沉疴，遗精白浊，赤白带下。

【方解】川巴戟归肝、肾经，可温补肾阳，高良姜、吴茱萸温中散寒止痛，川楝子行气止痛，胡芦巴温肾祛寒止痛，山药可益气养阴，补脾肺肾，涩精止带，茯苓健脾祛湿，香附子调经止痛，疏肝解郁，诸药合用，共奏温补肝肾、暖丹田、聪耳目之功效。

巴戟圆

【来源】《太平惠民和剂局方》

【组成】良姜六两　紫金藤十六两　巴戟三两　青盐二两　肉桂去粗皮　吴茱萸各四两

【用法】上为末，酒糊为圆。每服二十圆，暖盐酒送下，盐汤亦得，日午、夜卧各一服。

【功效】补肾脏，暖丹田，兴阳道，减小便，填精益髓，驻颜润肌。

【主治】元气虚惫，面目黧黑，口干舌涩，梦想虚惊，眼中冷泪，耳作蝉鸣，腰胯沉重，百节酸疼，项筋紧急，背胛劳倦，阴汗盗汗，四肢无力。及治妇人子宫久冷，月脉不调，或多或少，赤白带下，并宜服之。

白带丸

【来源】《中国医学大辞典》

【组成】白芍四两，酒炒　黄柏四两，盐水炒　茅术四两，米泔浸　高良姜一两　豆腐锅巴八两

【用法】上为细末，薏苡仁煎汤泛丸，如梧桐子大。每服三至四钱，盐汤送下。

【功效与主治】赤白带下，经水不调，或先或后，头晕眼花，四肢无力，腰酸胸闷，骨蒸内热，饮食减少。

白虎骨酒

【来源】《全国中药成药处方集》（抚顺方）

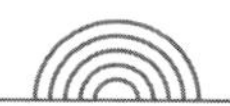

【组成】虎骨二两　怀牛膝一两三钱　木瓜一两　蚕沙一两　没药六钱　海藤六钱　桂楠一两三钱　年健八钱　地枫八钱　赤术八钱　西花一两　桂枝六钱　当归八钱　川断六钱　防风七钱　白花蛇一两三钱　鹿胶一两三钱　公藤一两三钱　公丁香七钱　松节四钱　紫蔻一两三钱　草蔻四钱　广木香四钱　良姜七钱　官桂七钱　红参一两三钱

【用法】用烧酒三十斤，用罐泡药一天许，再以温火炖数开，澄清去滓用之，每早服三钱。

【功效】疏风散寒，镇痛。

【主治】风寒湿痹，经络闭塞，筋骨疼痛，或麻木，或筋抽搐，腰膝疼痛，难以伸屈；及妇人经闭血寒，抽筋麻木，关节作痛。

白术散

【来源】《太平圣惠方》卷七十四

【组成】白术三分　草豆蔻半两，去皮　益智子半两，去皮　枳壳三分，麸炒微黄，去瓤　高良姜半两　陈橘皮三分，汤浸，去白瓤，焙

【用法】上为散。

【功效与主治】妊娠霍乱，吐逆不止，腹痛。

宝金膏

【来源】《理瀹骈文》

【组成】当归四两　党参一两　香附一两　川芎一两　延胡一两　苏木一两　白术一两　蒲黄一两　桃仁一两　醋大黄一两　红花一两　熟地一两　茯苓一两　乌药一两　川乌一两　牛膝五钱　地榆炭五钱　山萸肉五钱　金毛狗脊五钱　苍术五钱　首乌五钱　酒炒白芍五钱　炒五灵脂五钱　酸三棱五钱　羌活五钱　橘红五钱　木香五钱　良姜五钱　青皮五钱　木瓜五钱　乳香五钱　没药五钱　草乌五钱　大茴香五钱　血竭五钱　桔梗五钱　防风五钱　天麻五钱　黑荆穗五钱　白芷五钱　细辛五钱　黑豆一两半　艾叶一两半　牛胶一两半

【用法】麻油熬，黄丹收。或加厚朴、枳壳、黄芪、半夏、炮姜炭、吴萸各五钱，发团八钱，生姜、葱白、韭白各二两同熬，槐枝搅。或贴心口，或贴脐下。

【功效与主治】产后诸症。

槟榔煎丸

【来源】《圣济总录》卷七十三

【组成】槟榔三两，锉，捣为末，酒一升熬成膏　吴茱萸一两，为末，醋一升熬成膏　京三棱一两，为末，醋半升熬成膏　硫磺一两　巴豆一两，去皮，以绢袋子盛，用水五升与硫磺同煮及一升，将硫磺与巴豆同研　木香一两　白豆蔻一两，去皮　肉豆蔻一两，去壳　桂一两，去粗皮　陈橘皮一两，汤浸，去白，焙　青橘皮一两，汤浸，去白，焙　高良姜一两　荜茇一两　诃黎勒皮一两　白术一两　胡椒一分　当归半两，切，焙　干漆半两，炒烟出　草豆蔻一两，去皮

【用法】上为末，与前三味膏同搓为丸，如绿豆大。每服三至五丸，生姜汤送下，食后服。

【功效与主治】痃癖气及两胁积聚，并妇人血刺疼痛。

布膏药

【来源】《青囊秘传》

【组成】生地三钱　当归三钱　首乌三钱　川芎三钱　川断三钱　红花三钱　五加皮三钱　川草乌三钱　茅术三钱　良姜三钱　官桂三钱　香附三钱　乌药三钱　枳壳三钱　陈皮三钱　柴胡三钱　白芷三钱　羌独活三钱　威灵仙三钱　麻黄三钱　莪术三钱　三棱三钱　刘寄奴三钱　荆芥三钱　防风三钱　赤芍三钱　青皮三钱　桃仁三钱　红花三钱　川军三钱　牙皂三钱　藁本三钱　连翘三钱　南星三钱　山奈三钱　姜半夏三钱　海风藤三钱　甘松三钱

细料方：麝香一钱　附子二钱　冰片五分　洋樟三钱　木香三钱　肉桂一钱　乳香三钱　没药三钱　细辛三钱　阿魏三钱　八角三钱　茴香三钱，共研末

【用法】麻油四斤，入药煎枯，下净血余三两，溶化，再下飞广丹三十两，熬膏。再下后细料药，搅匀用之。筋骨疼痛，腰腿酸软，四肢无力，贴两膏盲及肾俞；男子艰嗣，梦遗精滑，贴命门；妇女漏下半产，白带，贴子宫穴；左瘫右痪，手足麻木，贴肩井、曲池、环跳；跌打损伤，贴痛处；鹤膝风，贴膝眼；赤白痢疾，贴丹田；漏肩风，贴肩井；胁肋气痛，贴期门、章门；大、小疟疾，贴肺俞；心腹痛、呕吐，贴中脘；癥瘕痞癖，贴痛处、气海；哮喘咳嗽，贴肺俞、中脘；木肾疝气，贴丹田、肾俞；瘀血作痛，贴丹田、气海；腰背疼痛、偏正头风，贴太阳、风门。

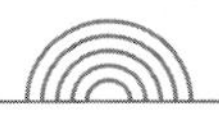

【功效与主治】男子艰嗣，梦遗精滑，妇人半产漏下，白带及跌打损伤，遍身筋骨疼痛，腰脚酸痛，足膝无力，左瘫右痪，水泻痢疾，手足麻痹，腰胁气痛，哮喘咳嗽，癥瘕痞癖，心腹肚痛，呕吐，木肾疝气，偏正头风，漏肩鹤膝，疟疾，瘀血作痛。

草果饮

【来源】《太平惠民和剂局方》卷三（绍兴续添方）

【组成】紫苏叶　草果仁　川芎　白芷　高良姜炒　青橘皮去白，炒　甘草炒，各等分

【用法】上为末，每服二大钱，水一盏，煎至七分，去滓热服，二滓并煎，当发日连进三服。

【功效】温中燥湿，截疟止痛，进食理脾。

【主治】脾寒疟疾，瘴疟头疼身痛，脉浮弦寒热；寒热疟疾初愈；产后疟疾，寒热往来，或热胜于寒。

【方解】紫苏叶、白芷散寒，高良姜温中散寒，草果燥湿截疟，青橘皮疏肝破气，消积化滞，川芎活血行气止痛，炙甘草补脾和胃，诸药合用，共奏温中燥湿、截疟止痛、进食理脾之功效。

产后丸

【来源】《全国中药成药处方集》（南京方）

【组成】人参三钱　蒲黄一两　甘草五钱　白术三钱　赤茯苓一两　川羌活五钱　青皮三钱　桃仁一两　陈皮五钱　木瓜三钱　熟地一两　白芍五钱　当归一两　怀牛膝五钱　良姜四钱　川芎一两　京三棱五钱　乌药二两五钱　元胡索一两　山萸肉五钱　广木香一钱　焦苍术一两　五灵脂五钱　制乳香一钱　制香附一两　地榆五钱　制没药一钱

【用法】上为细末，用大黄膏擦丸，每粒潮重二钱，蜡壳封护。

【功效与主治】妇人产后恶露未净，小腹胀痛，癥瘕。

沉香煎丸

【来源】《圣济总录》卷四十四

【组成】沉香一两　丁香一两　木香一两　胡椒一两　没药一两　丹砂一两，别研，水飞　高良姜一两　槟榔一两，面裹煨熟，去面　硇砂一两，别研，水飞，用石

器慢火熬干　青橘皮一两，汤浸，去白，焙　石硫磺一两，别研，水飞　阿魏半两，醋浸，去砂石，面和作饼，炙　缩砂半两，去皮　吴茱萸半两，陈者，汤洗，取沉者，炒　巴豆二钱半，去皮、心、膜，出油

【用法】上除研药外为末，与研药和匀，炼蜜为丸，如绿豆大，瓷器封。每服二丸，食前、临卧以温生姜、橘皮汤送下。

【功效】化水谷，消积聚；除中满，调顺脾胃。

【主治】饮食不消，噫气生熟，面黄腹胀，脏腑不调；噎气呕逆不下食，恶心，心腹疼痛，及脾积气，饮食进退，怠惰，水谷不化，癥瘕积聚；小儿呕逆，心腹疼痛。

陈橘皮粥

【来源】《圣济总录》卷一九〇

【组成】陈橘皮一两，汤浸，去白，焙　苎麻根一两，刮去土，晒干　高良姜三钱，末　白粳米半合，择净

【用法】上除粳米外为散。每服五钱匕，先以水五盏，煎至三盏，去滓，加粳米半合，盐一钱，煮作常式粥食之，空心一服，至晚更一服。

【功效与主治】妊娠冷热气痛，连腹不可忍。

赤井龙王汤

【来源】《产科发蒙》卷六

【组成】当归　川芎　芍药　黄芪　良姜　萍蓬根　木香　黄芩　黄连　人参　大黄　肉桂　桂心　甘草

【用法】上锉，土器中炒。每服二钱，沸汤渍绞用，滓再煎服。有热，加柴胡；金疮筋断，加槟榔、丁子；打扑，倍萍蓬根。

【功效与主治】产前后诸疾，及打扑折伤、金疮，腹痛食伤，淋疾癫狂，黄胖病，痈疔，诸恶疮，类中风，痘疮后诸症；酒毒，郁冒。

抽刀散

【来源】《医方类聚》卷二一八引《经验良方》

【组成】大川乌一两，炮，去皮脐，炒黄色　五灵脂半两　良姜半两　芸薹子半两，隔纸炒

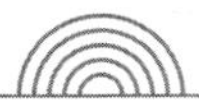

【用法】上为末。酒半盏，醋半盏，煎至七分，温服。

【功效与主治】妇人一切冷血气。

樗皮丸

【来源】《医学纲目》卷三十四

【组成】芍药五钱　良姜三钱　黄柏二钱，各炒成灰　椿根皮一两五钱

【用法】上药为末，粥丸。每服三十至五十丸，空腹时用米饮吞服。

【功效与主治】赤白带有湿热者。

醋煎散

【来源】《杨氏家藏方》卷十六

【组成】高良姜一两　当归洗，焙　肉桂去粗皮　白芍药　陈橘皮去白　乌药各五钱

【用法】上药共研为细末。每服三钱，不拘时候。

【功效与主治】妇人血气，腹胁刺痛不可忍；产后败血，儿枕急痛。

醋煎丸

【来源】《杨氏家藏方》卷十五

【组成】高良姜二两，锉碎，入油炒黄　干姜二两，炮　附子四枚，重六钱者，去皮脐尖　金毛狗脊一两，去毛

【用法】上为细末，别用艾叶末二两，酽醋三升，煎至一升半，次入面一两，再熬成膏，和前药末为丸，如梧桐子大。每服三十丸，空心、食前淡醋汤送下。

【功效与主治】血海久冷，赤白带下，月候不调，脐腹刺痛。

大安散

【来源】《女科百问》卷下

【组成】草豆蔻七个，和皮细切　厚朴半两　乌梅十个，去核仁　甘草一分　人参一分　大枣十枚　肥姜一分，连皮　陈皮七个，全者，洗净，切　良姜一分

【用法】上为末，分作六裹，先以盐水蘸纸湿，裹煨香熟。第一服一裹，水一碗，煎一碗，温服；第二服用二裹，并煎滓，以水二碗，煎一碗，温服；第三服用三裹，并煎滓，以水三碗，煎一碗，作二服，并空心食前温服。

【功效与主治】妊娠脾寒如疟，发热无时。

丹砂沉香煎

【来源】《鸡峰普济方》卷九

【组成】沉香一两，为末，以蜜半斤，煎五至七沸　阿魏一分，以酒半升，研细，银器内熬尽　没药一两，为末，酒半升，慢火熬尽　巴豆一钱，去皮，研细，酒半升，煎十余沸　硇砂一两，以酒半升，研令化尽，上五味同合，慢火熬成膏　丹砂半两，细研　硫磺一两，滴雪水研一日　槟榔一两　木香一两　人参一两　胡椒一两　丁香半两　干姜三分　青橘皮一两　良姜一两，水煮五至七沸　桂一两

【用法】上为细末，入丹砂、硫磺再研令匀，以前膏为丸，如梧桐子大。

【功效与主治】久积虚冷伏滞，及呼吸寒气臌胀，心腹暴痛，两胁刺痛，并妇人血气疼痛。

当归附子汤

【来源】《兰室秘藏》卷中

【组成】当归二分　炒盐三分　蝎梢　升麻各五分　甘草六分　柴胡七分　黄柏少许，为引用　附子一钱　干姜　良姜各一钱

【用法】上十味，㕮咀。每服五钱。亦可研为细末，酒面糊为丸，每服二钱。

【功效】补血活血，温经散寒，调经止痛。

【主治】赤白带下，脐下冷痛。

【方解】当归补血活血，调经止痛，炒盐散寒止痛，蝎梢通经止痛，配伍升麻、柴胡升举阳气，佐附子补火助阳，散寒止痛，干姜、高良姜温中散寒，全方共奏补血活血、温经散寒，调经止痛之功。

丁香脾积丸

【来源】《太平惠民和剂局方》卷三（吴直阁诸家名方）

【组成】丁香半两　木香半两　皂荚三大枚，烧存性　青橘皮一两，洗　莪术三两　三棱二两　高良姜二两，以上同用米醋一升，干瓷瓶内煮干，莪术、三棱、良姜，并乘热切碎，同焙干　巴豆半两，去壳

【用法】上入百草霜三匙，同碾为细末，面糊为丸，如麻仁大。每服五丸、

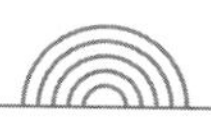

七丸至十五丸、二十丸止，食伤，随物送下；脾积气，陈橘皮汤送下；口吐酸水，淡姜汤送下；翻吐，藿香、甘草汤送下；丈夫小肠气，炒茴香酒送下；妇人血气刺痛，淡醋汤送下；呕逆，菖蒲汤送下；小儿疳气，使君子汤送下，更量虚实加减。如欲宣转，可加丸数，五更初，冷茶清送下。利三至五行后，以白粥补之。

【功效】消食除满，和胃降逆。

【主治】诸般食伤积聚，胸膈胀满，脘腹膨胀，噫气吞酸，宿食不化，腹疼翻胃，及妇人血气刺痛。

【方解】丁香温中降逆，木香健脾消食，行气止痛，皂荚祛痰，青橘皮疏肝破气，消积化滞，配伍莪术、三棱行气止痛消积，高良姜温中散寒，巴豆泻下祛积，全方共奏消食除满、和胃降逆之功。

丁香散

【来源】《圣济总录》卷一五五

【组成】丁香一分　白术一两　苍术一两　前胡半两，去芦头　胡椒半两　高良姜半两　干姜半两，炮　葛根半两　厚朴半两，去粗皮，生姜汁炙　藿香一分　诃黎勒一分，去核　旋覆花一分　甘草二两，炙

【用法】上为散。每服二钱匕，沸汤点服，不拘时候。

【功效与主治】妊娠腹满胀急，不进饮食，干呕。

夺命抽刀散

【来源】《太平惠民和剂局方》

【组成】干姜入巴豆半两，同炒至黑色，即去巴豆　良姜入斑蝥一百个同炒，即去斑蝥，各二十两　糯米二十五两，炒　石菖蒲二十二两，不见火

【用法】上制净为细末。每服二钱，用盐少许，沸汤点，不拘时。此药大解酒毒，空心食前服，或温酒调尤佳。

【功效与主治】男子、妇人，脾胃积冷，中焦不和，心下虚痞，腹中疼痛，胸胁逆满，噎塞不通，呕吐冷痰，饮食不下，噫气吞酸，口苦无味，不思饮食，妇人久患血气刺痛，不可忍者。常服醒脾胃，进饮食。

附子荜茇丸

【来源】《御药院方》卷七

【组成】黑附子三两，炮裂，去皮脐　官桂二两，去皮　大椒二两　良姜二两，细锉，炒　阳起石二两，火烧一日　川姜二两，炮裂　厚朴二两，生姜制　白术二两，锉　白茯苓二两，去皮　赤石脂二两，火烧通红　肉豆蔻一两半，醋和面裹烧　荜茇一两　吴茱萸二两，汤洗一遍，炒

【用法】上各为末，酒煮面糊为丸，如梧桐子大。

【功效与主治】助气安血，大补冲任。主治经虚月候不时，肠滑下痢频并。

桂朴当归散

【来源】《医方类聚》卷八十九引《施圆端效方》

【组成】桂二两　川芎二两　当归二两，焙　芍药二两　桔梗二两　茴香二两　五灵脂二两，炒　良姜二两，炒　厚朴二两半　干姜三两，二味同捣，炒　橘皮四两　甘草炒　黄芪　白茯苓

【用法】上为细末，每服二钱，浓煎生姜枣汤调下，食前服。

【功效与主治】一切脾肾虚寒之证，腹痛泄泻，脾胃停寒，妇人血海虚冷，脐腹疞痛，月候不匀，赤白崩漏。

诃术散

【来源】方出《医学正传》卷七引《产宝》，名见《医部全录》卷三八七。

【组成】诃子皮一钱，煨　白术一钱　陈皮半钱　良姜半钱，炒　木香半钱　白芍药半钱，酒炒　炙甘草半钱　肉豆蔻半钱，面裹，煨

【用法】上细切，加生姜五片，水一盏半，煎至一盏，温服。

【功效与主治】妊娠泄泻，两胁虚鸣，脐下冷痛，食瓜果生冷等物及当风取凉所致。

黑金散

【来源】《医方类聚》卷九十三引《澹寮方》

【组成】香附子半斤　高良姜五两，二味以好醋煮干，就以石灰炒　五灵脂三两

【用法】上为细末，霹雳酒下。

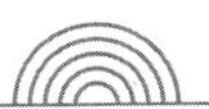

【功效与主治】妇人血气心痛。

琥珀黑龙丹

【来源】《太平惠民和剂局方》

【组成】五灵脂去沙石　当归去芦　川芎　干地黄生者　良姜各等分，上入砂盒内，赤石脂泯缝，纸筋盐泥固济封合，炭火十斤煅通红；去火候冷开取盒子，看成黑糟，乃取出细研，入后药。（一本云，用椽头砂盒）　花乳石煅　琥珀研，各一分　乳香别研　硫磺研，各一钱半　百草霜五两，别研

【用法】上同为细末，米醋煮糊，圆如弹子大，每服一圆，炭火烧通红，投生姜自然汁与无灰酒各一合，小便半盏，研开，顿服，立效。

【功效与主治】产后一切血疾，淋露不快，儿枕不散，积瘕坚聚，按之攫手，疼痛攻心，困顿垂死者，但灌药无有不效，验不可言。

化癥回生丹

【来源】《温病条辨》卷一

【组成】人参六两　安南桂二两　两头尖二两　麝香二两　片子姜黄二两　公丁香三两　川椒炭二两　虻虫二两　京三棱二两　蒲黄炭一两　藏红花二两　苏木三两　桃仁三两　苏子霜二两　五灵脂二两　降真香二两　干漆二两　当归尾四两　没药二两　白芍四两　杏仁三两　香附米二两　吴茱萸二两　元胡索二两　水蛭二两　阿魏二两　小茴香炭三两　川芎二两　乳香二两　良姜二两　艾炭二两　益母膏八两　熟地黄四两　鳖甲胶一斤　大黄八两，为细末，以高米醋一斤半熬浓，晒干为末，再加醋熬，如是三次，晒干，末之

【用法】上为细末，以鳖甲、益母、大黄三胶和匀，再加炼蜜为丸，重一钱五分，蜡皮封护。用时温开水和，空心服；瘀甚之证，黄酒下。

【功效与主治】燥气延入下焦，搏于血分，而成癥者。癥结不散不痛，癥发痛甚；血痹；妇女干血痨证之属实证；疟母左胁痛而寒热者；妇女经前作痛，古谓之痛经者；妇女将欲行经而寒热者；妇女将欲行经，误食生冷腹痛者；妇女经闭；妇女经来紫黑，甚至成块者；腰痛之因于跌扑死血者；产后瘀血，少腹痛，拒按者；跌扑昏晕欲死者；金疮杖疮之有瘀滞者。

化癥丸

【来源】《续本事方》卷一

【组成】巴豆五两，去油膜　蓬莪术三两，醋煮　荆三棱三两，醋煮　丁香皮二两　木香一两半　厚朴三两　石菖蒲二两　良姜一两　虻虫一两半　川牛膝一两　香附子四两　石莲二两

【用法】上为细末，稀面糊为丸，如小绿豆大。

【功效与主治】丈夫、妇人、小儿年深日近，沉积癥块，面色黄青，时上抢心，吐水吞酸，舌生白沫，妇人积年月经不调，渐成血气，或血蛊，中焦之间覆如杯碗，连年累月，渐至瘦瘠，寒热往来，一切脾胃受寒，久不痊愈之疾。

回生保命黑龙丹

【来源】《良方集腋》卷下

【组成】五灵脂二两，净　川芎二两　大生地二两　良姜二两　全当归二两　百草霜三钱　生硫磺二钱　真血珀二钱　乳香二钱　花蕊石二钱

【用法】前五味入砂罐内，纸筋盐泥封固，煅红候冷，取出研细；后五味为细末，同前药和匀，米醋煮面为丸，如弹子大。每临服用炭火煅药通红，投生姜自然汁内浸碎，以无灰酒、童便调下。不过二服神效。

【功效与主治】产后胞衣不下，血迷血晕，不省人事，危急恶候垂死者。

回生丹（一）

【来源】《饲鹤亭集方》

【组成】生军一斤　黑豆一斤　人参二两　姜黄二两　茅术一两　茯苓一两　当归一两　香附一两　川芎一两　桃仁一两　地榆五两　广皮五两　白芍五两　良姜四两　熟地三两　蒲黄三两　蓬术三两　红花三两　没药三两　苏木三两　益母膏三两　乌药二两五钱　乳香三两　青皮三两　木瓜三钱　玄胡二钱　萸肉五钱　牛膝五钱　广木香五钱　五灵脂五钱　三棱五钱　甘草五钱

【用法】上为末，炼蜜为丸，每重二钱七分，蜡封。临产，人参汤送下，桂圆汤亦可；瘀露净，益母草汤送下；寒热腹痛，砂仁汤送下；胎衣不下，人参汤送下；血晕冲逆，童便送下；月闭不通，陈酒送下；干血劳疾，枸杞子汤

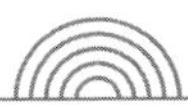

送下。

【功效与主治】妇人经产诸疾。

回生丹（二）

【来源】《万病回春》卷六

【组成】大黄一斤，为末　苏木二两，锉，河水煎，取汁　红花三两，炒黄色，入好酒同煮三五滚，取汁　黑豆半斤，煮熟，取汁　当归　川芎　熟地黄　白茯苓去皮　苍术米泔浸　香附米　乌药　玄胡索　桃仁另研　蒲黄　牛膝去芦，各一两　白芍酒炒　甘草　陈皮　木香　三棱　五灵脂　羌活　地榆　山萸酒浸，去核，各五钱　人参　白术去芦　青皮去瓤　木瓜各三钱　良姜四钱　乳香　没药各一钱

【用法】先将大黄末以好米醋搅匀，以文武火熬成膏，如此二遍，次下红花酒、苏木汤、黑豆汁，搅开，再熬成膏取出。如有锅巴，再焙干，与其余药物共为细末，用大黄膏为丸，如弹子大。每服一丸。

【功效与主治】孕妇调养失宜，劳复胎动；或胎漏，恶露时下；脏极寒，久不成胎；或胎萎不长，过期不产；或产时未至，恶露先下，致令难产；或胎死腹中，腹上冰冷，口唇青黑，出冷沫；或恶露上攻，昏闷不省，喘促汗出，及恶露不下，脐腹冷痛，寒热往来；或因产劳虚损，身羸而黄，体瘦心怯，盗汗，饮食不进，渐成劳疾；兼治崩漏带下，室女经闭，月水不调。

鸡臛

【来源】《圣济总录》卷一九〇

【组成】黄雌鸡一只，去头足及皮毛肠胃等，洗净去血，于沸汤中掠过，去腥水　高良姜一两　桑根白皮一两半，刮净，锉　黄芪一两，锉，拣

【用法】上四味，锉后三味，与鸡同煮，候鸡熟，去药，取鸡留汁，将鸡细擘去骨，将汁入五味调和，入鸡肉再煮，令滋味相入。随性食之，不拘早晚，不妨别服药饵。

【功效与主治】妊娠四肢虚肿，喘急，兼呕逆不下食。

济坤丹

【来源】《胎产秘书》卷下

【组成】川芎一两　当归一两　牛膝一两　蒲黄一两，酒拌，隔纸炒　茯苓一两

桃仁一两　熟地一两，九蒸九晒　三棱五钱　芍药五钱　羌活五钱　橘红五钱　萸肉五钱　灵脂五钱　木瓜七钱　青皮七钱　良姜四钱　香附一两　延胡一两　苍术一两　益母一两　乳香三钱　没药三钱，去油　甘草五钱　黄葵子五钱　乌药一两五钱，去皮　麝香三钱

【用法】上除木香、乳、没、麝另研入外，余共为细末用；又以大黄一斤（净）为末，　苏木三两，河水五碗，煎三碗，去滓存汁，乌豆三升，水六碗，煎豆汁三碗，去豆；红花三两（炒黄）入好酒四碗，煮四至五沸，去花存酒；先将大黄末好醋七碗煮干，再下醋五碗煮干，又下醋三碗，入豆、苏、红花酒汁共煎为糊样，取起，其镬焦亦铲起为末，入煎药和匀，同糊捣为丸，重五钱五分，阴干。每服一丸，酒送下。重者二丸。

【功效】活血调经，行气止痛。

【主治】产后十八症。难产；胎衣不下；死胎不下；眼目昏花；口干心闷；寒热如疟；咳嗽；败血如肝；四肢浮肿；失音不语；血邪癫狂妄语；心腹痛；百节酸疼；舌干津枯，鼻中出血，绕顶生疮；腰痛如角攻；小便短缩；喉中蝉声；胸膈气满，喘逆不食。

【方解】川芎活血行气，当归补血活血，调经止痛，牛膝补益肝肾，逐瘀通经，引血下行，蒲黄收敛止血，活血祛瘀，熟地滋阴补血，三棱破血行气，芍药柔肝止痛，散瘀通络，羌活、黄葵子止痛，橘红、香附理气宽中，青皮疏肝破气，萸肉温阳散寒止痛，灵脂活血止血，散瘀止痛，木瓜、益母疏通经络，良姜温中散寒，调经止痛，延胡、乌药行气止痛，苍术健脾燥湿，配伍乳香、没药活血定痛，麝香活血通经，全方共奏活血调经、行气止痛之功。

加减木香散

【来源】《卫生宝鉴》卷十六

【组成】木香二钱半　良姜二钱半　升麻二钱半，去腐　人参二钱半，去芦　槟榔二钱半　神曲二钱，炒　肉豆蔻　吴茱萸半钱，泡　缩砂仁半钱　干姜半钱，炮　陈皮半钱

【用法】上为粗末。

【功效与主治】飧泻。

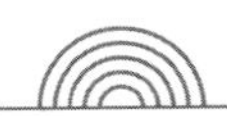

加味樗皮丸

【来源】《顾氏医镜》卷四

【组成】芍药　良姜　黄柏炭　樗皮炭　归身　川芎　肉桂

【用法】面糊为丸，口服。

【功效与主治】行经之时，风入胞中，寒凝浊瘀，赤白带下。

家传秘结祛痛散

【来源】《保命歌括》卷三十

【组成】青皮二钱，去白　灵脂二钱，研飞，去沙土　川楝子肉二钱　穿山甲二钱，土拌炒　良姜一钱五分，香油炒　玄胡索一钱五分　没药一钱五分　沉香一钱　八角茴香二钱　槟榔一钱五分　木香一钱二分　砂仁少许

【用法】上㕮咀，为粗末，用木鳖（去壳）一钱二分切片，同前药炒至香焦，去木鳖不用，研为细末。每服一钱，加盐一星，用酒或滚水调下。

【功效与主治】诸般心气疼痛，气滞不行，攻刺心腹，痛连胸胁，小肠吊疝，及妇人血气刺痛。

家传西圣膏

【来源】《外科大成》卷一

【组成】当归五钱　川芎五钱　赤芍五钱　生地五钱　熟地五钱　白术五钱　苍术五钱　甘草节五钱　陈皮五钱　半夏五钱　青皮五钱　香附五钱　枳壳五钱　乌药五钱　何首乌五钱　白芷五钱　知母五钱　杏仁五钱　桑皮五钱　金银花五钱　黄连五钱　黄芩五钱　黄柏五钱　大黄五钱　白蒺藜五钱　栀子五钱　柴胡五钱　连翘五钱　薄荷五钱　威灵仙五钱　木通五钱　桃仁五钱　玄参五钱　桔梗五钱　白鲜皮五钱　猪苓五钱　泽泻五钱　前胡五钱　升麻五钱　五加皮五钱　麻黄五钱　牛膝五钱　杜仲五钱　山药五钱　益母草五钱　远志五钱　续断五钱　良姜五钱　藁本五钱　青风藤五钱　茵陈五钱　地榆五钱　防风五钱　荆芥五钱　两头尖五钱　羌活五钱　独活五钱　苦参五钱　天麻五钱　南星五钱　川乌五钱　草乌五钱　文蛤五钱　巴豆仁五钱　芫花五钱　细辛一两　贝母一两　僵蚕一两　大枫子一两　川山甲一两　蜈蚣二十一条　苍耳头二十一个　虾蟆七个　白花蛇五钱　地龙五钱　全蝎五钱　白及五钱　海桐皮五钱　白蔹五钱　木鳖子八两　桃枝三至七寸　柳枝三至

七寸　榆枝三至七寸　槐枝三至七寸　桑枝三至七寸　楝枝三至七寸或杏枝三至七寸　楮枝三至七寸或椿枝三至七寸　血余四两

【用法】上药用真麻油十三斤浸之，春五、夏三、秋七、各半月，日数毕，入大锅内，慢火煎至药枯，浮起为度，住火片时，用布袋滤净药渣，将油称准，将锅展净，复用细绢滤油入锅内，投血余，慢火熬至血余浮起，以柳棒挑看，似膏溶化之象，熬熟，每净油一斤，用飞过黄丹六两五钱，徐徐投入，火加大些，夏秋亢热，每油一斤，加丹五钱，不住手搅，俟锅内先发青烟，后至白烟，叠叠旋起，气味香馥者，其膏已成，即便住火，将膏滴入水中，试软硬得中，如老加熟油，若稀加炒丹少许，渐渐加火，务要冬夏老嫩得所为佳，掇下锅来，搅俟烟尽，下细药搅匀，倾水内，以柳棍搂，成块再换，冷水浸半时，乘温每膏半斤，拔扯百转，成块又换冷水投浸。用时，取一块铜杓内熔化摊用。细药：乳香、没药、血竭各一两，轻粉八钱，潮脑二两，龙骨二两，赤石脂二两，海螵蛸五钱，冰片、麝香各三钱，雄黄二两，上药共为末，加入前膏内。五劳七伤，遍身筋骨疼痛，腰脚酸软无力，贴膏肓穴、肾俞穴、三里穴；痰喘气急咳嗽，贴肺俞穴、华盖穴、膻中穴；左瘫右痪，手足麻木，贴肩井穴、曲池穴、三里穴；遗精白浊，赤白带下，经脉不调，血出崩漏，贴三阴交穴、关元穴；痢疾水泻，贴丹田穴；疟疾，男贴左臂，女贴右臂；腰痛，贴命门穴；疝气，贴膀胱穴；头风，贴风门穴；心气痛，贴中脘穴；走气痛，贴章门穴；寒湿脚气，贴足三里穴；胸腹胀闷，贴中脘穴；噎食转食，贴中脘穴；痞疾，先用面作圈，围痞块上，入皮消两许，纸盖，熨斗熨热去消，贴膏再熨，出汗至腹内觉热方止；跌打损伤及诸毒诸疮，俱贴患处。凡内外诸症，贴之必用热布熨之，疥癣疹癞等症，贴脐熨之，汗出为度；血瘕痞块，加阿魏、马齿苋膏各二两贴之。

【功效与主治】男妇小儿，远年近日，五劳七伤，左瘫右痪，手足麻木，遍身筋骨疼痛，咳嗽痰喘，疟疾痢疾，痞疾走气，遗精白浊，偏坠疝气，寒湿脚气；及妇人经脉不调，赤白带下，血崩经漏；并跌打损伤，一切肿毒瘰疬，顽疮结毒，臭烂，筋骨疼痛不能动履者。

见晛丸

【来源】《产育宝庆集》卷上

【组成】姜黄　京三棱　荜澄茄　陈皮去白　高良姜　人参　蓬莪术各等分

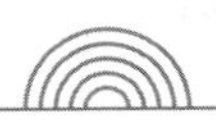

【用法】上为末，用细切萝卜慢火煮令烂，研细，将汁煮糊为丸，如梧桐子大。

【功效与主治】产后口干烦渴，心下痞闷，因荣卫大虚，血气未定，食面太早，胃不能消化，面毒结聚于胃脘，上熏胸中所致者。

健脾固本药酒

【来源】《全国中药成药处方集》（兰州方）

【组成】当归二斤 川芎八两 白芍四两 酒地四两 党参六两 白术四两 广皮八两 佛手一斤 红花八两 桃仁四两 玄胡四两 吴萸四两 丁香二两 紫蔻二两 良姜四两 檀香二两 香附八两 小茴香四两 川牛膝八两 杜仲四两 续断四两 秦艽四两 独活四两 北细辛二两 麻黄六两 寄生四两 虎骨四两 枸杞四两 大云四两 玉竹八两 远志四两 枣仁四两 天冬四两 麦冬四两 杏仁四两 五味子四两 广木香二两 藿香四两 台乌四两 白芷四两 乳香四两 没药四两 川朴八两 加皮八两 官桂四两 花椒二两 甘草四两 砂仁四两 木瓜四两

【用法】上为粗末，用白烧酒一百零四斤，蜂蜜八十斤，开水五十六斤，熬药，每料分作八料，药二斤，烧酒十三斤，蜂蜜十斤，开水七斤。成人每服五钱，每日早、晚温服。

【功效与主治】男妇痰喘，咳嗽气急，两胁膨胀，心口、腰腿痛，女人经水不调，肚腹胀满，肚腹寒冷。

椒红圆

【来源】《太平惠民和剂局方》

【组成】沉香 莪术 诃黎勒煨，去核 椒红微炒，出汗 当归去芦，酒浸，微炒 附子炮，去皮，脐 白术各一两 麝香一分，别研 丁香 肉豆蔻炮 高良姜去芦，麻油炒，各半两

【用法】上为细末，入麝香匀，酒煮面糊圆，如梧桐子大。每服三十圆，用温酒下，空心，食前。

【功效与主治】妇人血气不调，腑脏怯弱，风冷邪气乘虚客搏，脐腹冷疼，胁肋时胀，面色萎黄，肌体羸瘦，怠惰嗜卧，不思饮食。

金不换神仙膏

【来源】《古今医鉴》卷十六

【组成】川芎五钱　白芷五钱　生地五钱　熟地五钱　当归五钱　白术五钱　苍术五钱　陈皮五钱　香附五钱　枳壳五钱　乌药五钱　半夏五钱　青皮五钱　细辛五钱　知母五钱　贝母五钱　杏仁五钱　桑白皮五钱　黄连五钱　黄芩五钱　黄柏五钱　栀子五钱　大黄五钱　柴胡五钱　薄荷五钱　赤芍五钱　木通五钱　桃仁五钱　玄参五钱　猪苓五钱　泽泻五钱　白蒺藜五钱　桔梗五钱　前胡五钱　升麻五钱　麻黄五钱　牛膝五钱　杜仲五钱　山药五钱　远志五钱　续断五钱　良姜五钱　何首乌五钱　甘草五钱　连翘五钱　藁本五钱　茵陈五钱　地榆五钱　防风五钱　荆芥五钱　羌活五钱　独活五钱　金银花五钱　苦参五钱　僵蚕五钱　天麻五钱　威灵仙五钱　南星五钱　川乌五钱　草乌五钱　白鲜皮五钱　五加皮五钱　青风藤五钱　益母草五钱　两头尖五钱　五倍子五钱　大风子五钱　巴豆五钱　穿山甲五钱　芫花五钱　蜈蚣二十条　苍耳头七个　桃枝三十　柳枝三十　榆枝三十　槐枝三十　桑枝三十　楝枝三十　楮枝三十　枫枝三十

【用法】上药各切为粗片，用真脂麻油十二斤，浸药于内，夏浸三日，冬浸半月方可；煎药黑枯色为度，用麻布一片，滤去滓，将油再称，如有十数斤，加飞过黄丹五斤；如油有八斤，加黄丹四斤，依数下丹，决无差矣。将油再下锅熬，黄丹徐徐投下。手中用槐、柳棍不住搅，火先文后武，熬成滴在水中成珠不散。春、夏硬，秋、冬软，此是口诀，瓷瓶内贮之。临用时加细药：乳香、没药、血竭、轻粉、潮脑（即樟脑）、片脑、麝香、龙骨、海螵蛸、赤石脂，上为细末，瓷器内收贮，临摊膏药时掺上。五劳七伤，遍身筋骨疼痛，腰脚软弱，贴二膏肓穴、两肾俞穴、两三里穴；痰喘气急，咳嗽，贴肺俞穴、华盖穴、膻中穴；左瘫右痪，手足麻木，贴两肩井穴、两曲池穴；男子遗精白浊，妇人赤白带下，月经不调，血山崩漏，贴两阴交穴、关元穴；赤白痢疾，贴丹田穴；小肠气、疝气，贴膀胱穴；疟疾，男子贴左肩，女子贴右肩；偏正头风，贴风门穴；腰痛，贴命门穴；心气疼痛，贴中脘穴；走气，贴二章门穴；寒湿脚气，贴两三里穴；一切无名肿毒，疬疮臁疮，杨梅顽疮，跌打伤损，痞块，不必寻穴，皆贴本病患处，即愈。

【功效与主治】生肌定痛，调血祛风湿。主治劳伤筋骨疼痛，痰喘咳嗽，左瘫右痪，手足麻木，赤白痢疾，疝气，疟疾，偏正头风，心气疼痛，寒湿脚

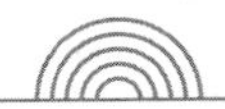

气，男子遗精白浊，女子赤白带下，一切无名肿毒，跌打损伤。

金丹丸

【来源】《良方合璧》卷上

【组成】乳香　麝香　雄黄　朱砂　巴豆　牙皂　沉香　官桂　大黄　川乌　良姜　细辛　硼砂各等分

【用法】上为细末，用小红枣肉为丸，如黄豆大。用时以新棉花包塞鼻内，男左女右。

【功效】化痰祛湿，祛瘀通络。

【主治】一切风邪伤寒，头痛；心中刺痛，绞肠痧痛，赤白带下；水泻痢疾，牙痛等。

【方解】乳香辛散走窜，入气、血分，活血祛瘀，消肿定痛，川乌、官桂逐寒祛湿，调经通络，细辛祛风散寒，麝香辛温，开窍通闭，活血通经，硼砂、朱砂清热解毒，沉香气味芳香走窜，味辛行散，性温祛寒，行气止痛，牙皂行散温通，良姜散寒止痛，温中止呕，巴豆祛痰逐水退肿，大黄凉血祛瘀，全方共奏化痰祛湿、祛瘀通络之功。

老疟饮

【来源】《三因极一病证方论》卷六

【组成】苍术半两，泔浸　草果半两，去皮　桔梗半两　青皮半两　陈皮半两　良姜半两　白芷三钱　茯苓三钱　半夏三钱，汤洗去滑　枳壳三钱，麸炒，去瓤　甘草三钱，炙　桂心三钱　干姜三钱，炮　紫苏叶二钱　川芎二钱

【用法】上锉散。每服四大钱，水二盏，盐少许，煎七分，去滓，空心服，日三夜一。仍吞下红丸子。

【功效与主治】久疟，结成癥瘕癖在腹胁，诸药不去者。

良附丸

【来源】《良方集腋》

【组成】高良姜酒洗七次，焙干　香附醋洗七次，焙干

【用法】二药各研各贮。用时以米饮汤加入生姜汁一匙，盐一撮，为丸服之。

【功效】行气和中，疏肝理气，温胃祛寒。

【主治】肝郁气滞，胃有寒凝，脘腹疼痛，喜温喜按，成胸胁胀痛，或痛经，苔白，脉沉紧者。

临汝药酒

【来源】《河南省药品标准》

【组成】当归250克　高良姜250克　生草乌750克　丁香250克

【用法】取丁香制成粗粉，余药切片，混合装入袋内，加61度白酒6升，密闭，水浴加热，使内温达65至70摄氏度，保持二十四小时，降至室温，过滤，压榨残渣，合并滤液与压榨液。另取红糖1千克，炒至棕色味苦，加入酒内搅匀，静置五至七天，纱布过滤，至澄清液灌装，灯检，包装即得。口服，每服1毫升，每日二次，早晚空腹服。

【功效与主治】温中散寒，活血祛风。主治风湿麻木，腰背冷痛，半身不遂，口眼歪斜，产后中风。

绫锦养脾丸

【来源】《御药院方》卷四

【组成】木香一钱一字　丁香一钱一字　沉香一钱一字　红豆一钱一字　大椒一钱一字　官桂一钱一字，去粗皮　附子一钱一字，炮裂，去皮脐　肉豆蔻二钱半　白豆蔻二钱半，去皮　荜澄茄二钱半　川姜二钱半，炮裂　荜茇二钱半　甘草二钱半，锉，炙黄　人参二钱半，去芦头　白茯苓二钱半，去皮　白术二钱半　陈皮二钱半，去白　神曲二钱半，打碎，微炒　麦蘖二钱半，炒黄　缩砂仁二钱半　诃子肉二钱半　良姜六钱一字，锉，炒　厚朴六钱一字，去粗皮，生姜制　破故纸六钱一字，微炒

【用法】上为细末，炼蜜为丸，每两作六丸。此药虽有三至五味辛热药，炼蜜合和，成约四两半药，并炼净熟蜜约四两半，计九两分作五十四丸，每一丸重一钱六分有余。每服一丸，空心、食前沸汤磨化下。

【功效与主治】大补脾胃，极进饮食，调顺三焦，保养荣卫。主脾肾俱虚，冷气攻刺心胸腹胁，小肚疼痛，呕逆痰水；口苦，噫气吞酸，及膀胱冷气奔冲，腰背脐腹绞痛；手足微冷，小便频数；又治卒暴心疼，霍乱吐逆。妇人血气癥瘕，心腹刺痛。

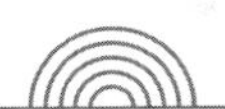

鹿头肉粥

【来源】《圣济总录》卷一九〇

【组成】鹿头肉半斤　蔓荆实一两，去土　高良姜半两　茴香子半两，炒令香

【用法】除鹿肉外，捣箩为末。每次四钱匕，先以水五盏，煮鹿肉，候水至三盏，去肉，下白米一合及药末，候米熟，下少五味调和得所，分作三次，一日食尽。

【功效与主治】妊娠四肢虚肿，喘急胀满。

没药除痛散

【来源】《女科百问》卷上

【组成】蓬莪术一两，炮　当归焙　玄胡索　五灵脂　肉桂　良姜炒　蒲黄炒，各七钱　甘草　没药各五钱

【用法】上为细末，每服三钱，温酒调下。

【功效】温经散寒，化瘀止痛。

【主治】经寒血瘀，腹中坚痛，月经不调，脉紧涩滞者。

【方解】蓬莪术活血祛瘀，没药、蒲黄、五灵脂、玄胡索化瘀止痛，当归养血活血，调经止痛，肉桂、良姜温中散寒，全方共奏温经散寒、化瘀止痛之功。

人参丁香散

【来源】《妇人大全良方》卷十二

【组成】人参　丁香　柿蒂　甘草　良姜各一两

【用法】上药研为细末。每服二钱，热汤调下，不拘时。

【功效与主治】妊娠恶阻，甘寒呕逆，翻胃吐食，心腹刺痛。

顺气术香散

【来源】《太平惠民和剂局方》

【组成】丁香皮不见火　缩砂仁　良姜去芦，炒　肉桂去粗皮　干姜炮　甘草　陈皮去白　厚朴去粗皮，姜汁炙　苍术米泔浸　桔梗去芦　茴香炒，各三两

【用法】上为细末。每服二钱，水一盏，姜三片，枣二枚，煎至八分，稍

热服，不拘时。或入盐少许，沸汤点服。

【功效】宽中顺气，和胃进食。

【主治】气不升降，呕逆恶心，胸膈痞闷，胁肋胀满，及酒食所伤，噫气吞酸，心脾刺痛，大便不调，面黄肌瘦，不思饮食。兼疗妇人血气刺痛，及一切冷气，并皆治之。常服宽中顺气，和胃进食。

【方解】丁香皮、缩砂仁理气，良姜归脾、胃经，温中止呕，散寒止痛，肉桂、干姜温中散寒，配伍陈皮健脾理气，苍术燥湿健脾，桔梗宣肺利咽，佐茴香温补脾胃，全方共奏宽中顺气、和胃进食之功。

调经补真汤

【来源】《兰室秘藏》卷中

【组成】独活二分　干姜二分，炮　藁本二分　防风二分　苍术二分　麻黄五分，不去节　炙甘草五分　人参五分，去芦　当归身五分　白术五分　生黄芩五分　升麻五分　黄芪七分　良姜一钱　泽泻一钱　羌活一钱　柴胡四钱　杏仁二个　桂枝少许　白葵花七朵，去萼

【用法】上㕮咀，除麻黄、黄芩各另外，都作一服。

【功效与主治】冬后一月，白带再来，阴户中寒。

乌鸡汤

【来源】《饮膳正要》

【组成】雄乌骨鸡一斤　陈皮一钱　良姜一钱　胡椒二钱　草果二枚　葱适量　醋适量

【用法】将鸡切块，与上述各味同煮，文火炖烂。日二次，吃肉，喝汤。

【功效与主治】温中健胃，补益气血。适用于妇女痛经之属于气血双亏、偏于虚寒者。

乌药散

【来源】《小儿药证直诀》

【组成】天台乌药　香附子破，用白者　高良姜　赤芍药各等分

【用法】研为末，每服一钱，水一盏，同煎六分，温服。如心腹疼痛，入酒煎；水泻米饮调下，无时。

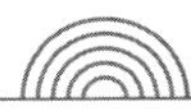

【功效】调和乳汁，理气和血。

【主治】乳母冷热不和，及心腹时痛，或水泻，或乳不好。

愈带丸

【来源】《饲鹤亭集方》

【组成】熟地四两　白芍五两　当归三两　川柏　良姜各二两　川芎一两　椿根皮十五两

【用法】上药研末，米饮糊丸。每服三钱，温开水送下，每日二次。

【功效】养血和营，清热燥湿。

【主治】妇人冲任不固，带脉失司，赤白带下，经浊淋漓。

追气丸

【来源】《证治准绳·女科》卷二引《灵苑方》

【组成】芸薹子微炒　桂心各一两　良姜五钱

【用法】上为细末，醋糊为丸，如梧桐子大，每服五丸，不拘时淡醋汤送下。

【功效与主治】妇人小腹刺痛不可忍。

第十一章　胡椒

阿魏丸

【来源】《杏苑生春》卷六

【组成】茴香一两　青皮一两，去白　甘草一两，炙　橘红一两　蓬术一两　胡椒五钱　白芷五钱　肉桂五钱　缩砂仁五钱　丁香皮五钱　川芎一两　生姜四两，切片，用盐半两腌一宿，晒干，焙　阿魏二钱五分，用好醋浸烂，研入糊中

【用法】上为末，用面糊和阿魏为丸，如梧桐子大，每药一斤，用朱砂七钱为衣。每服四十丸。男气疼，用姜盐汤；女气疼，用醋汤，食远送下。

【功效与主治】心腹疼痛，痃癖，男疝，女血气。

阿魏撞气丸

【来源】《医学入门》卷七

【组成】小茴一两　青皮一两　甘草一两　陈皮一两　莪术一两　川芎一两　生姜四两，用盐五钱，淹一宿　胡椒五钱　白芷五钱　肉桂五钱　砂仁五钱　丁香皮五钱，炒

【用法】上为末，用阿魏一钱半，和面糊为丸，如芡实大，每药一斤，用朱砂七钱为衣。每服三至五丸，男子气痛，炒姜盐汤送下；妇人血气痛，醋汤送下。

【功效与主治】五种噎疾，九种心痛，痃癖气块，冷气攻刺，腹痛肠鸣，呕吐酸水，男子疝气，女人血气。

白凤丹

【来源】《寿世保元》卷七

【组成】嫩黄芪二两，蜜水炒　人参二两，去芦　川芎二两　白茯苓二两，去皮

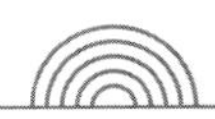

当归二两，酒洗　干姜二两，炒　大附子二两，面裹炒，去皮脐　小茴香二两，盐酒炒　白芍二两，酒炒　肉桂二两　白术二两，去芦，微炒　胡椒二两　艾叶二两，醋炒　破故纸二两，盐酒炒　乌药二两　甘草一两，炙　香附米六两，醋炒　苍术四两，米泔浸，炒　吴茱萸一两，炒

【用法】上锉；用白毛乌肉鸡一只重二斤，吊死，水泡，去毛屎并头足不用，入铁锅内，将药片盖上，入好酒，煮烂为度，取去骨，同药在锅焙干，为末，将鸡酒汁打稀，米糊为丸，如梧桐子大。每服五十丸，空心好酒送下。

【功效与主治】妇人经水不调，肚腹冷痛，赤白带下，子宫虚冷，久无子息。

北亭丸（一）

【来源】《太平惠民合剂局方》卷五

【组成】缩砂仁四两　胡椒四两　肉桂四两，去粗皮　厚朴去粗皮，姜汁炙　附子四两，炮，去皮脐　川芎四两　当归四两，去芦，锉碎　陈皮四两，去白　干姜四两，炮　甘草四两，炙　青盐二两，别研　北亭二两，即硇砂，醋淘去砂石，别研　白术三两，别研　五味子一两半，拣　阿魏半两，醋化，去砂石

【用法】上为末，用银、石锅，纳入好酒、醋五升，白沙蜜十两，先下北亭、阿魏、青盐三味，并好头面一升，同煎稠黏，便下药末半斤，更煎如稀面糊，渐渐入药末煎得所，离火取出，更以干药末和搜成剂为丸，如梧桐子大。每服十五丸，微嚼破，空心生姜盐汤送下；温酒亦得。

【功效与主治】脾元气弱，久积阴冷，心腹胁肋胀满刺痛，面色青黄，肌体瘦弱，怠惰嗜卧，食少多伤，噫气吞酸，哕逆恶心，腹中虚鸣，大便泄利，胸膈痞塞，饮食不下，呕哕霍乱，体冷转筋，及五嗝五噎，痃癖瘕聚，翻胃吐食，久痛久痢。

北亭丸（二）

【来源】《养老奉亲新书》

【组成】北亭二两，去除砂石　阿魏半两，同硇砂研令细，醋化，去砂石　川当归四两，净洗，去苗梢用　厚朴四两，去皮，姜汁炙令黄色　陈橘皮四两，去瓤用红　官桂四两，去皮称　干姜四两，炮　甘草四两，炙　川芎四两　胡椒四两，拣好者　缩砂四两，去皮用　大附子四两，炮，去皮脐　茯苓二两　青盐二两，与硇砂，阿魏同醋研，去沙土

白术一两半，米泔水浸一宿，切作片子，焙干　五味子一两半，去沙土用之

【用法】上药依法修事为末，将硇砂、阿魏、醋入面看多少，同煎稀糊，下药，更炼好蜜，同搜和为丸，如酸枣大。每服一丸，嚼破，空心盐汤、茶、酒任下。

【功效与主治】壮元，补血，健胃，暖脾，止痰逆，消饮食。主治妇人、男子久积虚败，妇人一切病患。

槟榔煎丸

【来源】《圣济总录》卷七十三

【组成】槟榔三两，锉，捣为末，酒一升熬成膏　吴茱萸一两，为末，醋一升熬成膏　京三棱一两，为末，醋半升熬成膏　硫磺一两　巴豆一两，去皮，以绢袋子盛，用水五升与硫磺同煮及一升将硫磺与巴豆同研　木香一两　白豆蔻一两，去皮　肉豆蔻一两，去壳　桂一两，去粗皮　陈橘皮一两，汤浸，去白，焙　青橘皮一两，汤浸，去白，焙　高良姜一两　荜茇一两　诃黎勒皮一两　白术一两　胡椒一分　当归半两，切，焙　干漆半两，炒烟出　草豆蔻一两，去皮

【用法】上为末，与前三味膏同搓为丸，如绿豆大。每服三至五丸，生姜汤送下，食后服。

【功效与主治】痃癖气及两胁积聚，并妇人血刺疼痛。

补阳固带长生延寿丹

【来源】《中国医学大辞典》引彭祖方

【组成】人参七钱　附子七钱　胡椒七钱　夜明砂五钱　五灵脂五钱　没药五钱　虎骨五钱　蛇骨五钱　龙骨五钱　白附子五钱　朱砂五钱　麝香五钱　青盐四钱　茴香四钱　丁香三钱　雄黄三钱　乳香三钱　木香三钱

【用法】上为末，另用白面作条，圈于脐上，将前药分为三分，内取一分，先填麝香末五分入脐孔内，乃将一分药入面圈内，按药令紧，中插数孔，外用槐皮一片，盖于药上，以艾火灸之，时时增减，壮其热气，或自上而下，自下而上，一身热透，患者必倦沉如醉，灸至骨髓风寒暑湿、五劳七伤，皆尽拔除。苟不汗，则病未除，再于三至五日后又灸，至汗出为度。灸至百二十壮，则疾必痊。灸时须慎风寒，戒生冷油腻，保养一月以后，精神愈益健旺。妇人灸脐，去麝香，加龙脑一钱。

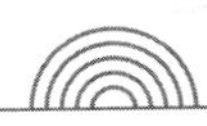

【功效与主治】常服除百病，益气延年。主治劳嗽、久嗽、久喘、吐血、寒劳，遗精白浊，阳事不举，下元极弱，精神失常，痰嗝等疾。妇人赤白带下，久无生育，子宫极冷。

沉香导气丸

【来源】《女科百问》卷上

【组成】黑牵牛一两　白牵牛一两，炒，共取末一两　青皮去白，同巴豆　陈皮去白，同巴豆　槟榔半两，锉碎，用巴豆五十粒，去皮膜，将三味炒黄色，去巴豆不用　沉香半两　全蝎半两，炒　荜澄茄半两　丁香半两　胡椒半两　续随子一钱，研　萝卜子三两，炒　甘遂半两，锉，炒黄色

【用法】上为细末，用葱白研如膏为丸，如梧桐子大。每服二十丸，炒酒酵煎汤送下；醋汤亦得。

【功效】顺气消肿。

【主治】脾胃不调，冷气暴折，客乘于中而胀满。

【方解】黑牵牛、白牵牛可泻下逐水，青皮疏肝破气，陈皮理气健脾，槟榔、沉香行气宽中，荜澄茄行气止痛，配伍丁香、胡椒散寒止痛，佐续随子、萝卜子、甘遂以下气逐水消肿，诸药共奏顺气消肿之功。

沉香煎丸

【来源】《普济方》卷三二七

【组成】丁香一两　南木香半两　诃子肉五钱　肉豆蔻五钱　陈皮五钱　甘草五钱　人参五钱，去芦　胡椒五钱　青皮五钱　生姜屑五钱　白豆蔻五钱半　缩砂仁五钱半　槟榔五钱半　干姜五钱半　官桂五钱半，去皮　沉香三钱半　麝香二两　白术四钱

【用法】上为细末，炼蜜为丸，如枣子大。每服一丸，细嚼，空心、食前以生姜汤送下；温红酒亦可，日三次。

【功效】温经理气。

【主治】妇人杂病。

【方解】丁香温中降逆，散寒止痛，南木香行气止痛，诃子肉收敛固涩，肉豆蔻温中行气，陈皮健脾理气，人参大补元气，配伍胡椒以温中下气，青皮疏肝破气，生姜屑、槟榔以宽中行气，白豆蔻、缩砂仁、沉香温中行气，佐干姜、官桂温中散寒，疏通经脉，麝香活血通经，全方共奏温通经脉、理气疏肝之功。

寸金散

【来源】《普济方》卷三二二

【组成】紫苏花　胡椒　韶脑　破故纸　蛇床子

【用法】上为细末，炼蜜为丸，如梧桐子大。每服二十丸至三十丸，空心、食前热酒送下，吃一物压，一日三次。又将此药末一两，酸醋一大升，或好酒一升，同药煎沸，令妇人披衣于收口盆上，坐熏阴户，迤逦淋洗，盆下灰火冷，再温，三至五次立效。

【功效与主治】妇人虚劳百损，内伤气血，风冷客邪，耗散真气，刺痛难忍，小便淋沥，腰背拘挛，阴虚盗汗，头目昏重，不时寒热，崩血带下。

大圣万安散

【来源】《济阴纲目》卷三

【组成】白术二钱半　木香二钱半　胡椒二钱半　陈皮五钱，去白　黄芪五钱　桑白皮五钱　木通五钱　白牵牛二两，炒，取头末

【用法】上为末。每服二钱，用生姜五片，水一盅半，煎至一盅，去姜，调药临卧服；须臾，又用姜汤或温白汤，饮三至五口催之。平明可行三至五次，取下恶物及臭污水为度。后以白粥补之。

【功效】健脾益气，利水止带。

【主治】女人癥瘕癖气，腹胀胸满，赤白带下；久患血气虚弱，萎黄无力，并休息赤白痢疾；寒湿带下。

【方解】白术健脾益气，燥湿利水，木香行气止痛，调中导滞，胡椒温中散寒，陈皮理气健脾，黄芪益气固表，利水消肿，桑白皮利水消肿，配伍木通活血通脉，佐白牵牛泻下逐水，全方共奏健脾益气、利水止带之功。

大蒜煎

【来源】《千金方》卷十七

【组成】蒜六斤四两，去皮，切，水四升，煮取一升，去滓　酥一升，纳蒜汁中　牛乳二升　荜茇三两　胡椒三两　干姜三两　石蜜二两　阿魏二两　戎盐二两　石菖蒲一两　木香一两　干蒲桃四两

【用法】上为末，合纳蒜汁、牛乳中，以铜器微火煎取一斗。每次一两，

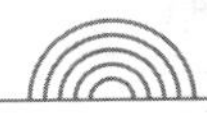

空腹以酒和服；五日以上，稍加至三两；二十日觉四体安和，更加至六两。

【功效与主治】一切冷气，疝瘕积聚，冷癖痰饮，心腹胀满，上气咳嗽，刺风，风癫，偏风，半身不随，腰疼膝冷，气息痞塞。

丹砂沉香煎

【来源】《鸡峰普济方》卷九

【组成】沉香一两，为末，以蜜半斤，煎五至七沸　阿魏一分，以酒半升，研细，银器内熬尽　没药一两，为末，酒半升，慢火熬尽　巴豆一钱，去皮，研细，酒半升，煎十余沸　硇砂一两，以酒半升，研令化尽，上五味同合，慢火熬成膏　丹砂半两，细研　硫磺一两，滴雪水研一日　槟榔一两　木香一两　人参一两　胡椒一两　丁香半两　干姜三分　青橘皮一两　良姜一两，水煮五至七沸　桂一两

【用法】上为细末，入丹砂、硫磺再研令匀，以前膏为丸，如梧桐子大。

【功效与主治】久积虚冷伏滞，呼吸寒气臌胀，心腹暴痛，两胁刺痛，并妇人血气疼痛。

丁沉香丸

【来源】《普济方》卷一八一引《鲍氏方》

【组成】丁香　沉香　木香　青皮　肉豆蔻　胡椒　荜茇　槟榔一分　乳香半两　麝香一钱

【用法】上为细末，研匀，醋糊为丸，如粟米大，朱砂为衣。每服十五丸，酒送下。心疼，醋汤送下；气血痛，烧绵灰，酒送下。

【功效】理气止痛，辛香通络。

【主治】诸气攻心腹痛及妇人气。

【方解】丁香温中降逆，散寒止痛，沉香、木香行气止痛，青皮疏肝破气，肉豆蔻温中行气，胡椒温中散寒，配伍荜茇温中散寒，行气止痛，槟榔行气宽中，佐乳香、麝香活血通经止痛，全方共奏理气止痛、辛香通络之功。

丁香散

【来源】《圣济总录》卷一五五

【组成】丁香一分　白术一两　苍术一两　前胡去芦头，半两　胡椒半两　高良姜半两　干姜炮，半两　葛根半两　厚朴去粗皮，生姜汁炙，半两　藿香一分　诃

黎勒去核，一分　旋覆花一分　甘草炙，二两

【用法】上为散。每服二钱匕，沸汤点服，不拘时候。

【功效】温中健脾，降气消痰。

【主治】妊娠腹满胀急，不进饮食，干呕。

【方解】丁香温中降逆，白术健脾益气，苍术燥湿健脾，前胡、厚朴下气消痰，胡椒、干姜温中散寒、消痰饮，高良姜温胃止呕、散寒止痛，葛根止呕，藿香芳香化浊、和中止呕，诃黎勒亦有下降收敛之性，旋覆花下气消痰止呕，甘草补脾益气、调和诸药。全方共奏温中健脾、降气消痰之功。

二色丸

【来源】《圣济总录》卷一二五

【组成】天南星三钱　半夏三钱　甘遂三钱　大戟三钱　干姜二钱　胡椒二钱　桂二钱　荜茇二钱　代赭石一两　大黄生用，三钱

【用法】上十味，取前四味，以浆水一升煮，水尽为度，晒干，余六味同捣为末。每用一钱，用巴豆三枚，烧得焰起，盏合，却候冷，与一钱药一处研，更用醋一盏，煎成膏，共药末同为丸，如绿豆大。分两处，一用丹砂为衣，一用腻粉为白衣。方中大黄用量原缺，据《普济方》补。

【功效与主治】一切肿赤，皮肤毒气及瘤子；小肠气；妇人心气痛。

干漆散

【来源】《圣济总录》卷二五一

【组成】干漆一两，炒令烟出　五灵脂二两半，用浆水一碗熬干，去沙石　没药研，半两　桂去粗皮，半两　当归切，炒，半两　胡椒一分　麝香一钱，研入

【用法】上为散。每服一钱匕，空心食前用热酒或醋汤调下。

【功效】化瘀通经止痛。

【主治】血气滞涩，月经不行，呕逆酸水，心腹痛不可忍者。

【方解】干漆破瘀通经，五灵脂、没药化瘀止痛，肉桂温里止痛，当归补血活血、调经止痛，胡椒温里散寒，麝香活血通经止痛。全方共奏化瘀通经止痛之功。

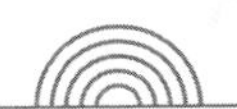

红丸子（一）

【来源】《三因极一病证方论》卷六

【组成】蓬莪术　京三棱各二两，醋煮一伏时　胡椒一两　青皮三两，炒香　阿魏一分，醋化

【用法】上为末，别研仓米末，用阿魏醋煮米糊为丸，如梧桐子大，炒土朱为衣。治食疟，每服五十至一百丸，以老疟饮下。

【功效与主治】治久疟（食疟尤妙），胁下结为癥瘕癖块。

【方解】用蓬术、三棱、阿魏以攻积；积之为患，气快则行，气滞则止，得热则行，得寒则结，故用青皮之辛以快气，胡椒之温以散结；复用矾红为衣者，假其土性以培脾胃云尔。

红丸子（二）

【来源】《太平惠民和剂局方》卷三（绍兴续添方）

【组成】荆三棱五斤，浸软，切片　蓬莪术五斤　青橘皮五斤　陈皮去白，五斤　干姜三斤，炮　胡椒三斤

【用法】上为细末，用醋面糊为丸，如梧桐子大，矾红为衣。每服三十粒，食后，姜汤下。小儿临时加减与服。

【功效】壮脾胃，消宿食，治冷疟，去膨胀。

【主治】脾积气滞，胸膈满闷，面黄腹胀，四肢无力，酒积不食，干呕不止，背胛连心胸及两乳痛；妇女脾血积气，诸般血症气块；小儿食积，骨瘦面黄，肚胀气急，不嗜饮食，渐成脾劳。

【方解】三棱、莪术，攻坚药也，故可以去积；干姜、胡椒，辛热物也，故可以去寒；青皮、陈皮，快气药也，故可以去痛。以醋糊为丸者，经曰酸胜甘，故用之以疗肥甘之滞；以矾红为衣者，取其咸能软坚，枯能消癖也。

化痞丸

【来源】《疡医大全》卷二十一引刘长随方

【组成】莪术醋炒，三钱　海浮石煅，三钱　瓦楞子煅，三钱　干漆三钱　大茴香三钱　山楂三钱　穿山甲三钱　丁香三钱　五灵脂三钱　白芷三钱　陈皮三钱　延胡索三钱　木香三钱　牡丹皮三钱　青皮三钱　桔梗三钱　枳壳三钱　胡椒三钱

神曲三钱　蒲黄三钱　香附三钱　桃仁三钱　红花三钱　川芎三钱　当归三钱　厚朴三钱　砂仁三钱　鳖甲醋炒，三钱　朴硝三钱　阿魏五钱　小茴香四钱　赤芍药四钱　使君子净肉，四钱　桂皮四钱　铁花粉四钱　水红花子四钱

【用法】上为末，皂角煎汤泛丸，如梧桐子大。每服三十丸，体壮者可加至四十至五十丸，酒送下，每日三次。

【功效】化癥消痞。

【主治】治癥瘕痞块。

化气汤

【来源】《太平惠民和剂局方》卷三（新添诸局经验秘方）

【组成】沉香一两　胡椒一两　木香二两　缩砂去壳，二两　桂心去粗皮，二两　丁香皮四两　干姜炮，四两　蓬莪术煨，四两　茴香炒，四两　青皮去白，麸炒，四两　陈皮去瓤，麸炒，四两　甘草炙，四两

【用法】上为细末。每服二钱，姜苏盐汤调下。妇人淡醋汤下。

【功效】行气温中，散寒止痛。

【主治】一切气逆，胸膈噎闷，偏胀膨满；心脾疼痛，呕吐酸水；丈夫小肠气，妇人脾血气。

【方解】沉香行气止痛、温中止呕、纳气平喘，胡椒、木香、茴香行气散寒止痛，缩砂温脾理气，桂心、丁香皮、干姜温中止痛，蓬莪术行气消积止痛，青皮破气消积，陈皮理气健脾化痰，甘草调和诸药。全方共奏行气温中、散寒止痛之功。

聚宝养气丹

【来源】《朱氏集验方》卷八

【组成】代赭石二两　紫石英二两　赤石脂二两　禹余粮二两，醋淬，水飞过，搜作锭子，候十分干，入砂盒内养火三日，罐子埋地中一宿，出火毒，入后药　阳起石煅，半两　肉豆蔻面包，煨，半两　鹿茸酒炙，半两　破故纸酒炒，半两　钟乳粉半两　五灵脂酒研，半两　茴香酒炒，半两　柏子仁半两　当归酒浸，炙，半两　远志去心，酒炒，半两　没药别研，半两　白茯苓半两　附子炮，半两　天雄炮，半两　胡椒半两　沉香半两　丁香半两　木香半两　乳香半两　黄芪蜜炙，半两　山药半两　苁蓉焙，半两　肉桂半两　巴戟半两　血竭三钱　琥珀三钱　朱砂三钱　麝香三钱

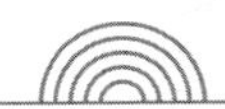

【用法】上为细末，糯米煮糊为丸，如梧桐子大，留朱砂、麝香少许为衣。每服三十丸，空心人参煎汤或枣汤下；妇人醋汤下。

【功效与主治】诸虚不足，气血怯弱，头目昏晕，肢节倦怠，心志昏愦，夜梦失精，小便滑数，脾胃气虚；又治诸风瘫痪，半身不遂，语言謇涩，肢体重痛，寒湿气痹；或久寒宿冷泄泻，发疟寒热，下痢赤白，及肠风，痔瘘，下血不止；妇人子宫久冷，崩漏，带下五色，月候不调，腹胁刺痛，血下瘕血闭，羸瘦乏力。

破饮丸

【来源】《三因极一病证方论》卷十三

【组成】荜茇　丁香不见火　缩砂仁　胡椒　乌梅肉　青皮　巴豆去皮膜　木香　蝎梢各等分

【用法】上药以青皮同巴豆用浆水浸一宿，次日滤出，同炒，青皮焦，去巴豆，将所浸水腌乌梅肉，炊一熟饭，细研为膏，余药研末和匀，丸如绿豆大。每服五十至七十丸，临睡时用生姜汤送下。

【功效】温中破积。

【主治】五饮停蓄胸腹，结为癥癖，支满胸膈，傍及两胁，抢心疼痛，饮食不下，反胃吐逆，九种心疼，宿食不消，久疟久痢，遁尸疰忤，癫痫厥晕，心气不足，忧愁思虑，妇人腹中诸病。

调脾散

【来源】《急救仙方》卷六

【组成】三棱一两　莪术一两　麦芽半两　胡椒二钱　缩砂三钱　川芎二钱　茴香二钱　甘草三钱　青皮三钱　陈皮三钱

【用法】上为末。米饮调下。

【功效】顺经调气。

【主治】妇人肺经有病，热气上冲，经气行时，血反上行而吐者。

【方解】三棱、莪术破血行气、消积止痛，麦芽行气健脾，胡椒温中散寒下气，缩砂、茴香温中理气，川芎活血行气，青皮破气消积，陈皮理气健脾，甘草调和诸药。全方共奏顺经调气之功。

乌鸡汤

【来源】《饮膳正要》

【组成】雄乌骨鸡一只　陈皮一钱　良姜一钱　胡椒二钱　草果二枚　葱适量　醋适量

【用法】将鸡切块，与上述各味同煮，文火炖烂。吃肉，喝汤。

【功效】温中健胃，补益气血。

【主治】适用于妇女痛经之属于气血双亏、偏于虚寒者。

羊肉面棋子

【来源】《寿亲养老新书》卷四

【组成】小麦面四两　肉豆蔻去壳，为末，一钱　荜茇为末，一钱　胡椒为末，一钱　蜀椒去目并闭口，炒出汗，末，一钱

【用法】上药为末，拌匀，以水和作棋子，用精羊肉四两，细切，炒令干，加水五升，入葱、薤白各五茎，细切，依常法煮肉，以盐、醋调和，候熟，滤去肉，将汁煮棋子，空腹时热食。

【功效与主治】妇人血气癖积，腹痛泄泻。

撞气阿魏丸

【来源】《太平惠民和剂局方》卷三

【组成】茴香炒，一两　青皮去白，一两　甘草炒，一两　蓬莪术炮，一两　川芎一两　陈皮去白，一两　白芷半两　丁香皮炮，一两　缩砂仁半两　肉桂去皮，半两　生姜四两，切片，用盐半两腌一宿，炒黑色　胡椒　阿魏醋浸一宿，以面同为糊，各二钱半

【用法】上药捣末，用阿魏糊和丸，如鸡头子大，每药丸一斤，用朱砂七钱为衣。丈夫气痛，炒姜、盐汤下一粒至二粒；妇人血气，醋汤下；常服一粒烂嚼，茶、酒任下。

【功效与主治】五种噎疾，九般心痛，痃癖气块，冷气攻刺；及脾胃停寒，胸满膨胀，腹痛肠鸣，呕吐酸水。丈夫小肠气痛，妇人血气等疾。

第十二章　沉香

艾茸丸

【来源】《魏氏家藏方》卷十

【组成】白艾叶半两，细锉末，醋半盏同煮，醋尽为度　当归半两，去芦，酒浸　赤芍药半两　吴茱萸半两，汤泡七次，炒　肉桂半两，去粗皮，不见火　天雄半两，炮，去皮脐，锉，再炒　没药半两，别研　荜茇半两　木香半两，不见火　沉香一分，不见火

【用法】每服五十丸，空心温酒、盐汤送下。

【功效与主治】妇人下脏久虚，沉寒痼疾。

安坤赞育丸（一）

【来源】《北京市中药成方选集》

【组成】桑寄生十六两　青毛鹿茸九十六两，去毛　乳香二十四两　血余八两　艾炭三十二两　紫河车八十具（每具约一两五钱）　蚕绵炭八两　大熟地六十四两　杜仲三十二两　茯苓三十二两　桂圆肉四十两　鸡血藤十六两　香附三百八十四两　山茱萸三百八十四两　鹿角胶二十四两　锁阳三十二两　鳖甲三十二两，炙　酸枣仁六十四两，生炒各半　白薇三十二两　琥珀十六两　元胡三十二两，醋炙　白芍六十四两　甘草十六两　鸡冠花二十四两　枸杞子二十四两　没药四十八两，炙　人参八两，去芦　乌药十二两　牛膝五十六两　补骨脂四十四两，盐炒　当归六十四两　黄柏三十二两　阿胶九十六两　天冬四十六两　藏红花三两二钱　黄芪二十四两　菟丝子十六两　龟板三十二两，炙　秦艽三十二两　川牛膝五十六两　肉苁蓉二十四两　鹿尾五两　沙参四十八两　以上均下罐，用黄酒一千九百一十两蒸四昼夜　川断四十两　川芎四十八两　沉香五十二两　泽泻三十二两　丹参八两　黄芩四十两　赤石脂二十四两　于术四十八两　木香二十四两，煨　大生地六十四两　苏叶二十两　柴胡二十四两　橘皮五十六两

肉果二十四两，煨　白术九十六两，炒　青蒿二十四两　橘红三十二两　远志三十二两，去心，炙　藁本二十四两　阳春砂九十六两　红花十六两

【用法】上为细末，铺槽搅匀，晒干。每细末三百二十两兑益母膏汁六十四两，再兑炼蜜为大丸，重四钱，蜡皮封固。口服，一次一丸，一日二次。

【功效】益气调经。

【主治】妇女气虚血亏，经血不准，崩漏带下，腹痛腰酸，骨蒸潮热，面色萎黄。

安坤赞育丸（二）

【来源】《全国中药成药处方集》（济南方）

【组成】桑寄生八两　乳香八两　蕲艾八两　熟地八两　杜仲八两　制香附八两　山茱萸八两　鳖甲八两　没药八两　琥珀八两　白芍八两　乌药八两　当归八两　红花八两　龟板八两　泽泻八两　砂仁八两　柴胡八两　广陈皮八两　远志八两　酸枣仁八两　木香二两　川芎四两　沉香四两　青毛鹿茸四两

【用法】上为极细末，水泛小丸，如绿豆大，朱砂为衣。早、晚各服二钱，腹痛下痢，呕吐，姜汤送服；产后诸症，黄酒送服；余皆白开水送下。

【功效与主治】妇女月经不调，崩漏带下，腰酸腹痛，面色萎黄。

安胃汤

【来源】《陈素庵妇科补解》卷五

【组成】苏木二钱，酒洗　红花一钱　丁香五分　延胡索一钱二分　川郁金八分，酒洗　桂心五分　沉香五分　大黄二钱，酒制

【用法】外用韭菜生捣、炒热，按胸下；或炒食盐升许塌之。或加桔梗八分。

【功效与主治】产后败血上冲入胃而发哕，或一刻二三声，或连发不已。

【方解】是方苏木、红花以行瘀血；丁香、桂心、广皮之辛热，佐使速行；大黄荡涤猛迅，制以酒则上行入胃；沉香之苦温，佐使速降。延胡、郁金逐上焦恶血，瘀消则胃安。

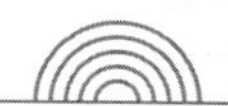

八珍益母十全丸

【来源】《古今医统大全》卷八十四

【组成】益母草八两，五月五日，六月六日，俱可采，阴干，折去下半截，用上半截连穗叶，石臼杵捣筛，为极细末　人参一两，饭上蒸　白术一两，饭上蒸　白茯苓一两，饭上蒸　甘草五分，炙　当归身二两，酒浸　川芎五钱　熟地黄二两，酒浸　白芍药一两，醋炒　角沉香四钱

【用法】空腹时用蜜汤送下九十丸，食干果子压之；不善吞者化开服，尤效。冬月酒下。妇女经脉不调者，或有气血两虚而身体素弱，服此调养，当年而经不通者，服一料则通；经不调者，服一月则调；素不卒者，服一月即孕。

【功效与主治】妇人气血两虚，月经不调，久不孕，或妊娠胎动不安者。

保安丸

【来源】《产乳备要》

【组成】赤茯苓三分，去皮　牡丹皮三分　白芍药三分　吴茱萸一分　沉香一分　人参半两，去芦　当归半两，洗，切，焙　桂半两，去皮　牛膝半两，酒浸　香白芷半两　木香半两　藁本半两，去芦　麻黄半两，去根节　川芎半两　附子半两，炮，去皮脐　细辛半两，拣净　兰香叶半两　甘草半两，锉，炙　寒水石半两，烧　防风半两，去芦　桔梗半两，去芦　蝉壳半两，去足翅　马鸣退一两，炙　生干地黄一两

【用法】上为细末，炼蜜为丸，如小弹子大。每日空心用温酒化下一丸，疗八风、十二痹、疝、瘕、乳房中风淋血积聚，并治胎不安、子死腹中，不过三丸可下死胎，生衣不出一丸便效。

【功效与主治】产前产后三十六种冷血气，半身不遂，手脚疼痛诸疾。

保命延寿烧酒方

【来源】《仁术便览》卷三

【组成】人参五钱　当归五钱　白茯五钱　乌药五钱　杏仁五钱　砂仁五钱　川乌五钱　川草乌五钱　何首乌五钱　五加皮五钱　枸杞子五钱　牛膝五钱　杜仲五钱　肉桂五钱　苍术五钱，制　肉苁蓉一两　破故纸一两　甘草一两　木香三钱　枳壳三钱　干姜三钱　虎骨三钱，酥炙　香附三钱　白芷三钱　厚朴三钱　陈皮三钱　白术三钱　川芎三钱　麻黄三钱　独活三钱　羌活三钱　川椒三钱，去合口及目　白芍三钱

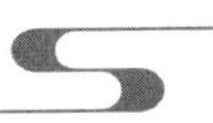

生地三钱　熟地三钱　天冬三钱，去心　麦冬三钱，去心　防风三钱　荆芥三钱　五味子三钱　小茴香三钱　细辛三钱　沉香三钱　白蔻三钱　枣肉二两　真蜜一斤　核桃仁四两　真酥油半斤　天麻三钱　生姜四两

【用法】上除酥蜜二味，将前四十八味各精制，秤足装入绢袋中，入无水高烧酒四十斤，同酥蜜入坛中，将坛口密封严固，桑柴文武火烧三炷香，待大锅中水冷取出，埋阴地，三日出火毒。

【功效与主治】诸虚百损及五劳七伤，左瘫右痪，口眼歪邪，半身不遂，语言謇涩，筋脉拘挛，手足顽麻，浑身疮癣，伤风，痔漏紫白，中风，风寒湿脚气、二十四般积气，痰气，膀胱疝气，十嗝五噎，身体羸瘦，腰膝腿疼，四肢无力，耳聋眼花，丹田虚冷，诸般淋痛，妇人经水不调，脐腹疼痛，胁肋虚胀，面黄肌瘦，口苦舌干，饮食无味，四肢倦怠，头晕眼花，神思惊悸，夜多盗汗，时时潮热，月事不匀，或多或少，或前或后，或崩漏或止，经脉不通，子宫积冷，赤白带下，或久无子嗣。能除万病，和缓脾胃，补养丹田，强壮筋骨，益精补髓，身体康健，耳目聪明，定五脏，安魂魄，润肌肤，和容颜，强阴壮阳。

保胎金丹

【来源】《全国中药成药处方集》（大同方）

【组成】生地四两　鳖甲四两　香附四两　当归二两　茯苓二两　元胡二两　白薇二两　藁本二两　益母二两　川芎二两　炒艾二两　煅赤石脂二两　丹皮二两　白术二两　青蒿二两　肉桂五钱　没药一两五钱　五味一两　炙草一两　沉香六钱　人参二两　黄柏四两

【用法】白酒二斤，入锅内封口煮一小时，同前药共轧细面，炼蜜为丸重三钱，朱砂为衣，蜡皮。每次服一粒，一日二次。多服可除流产。

【功效与主治】胎前产后诸虚证，胎漏，流产，滑胎，产后虚弱，倦怠无力，骨蒸潮热。

槟沉饮

【来源】《丹台玉案》卷五

【组成】槟榔一钱　沉香一钱，磨水　官桂一钱　广木香一钱，磨水　大腹皮一钱五分　青皮一钱五分　香附一钱五分　小茴香一钱五分

【用法】加生姜五片，水煎服。

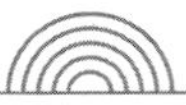

【功效与主治】妇人阴疝。小腹近阴之处结聚胀痛，或皮内顶起如鸡头子大。

补宫丸

【来源】《扁鹊心书·神方》

【组成】当归二两，酒炒　熟地二两，姜汁炒　肉苁蓉二两，酒洗，去膜　菟丝子二两，酒洗，去膜　牛膝二两，酒洗　肉桂一两　沉香一两　荜茇一两，去蒂，炒　吴茱萸一两，去梗　肉果一两　真血竭五钱　艾叶五钱

【用法】上共为末，醋糊丸梧子大。每服五十丸，或酒，或白汤任下。

【功效与主治】助孕。主治女人子宫久冷，经事不调，致小腹连腰痛，面黄肌瘦，四肢无力，减食发热，夜多盗汗，赤白带下。

补经汤（一）

【来源】《女科切要》卷二

【组成】人参　白术　川芎　香附　当归　熟地　元胡　肉桂　吴萸　砂仁　茯神　沉香　阿胶　黄芪　小茴　陈皮　白芍

【用法】水煎服。

【功效与主治】血瘕，经行气血虚弱，血海寒冷，经水不调，心腹疼痛，带下如鱼脑或米泔，错杂不分，信期淋漓不止，面黄肌瘦，四肢无力，头晕眼花者。

补经汤（二）

【来源】《叶天士女科证治秘方》卷一

【组成】当归七分　鹿茸七分，酥炙　香附七分，童便制　白芍六分　川芎六分　熟地六分　黄芪五分，蜜炙　白术五分，蜜炙　白茯苓五分　黄芩五分，酒炒　陈皮五分，去白　砂仁五分　人参五分　阿胶五分，炒　小茴五分　山茱萸五分　沉香二分　粉甘草二分　玄胡索五分

【用法】加生姜三片，水煎，空心服。

【功效与主治】妇人二十五六岁，血海虚冷，经脉不调，腰腹疼痛，或下白带，或如鱼脑，或如米泔，信期不定，每月淋漓不止，面色青黄，四肢无力，头昏眼花。

补母汤

【来源】《名家方选》

【组成】当归一钱　茯苓一钱　桔梗一钱　柴胡一钱　木香一钱　芍药一钱　莪术三钱　藿香三钱　人参三钱　黄芪三钱　肉桂三钱　桂心三钱　熏陆三钱　沉香三钱　乳香三钱　熟地黄三钱　丁子三钱　石膏三钱　滑石三钱　大黄三钱　升麻三钱　缩砂三钱　槟榔三钱　黄芩三钱　甘草三钱　安息香三钱

【用法】水煎服。

【功效与主治】产前产后，或金疮打扑，凡从血证变出者。

补心丸

【来源】《魏氏家藏方》卷二

【组成】酸枣仁炒，去壳　沉香不见火　薏苡仁炒　乳香别研　柏子仁炒　鹿茸酥炙　车前子炒　当归去芦，酒浸　五味子去枝　人参去芦　覆盆子炒　防风去芦　巴戟去心　枸杞子　菟丝子淘净，酒浸，研成饼　白茯苓去皮　肉苁蓉去皴皮，酒浸　熟干地黄洗，上各等分

【用法】每服五十丸，莲心汤送下，一日二次；盐汤饭饮亦得。

【功效与主治】生养气血，补不足，泻有余，滋润精血，养固其元，使邪气无侵，令营卫坚守。主男子妇人，童男童女，忧愁思虑，食饱恚怒，耗伤心气，精神不守，酒后行房，百脉离经，营卫失调，脏腑遂生疾病：阴阳不足，则寒热往来；气血虚耗，皮毛枯槁；心气不足，怔忡冒乱，梦寐惊惶；肾不足，则乏力失精，小便淋沥；肝气不足，目昏疲倦，四肢烦疼；肺不足，则秘利不常，痰嗽喘急；脾不足，则面黄腹急，饮食无味。并治鼻衄，砂石淋及妇人产后蓐劳，平日恶露，肌瘦骨蒸，久无子息，或妊月未足，多致损堕，诸虚不足，日久淹延之疾。

炒姜丸

【来源】《普济方》卷三三八

【组成】干姜半两，炮　桂半两，去粗皮　木香半两　沉香半两　当归半两，切，焙　甘草半两，炙　白豆蔻半两，去皮　白茯苓半两，去黑皮　青橘皮半两，汤浸，去白，焙　芍药锉，一两　干木瓜半两　姜黄半两

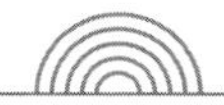

【用法】上为末，汤浸蒸饼为丸，如小弹子大。每服一丸，细嚼，食前温酒送下。一日二次。

【功效与主治】治妊娠两胁胀闷，腹中疼痛，呕逆，不思饮食。

沉香保生丸

【来源】《普济方》卷二一七引《德生堂方》

【组成】沉香一两　母丁香一两　巴戟一两，去心，酒浸　莲蕊一两　木香一两　莲心一两　菟丝子一两，酒浸　葫芦巴一两，酒浸　八角茴香一两，盐炒　肉苁蓉一两，酒浸　韭子一两，酒浸　红花一两　雄蚕蛾一两二钱　川椒一两净　仙灵脾一两，醋炒　川山甲二两二钱半，炮　水蛭五钱，糯米炒　青盐五钱　细墨五钱，烧去油　益智仁七钱半　牛膝一两，酒浸　麝香一钱半　蛤蚧一对，别研，去虫，生用　川楝子一两，炒，以上为末　川楝子四两，捶碎　山药一两二钱　破故纸一两二钱　甘草二两　五味子二钱　后五味为末，用水一斗熬成浓膏，和前药末面糊为丸，如梧桐子大。

【用法】每服五十丸，空心以酒或盐汤送下，干物压之。

【功效与主治】固精气，益精髓，驻颜色，安魂定魄，延年不老，长壮阳事，暖子宫下元。主治男子精气不固，余涩常流，小便血浊，梦中频数泄出，口干耳鸣，腰膝痛，阴囊湿痒，阳事不举，小便如泔，及妇人血海久冷，胎气不盛，赤白带，漏下。

沉香鳖甲散

【来源】《博济方》卷四

【组成】木香一两　沉香三分　鳖甲一两半，九肋者一枚，净去裙襕，醋炙令黄香　常山一两　当归一两，去土并苗　柴胡一两，去苗　人参一两，去苗　白茯苓一两，去黑皮　官桂一两，去粗皮　青橘一两，去瓤　陈橘一两，去瓤　生地黄一两　半夏一两，以汤洗七遍去滑止　槟榔三分　甘草三分，炙　《御药院方》内有麦门冬一两，无官桂一味。

【用法】上一十五味，同捣箩为末。每服二钱，水一盏，又入生姜三片，同煎至七分，去滓，温服，空心日午临卧各一服。

【功效与主治】室女荣卫不调，经候凝滞，或时头目昏闷，上膈积涎，肢体不利，五心虚烦，饮食进退，多困少力。

沉香附子丸

【来源】《郑氏家传女科万金方》卷一

【组成】沉香　附子　官桂　当归　川芎　五灵脂　木香

【用法】上为细末，醋糊为丸。每服三十丸，食前以米饮送下。

【功效与主治】妇人腰下冷气块，并月水不通。

沉香和血丸

【来源】《袖珍小儿方论》卷四

【组成】当归一两，酒浸　乌药一两，酒炒　沉香一两，不见火　玄胡索一两，炒　白芷二钱，酒炒　苍术二钱，炒　枳实二钱，炒　干姜二钱，炮　小茴香二钱，炒　川椒二钱，炒，去目　乳香二钱，研　没药二钱，研　牡丹皮二钱　澄茄一钱　白芍药二两　艾叶四两，醋浸一宿，煮干为末，入前药

【用法】上为末，好米醋糊为丸，如梧桐子大。每服五十丸，空心以醋汤送下；米饮亦可。

【功效与主治】虚羸，血气冲任脉不调，气不升降，饮食不消，聚为痰饮，头目昏眩，四肢倦怠，百节酸疼，子宫久冷。

沉香化滞丸

【来源】《全国中药成药处方集》（杭州方）

【组成】制香附十二两　贡沉香一两五钱　春砂仁一两五钱　粉甘草二两

【用法】每服二钱，以开水或淡姜汤或淡盐汤送下。

【功效】通顺气血。

【主治】痰饮气滞，胸脘痞闷，喘促噫气，妇人经水不调，小腹疼痛。

沉香煎丸（一）

【来源】《普济方》卷三二七

【组成】丁香一两　南木香半两　诃子肉五钱　肉豆蔻五钱　陈皮五钱　甘草五钱　人参五钱，去芦　胡椒五钱　青皮五钱　生姜屑五钱　白豆蔻五钱半　缩砂仁五钱半　槟榔五钱半　干姜五钱半　官桂五钱半，去皮　沉香三钱半　麝香二两　白术四钱

【用法】每服一丸，细嚼，空心、食前以生姜汤送下；温红酒亦可，日三次。

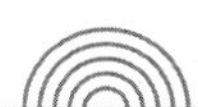

【功效】温经理气。

【主治】妇人杂病。

沉香煎丸（二）

【来源】《圣济总录》卷四十四

【组成】沉香一两　丁香一两　木香一两　胡椒一两　没药一两　丹砂一两，别研，水飞　高良姜一两　槟榔一两，面裹煨熟，去面　硇砂一两，别研，水飞，用石器慢火熬干　青橘皮一两，汤浸，去白，焙　石硫磺一两，别研，水飞　阿魏半两，醋浸，去砂石，面和作饼，炙　缩砂半两，去皮　吴茱萸半两，陈者，汤洗，取沉者，炒　巴豆二钱半，去皮，心、膜，出油

【用法】上除研药外为末，与研药和匀，炼蜜为丸，如绿豆大，瓷器封。每服二丸，食前、临卧以温生姜、橘皮汤送下。

【功效】化水谷，消积聚；除中满，调顺脾胃。

【主治】饮食不消，噫气生熟，面黄腹胀，脏腑不调；嗝气呕逆不下食，恶心，心腹疼痛，及脾积气，饮食进退，怠惰，水谷不化，癥瘕积聚；小儿呕逆，心腹疼痛。

沉香牡丹丸

【来源】《圣济总录》卷一五二

【组成】沉香一两半，锉　牡丹皮一两　赤芍药一两　当归一两　人参一两　白茯苓一两，去黑皮　山芋一两　白芷一两　吴茱萸一两，汤浸，焙干，炒　巴戟天一两，去心　陈橘皮一两，汤浸，去白，焙　木香一两　牛膝一两，去苗，酒浸，切，焙　枳壳一两，去瓤，麸炒　肉豆蔻一两，去壳　厚朴一两，去粗皮，生姜汁炙　干姜一两，炮　白龙骨一两

【用法】上为末，炼蜜为丸，如梧桐子大。每服二十丸，加至三十丸，空心、日午、临卧温酒送下。

【功效与主治】妇人血海久虚，经候不利，赤白带下，血气冲心，多发刺痛，四肢困烦。

沉香汤（一）

【来源】《圣济总录》卷四十五

【组成】沉香一两，锉　白豆蔻半两，去皮　草豆蔻半两，去皮，炒　人参半两　甘草半两，炙，锉　白茯苓半两，去黑皮　半夏半两，汤洗，薄切，生姜汁拌，炒黄色　木香半两　厚朴一两，去粗皮，生姜汁炙　陈橘皮三分，汤浸，去白　炒白术一两，锉，炒　干姜一分，炮

【用法】上为粗末。每服三钱匕，水一盏，加生姜三片，大枣二枚、擘破，同煎至七分，去滓温服，空心、日午各一次。

【功效】快气消食。

【主治】谷劳体重，食已便卧；及妊娠心痛，痰逆，不思饮食。

沉香汤（二）

【来源】《圣济总录》卷一五一

【组成】沉香三分　槟榔三分，锉　甘草三分，炙　鳖甲一两　柴胡一两，去苗　人参一两　白茯苓一两，去黑皮　桂一两，去粗皮　青橘皮一两，汤浸，去白，焙　陈橘皮一两，汤浸，去白，焙　生地黄一两

【用法】上锉，如麻豆蔻大。每服三钱匕，水一盏，加生姜一枣大、拍碎，同煎至七分，去滓温服，空心，早晚各一次。

【功效与主治】室女荣卫凝涩，月水不利，或时头目昏闷，肢体拘急，五心虚烦，饮食进退，多困少力。

沉香桃胶散

【来源】《产育宝庆集》卷上

【组成】桃胶瓦上焙干　沉香　蒲黄隔纸炒　上各等分

【用法】上为末。每服二钱，空心以陈米饮调下。

【功效与主治】产后痢下赤白，里结后重，疞刺疼痛。

沉香万应丸

【来源】《普济方》卷三二八

【组成】沉香另研　没药细研　茯苓去粗皮　川芎　当归去芦　官桂去皮　白术　白芷　白薇　玄胡索　牡丹皮　赤石脂　藁本去芦头　赤芍药

【用法】上为细末，炼蜜为丸，每钱十丸。每服十丸，嚼，空心以温酒送下。

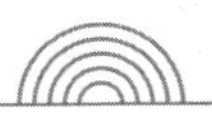

【功效与主治】妊娠伤寒，诸虚百损，或气滞不匀，饮食不化，遍身走疼。

赤金丹

【来源】《仙拈集》卷四

【组成】苍术二两　雄黄一两　木香一两　炙草五钱　朱砂五钱　血竭五钱　乳香五钱　没药五钱　沉香五钱　麝香一钱　冰片一钱　大金箔三十张，为衣

【用法】上为末，炼蜜为丸，如绿豆大，外用金箔为衣，阴干，瓷器收贮，置高燥处，恐致霉湿。大人空心服五丸，小儿三丸。服后盖暖睡一时。伤寒感冒，葱白汤送下；胸膈臌胀，陈皮汤送下；乳蛾，井花水送下；肿毒，升麻大黄汤送下；小便不通，竹叶汤送下；大便不通，火麻仁、大黄汤送下；疟疾，杏仁汤送下；赤痢，甘草汤送下；白痢、泄泻，姜汤送下；赤白痢，乌梅汤送下；头痛，川芎汤送下；霍乱，藿香汤送下；惊风，薄荷汤送下；胃气痛，艾醋汤送下；经水不调，丹参汤送下；小儿不能服药，研碎抹乳上食少半丸。

【功效与主治】伤寒感冒，胸膈臌胀，乳蛾，肿毒，大小便不通，疟疾，泄泻，赤白痢，头痛，霍乱，小儿惊风，胃气痛，妇女经水不调。

达生丹

【来源】《北京市中药成方选集》

【组成】当归三钱　青皮子三钱　阿胶三钱，炒珠　沉香三钱　山药三钱　川芎三钱　菟丝子三钱　熟地三钱　黄芩二钱　于术二钱　川贝母二钱　艾炭二钱　杜仲炭二钱　续断二钱　麦冬二钱　橘皮二钱　芥穗二钱　厚朴二钱，炙　枳壳二钱，炒　羌活一钱五分　生黄芪一钱五分　砂仁一钱五分　甘草一钱五分　木香一钱五分　人参六钱，去芦　茯苓四钱　杭芍四钱　鹿茸一两，去毛　龙涎香一钱　苏叶一钱

【用法】上为细末，炼蜜为丸，重二钱，蜡皮封固。每服二丸，温开水送下，日二次。

【功效】调经益气，养血安胎。

【主治】妇人气虚血亏，胎动不安，经期不准，胸满腹胀，腰疼腿酸。

大补经汤

【来源】《万病回春》卷六

【组成】当归六分，酒洗　白芍六分　香附六分　川芎五分　熟地黄五分　白

术四分，去芦　白茯苓四分　黄芪四分　陈皮四分　玄胡索四分　人参三分　砂仁三分　阿胶三分，炒　沉香三分，另研　小茴三分，酒炒　吴茱萸三分，炒　肉桂三分　粉甘三分，炙

【用法】加生姜、大枣，水煎服。

【功效与主治】妇人气血虚弱，血海寒冷，经水不调，或时心腹疼痛，或下白带如鱼脑髓，或似米泔色，错乱不分，信期每月淋沥不止，面色萎黄，四肢无力，头目眩晕，肌体羸瘦。

大补益摩膏

【来源】《圣济总录》卷八十九

【组成】木香一两　丁香一两　零陵香一两　附子一两，炮裂　沉香一两　吴茱萸一两　干姜一两，炮　舶上硫磺一两，研　桂一两，去粗皮　白矾一两，烧灰，研　麝香一分，研　腻粉一分，研

【用法】上十二味，捣箩八味为末，与四味研者和匀，炼蜜为丸，如鸡头子大。每先取生姜自然汁一合煎沸，投水一盏，药一丸同煎，良久化破，以指研之，就温室中蘸药摩腰上，药尽力度。仍加绵裹肚，系之，有顷腰上如火。久用之，血脉舒畅，容颜悦泽。

【功效与主治】五劳七伤，腰膝疼痛，鬓发早白，面色萎黄，水脏久冷，疝气下坠，耳聋眼暗，痔漏肠风；女人子脏久冷，头鬓疏薄，面生皯黯，风劳血气，产后诸疾，赤白带下。

大沉香圆

【来源】《太平惠民和剂局方》

【组成】天台乌药二斤半　白芷二斤半　甘松二斤半，洗，晒　甘草二斤半　姜黄二十两，去皮　檀香二十两　干姜二十两，炮　肉桂二十两，去粗皮　白豆蔻十两，去皮　沉香二十两　香附子五斤，去毛

【用法】上为末。炼蜜搜和，每一两作二十圆。每服一圆，嚼破，炒生姜盐汤下。元气发动，炒茴香热酒下，空心、食前服。

【功效与主治】一切冷气攻心腹刺痛，胸膈噎塞，呕吐痰水，噫气吞酸，口苦舌涩，不思饮食；膀胱、肾间冷气攻冲，腰背拘急，脐腹绞痛，手足逆冷，小便滑数。又治卒暴心痛，霍乱吐利，疝瘕气痛，妇人血气刺痛，并宜服之。

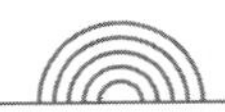

大活络丹

【来源】《兰台轨范》卷一引《圣济》

【组成】白花蛇二两　乌梢蛇二两　威灵仙二两　两头尖二两，俱酒浸　草乌二两　天麻二两，煨　全蝎二两，去毒　首乌二两，黑豆水浸　龟板二两，炙　麻黄二两　贯众二两　炙草二两　羌活二两　官桂二两　藿香二两　乌药二两　黄连二两　熟地二两　大黄二两，蒸　木香二两　沉香二两　细辛一两　赤芍一两　没药一两，去油，另研　丁香一两　乳香一两，去油，另研　僵蚕一两　天南星一两，姜制　青皮一两　骨碎补一两　白蔻一两　安息香一两，酒熬　黑附子一两，制　黄芩一两，蒸　茯苓一两　香附一两，酒浸，焙　元参一两　白术一两　防风二两半　葛根一两半　虎胫骨一两半，炙　当归一两半　血竭七钱，另研　地龙五钱，炙　犀角五钱　麝香五钱，另研　松脂五钱　牛黄一钱五分，另研　片脑一钱五分，另研

【用法】上药五十味，为末，蜜丸，如桂圆核大，金箔为衣。陈酒送下。

【功效与主治】中风瘫痪，痿痹痰厥，拘挛疼痛，痈疽流注，跌扑损伤，小儿惊痫，妇人停经。

大温经汤

【来源】《古今医鉴》卷十一

【组成】当归八分　白芍七分　川芎五分　熟地五分　人参五分　白术五分，土炒　茯苓五分　甘草三分　香附八分，童便制　陈皮四分，炒　砂仁四分，炒　小茴四分　沉香三分，另研　吴茱萸五分，炮　延胡索五分，炒　鹿茸五分，酒炙

【用法】上锉一剂，生姜煎服。汗出不止，加黄芪、炒酸枣仁各四分。潮热，加柴胡、黄芩各五分。咳嗽，加杏仁、桔梗、五味子、半夏。

【功效与主治】妇女气血虚弱，寒凝气滞，月经不调，赤白带下，食少肢倦。

大乌金丸

【来源】《朱氏集验方》卷十

【组成】当归一两　熟地黄一两　白芍药一两　川芎一两　附子一两　肉桂一两　沉香一两　延胡索半两　粉草半两　香附子半两　乳香半两　缩砂仁半两　败姜半两　白芷半两　蒲黄半两　姜黄半两　槟榔半两　白茯苓二两　丁香二两　白术二两

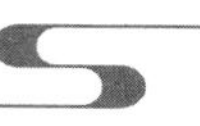

没药二钱　人参二钱

【用法】上为细末，酒糊为丸，如弹子大，百草霜为衣。每服一粒，当归酒下。

【功效与主治】妇人心腹刺痛，身体疼痛，产前恶心，产后恶露不下，疼痛不已。

大香甲散

【来源】《博济方》卷四

【组成】沉香半两　鳖甲半两　柴胡半两，去芦　人参半两　桔梗半两　茯苓半两，去皮　川芎半两　藿香叶半两　羌活半两　木香半两　陈橘皮半两，去白　牡丹皮半两　安息香半两　当归半两　厚朴半两，姜汁炙令香　京三棱半两，炮　官桂半两，去皮　附子半两，炮，去皮脐　牛膝半两，去苗　桃仁半两，汤浸，去皮尖　和皮大腹子一分

【用法】上为细末，每服二钱。水一盏，生姜、乌梅各少许，煎至八分，温服。余一半更加炒干漆一分、阿魏半分、赤芍药一分同为末，炼蜜丸如梧桐子大。空心，煎乌梅地黄汤下二三十丸，与散子相间服。

【功效】补血海，调气。

【主治】妇人血脏风虚冷气，肌肉黄瘦，饮食进退，经候不匀，心腹多胀，渐变如劳。

大效拱辰丸

【来源】《袖珍小儿方论》卷四

【组成】琥珀二钱　当归一两，酒浸　沉香一两　木香一两　官桂一两，各不见火　人参一两　苁蓉一两，酒浸　黄芪一两　川乌一只，炮，去皮脐　鹿茸一两，酥炙　乳香一两　没药一两　酸枣仁半两　鹿角霜半两　干姜半两　延胡索半两　柏子仁半两

【用法】上为细末，炼蜜为丸，如龙眼大。每服一丸，空心温酒化下。

【功效与主治】久服延年，精神充实，多子嗣。主治妇人血海虚冷，白带时下，脐腹刺痛。

丹鈆丹

【来源】《女科百问》卷上

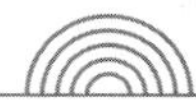

【组成】鹿茸一两　灵砂一两　白龙骨一两　川椒一两　阳起石一两　牡蛎粉一两　肉桂一两　肉苁蓉一两　石斛一两　川巴戟一两　木贼一两　泽泻一两　天雄一两，酒浸，炮　沉香一两　菟丝子一两，酒浸　腽肭脐一两　磁石半两，醋淬　麝香半两

【用法】每服一百丸，温酒或盐汤送下。

【功效与主治】妇人一切虚寒冷病。

丹砂沉香煎

【来源】《鸡峰普济方》卷九

【组成】沉香一两，为末，以蜜半斤，煎五至七沸　阿魏一分，以酒半升，研细，银器内熬尽　没药一两，为末，酒半升，慢火熬尽　巴豆一钱，去皮，研细，酒半升，煎十余沸　硇砂一两，以酒半升，研令化尽，上五味同合，慢火熬成膏　丹砂半两，细研　硫磺一两，滴雪水研一日　槟榔一两　木香一两　人参一两　胡椒一两　丁香半两　干姜三分　青橘皮一两　良姜一两，水煮五至七沸　桂一两

【用法】上为细末，入丹砂、硫磺再研令匀，以前膏为丸，如梧桐子大。每服二三丸，温橘皮汤送下；如心痛，嚼破温酒送下，不拘时候；妇人血气，当归酒送下。

【功效与主治】久积虚冷伏滞，及呼吸寒气膨胀，心腹暴痛，两胁刺痛，并妇人血气疼痛。

丹砂沉香丸

【来源】《圣济总录》卷一五六

【组成】丹砂一两，别研如粉　沉香一两，锉细　肉豆蔻一两，去壳　半夏一两，汤洗七遍，去滑，切作片子，焙　人参三分　丁香三分，微炒　白茯苓半两，去黑皮，锉　陈橘皮半两，汤浸去白，焙　甘草半两，炙　槟榔半两，锉

【用法】上药除丹砂外，捣箩为末，入丹砂研拌令匀，炼蜜为丸，如梧桐子大。每服十五丸，食前生姜汤送下。

【功效与主治】妊娠痰盛，膈脘满痞，不思饮食。

得命丹

【来源】《良朋汇集》卷五

【组成】沉香五分　木香五分　乳香五分　丁香五分　苦葶苈五分　牙皂三分，微焙

皂矾三分，生用　川芎五钱　巴豆四钱，去油，少带油性

【用法】上为细末，枣肉为丸，如豌豆大。每服一丸，生水送下。如药不受，呕出药来，再服一丸。大人壮者用大些丸，弱人小儿用小丸。

【功效与主治】无名肿毒，发背，痈疽，疔毒，恶疮，噎食转食，水蛊气蛊，心腹疼痛，大小便不通，胸胀胁满，水泻痢疾，天疮杨梅，风癣疥癞，肠风下血，男子五淋白浊，妇人赤白带下，风湿流往，并皆治之。

地黄饮

【来源】《圣济总录》卷一六三

【组成】熟干地黄一两，焙　当归一两，切，焙　人参一两　白术一两　白茯苓一两，去黑皮　乌药一两，锉　沉香一两，锉　青橘皮一两，汤浸，去白，焙　甘草一两，炙，锉　桂一两，去粗皮

【用法】每服五钱匕，水一盏半，加生姜三片，大枣二枚，擘破，同煎至八分，去滓温服，日三次，不拘时候。

【功效与主治】产后短气，呼吸促迫。

丁沉丸（一）

【来源】《博济方》卷二

【组成】丁香半两　沉香半两　木香半两　槟榔半两　白豆蔻半两　云南根半两　肉豆蔻半两，去皮　甘草半两，炙　青皮半两，去白　人参二两　茯苓二两　白术四两　官桂一分　丁香皮半两　诃子一两，去核　麝香一钱，研　玄参一两半　柳桂一分　干姜一分，炮　金钗石斛一两

【用法】上为细末，续入麝香，和匀，炼蜜为丸，如酸枣大。每服半丸或一丸，烂嚼，炒生姜，橘皮、盐汤送下，温酒亦可；妇人炒生姜、橘皮、醋汤送下。

【功效】理中。

【主治】脾胃一切气不和，吐逆，不思饮食，霍乱不止，心腹刺痛膨闷，胸膈噎塞，久积虚气，伤酒痰逆，妇人血气及月候不调。

丁沉丸（二）

【来源】《太平惠民和剂局方》卷三

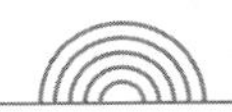

【组成】甘草五两，炙　青皮五两，去瓤，锉，炒　丁香五两　白豆蔻仁五两　沉香五两　木香五两　槟榔五两　肉豆蔻仁五两　白术四十两，锉，微炒　人参十两，去芦　茯苓十两，去皮　诃子十两，煨，取皮　肉桂二两半，去粗皮　干姜二两半，炮裂　麝香一两，别研

【用法】上为细末，入麝香令匀，炼蜜和圆，如酸枣大。每服一丸，细嚼，炒生姜、盐汤送下；温酒亦可，空腹时服。

【功效与主治】脾胃寒气上逆心腹，胁肋胀满刺痛，胸膈噎塞，痰逆恶心，噫气吞酸，不思饮食，呕吐不止，及翻胃嗝气，宿食留饮，心痛霍乱，妇人血气心腹疼痛。

夺命丸

【来源】《济阳纲目》卷七十二

【组成】沉香五分　广木香五分　乳香五分　丁香五分，微炒　苦葶苈五分　皂角三分　巴豆四钱，去皮，炒黄

【用法】先将上六味为细末，后将巴豆研细，同入一处再研匀，用熟枣肉为丸，如豌豆大，油单纸包裹。

【功效与主治】心痛或急心痛，或绞肠痧，或积聚不思饮食，或湿痛、冷痛；小儿咳嗽泻痢；妇人血块积聚。

二十四味建中汤

【来源】《简易方》引《卫生家宝》（见《医方类聚》卷一五〇）

【组成】黄芪二两，蜜炙　官桂二两　秦艽二两　肉豆蔻二两　煨柴胡二两　荆芥二两　白芷二两　川芎二两　鳖甲二两，醋炙　桔梗二两　当归一两　莪术一两，炮　麦门冬一两，去心　白芍药一两　人参一两，去芦　茯苓一两　甘草一两，炙　木香一两　酸枣仁一两，炒　海桐皮一两　枳壳一两，去瓤，煨　干地黄一两　沉香半两　槟榔半两

【用法】每二钱半，水一盏，加生姜三片，乌梅二个，煎至七分，温服。如觉脏腑冷，即空心热服，小便多，即食后、临卧时服。

【功效与主治】虚劳，体倦骨疼，羸瘦少力，心悸胸满，痞闷不食；妇人血气风劳，月水不调，不孕者。

二十四味万灵丸

【来源】《博济方》卷四

【组成】人参半两　茯苓三分，去皮　当归半两　官桂半两，去皮　白芷半两　细辛半两　木香半两　牛膝半两　寒水石半两　藁本半两　麻黄半两，去节　甘草半两，炙　兰香菜半两，如无菜，只用子亦得　防风　附子半两，炮　蝉蜕半两，去土　芍药三分　牡丹皮三分　马鸣退一两，炙　沉香一分　食茱萸一分

【用法】上为细末，炼蜜为丸，如弹子大。每日空心用酒化服一丸。若死在腹中，不过三丸，生下死胎；生衣不出，一丸便出；产后腹内绞痛，绕脐下如刀刺者，一丸便止；产前产后赤白痢，并带下及呕逆，心气烦满，服一丸立愈；如怀胎入产月，但一日一服，至生产时，不觉痛；产前伤寒中风，体如板者，用热煎麻黄汤送下一丸，立止。

【功效与主治】妇人产前产后诸疾，并三十六种冷血风气等病。

二益丹

【来源】《古今医鉴》卷十一引毛惟中方

【组成】木香　丁香　沉香　麝香　砂仁　肉果　草果　吴茱萸　官桂　桂心　肉桂　潮脑　当归　南星　附子　川椒　血竭　川乌　草乌　硫磺　甘松　三奈各等分

【用法】上为末，炼蜜为丸，金箔为衣，如棉花子大。每次一丸，送至阴内；行房后用之种子，一月见效。

【功效】暖子宫，种玉。

【主治】妇人带下，不孕。

肥气丸

【来源】《活人方》卷四

【组成】生半夏一两　人参五钱　白术五钱　川芎五钱　青皮五钱　沉香三钱　木香三钱　瓦楞子三钱，醋煅　白芥子一钱　广橘红一钱

【用法】每服二钱，午前午后白滚汤送下。

【功效与主治】积聚癥瘕。

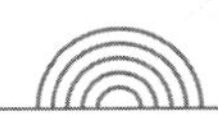

妇宝宁坤丸

【来源】《全国中药成药处方集》（杭州方）

【组成】吉林人参二钱　大熟地五钱　制香附五钱　紫苏叶二钱五分　大生地五钱　驴皮胶二钱五分　全当归五钱　广橘红五钱　川牛膝二钱　于术五钱　沉香一钱　川芎五钱　台乌药五钱　西砂仁一钱五分　炒黄芩五钱　西琥珀二钱五分　白茯苓五钱　广木香二钱五分　炙甘草一钱五分　东白芍五钱　益母草三两

【用法】各取净粉，用柏子仁一两，煎汤去滓，和炼白蜜为丸，每重三钱，蜡壳封固。每服一丸，开水化服。

【功效】调经种子，养血安胎。

【主治】妇人气血两亏，月经不调，崩漏带下，诸虚百损，久不受孕，一切胎前产后诸病。

妇科补益丸

【来源】《全国中药成药处方集》（南京方）

【组成】人参二两　生地一两二钱　制香附二两六钱　山楂肉八钱四分　黄芪一两三钱　淡黄芩一两五钱　沉香一两六钱　橘红一两六钱　益母草六钱四分　甘草三两二钱　白芍一两六钱　川羌活八钱四分　阿胶二两六钱　当归二两二钱　紫丹参四两二钱　大腹皮八两四钱　杜仲二两六钱　白茯苓六两四钱　怀山药四两二钱　白术八钱四分　菟丝子三两二钱　川芎二两四钱　血余八钱四分　川续断六钱四分　枳壳一两二钱　莲子六两四钱　川厚朴一两五钱　麦冬二两五钱　砂仁二两九钱　广木香八钱四分　苏叶二两五钱　琥珀八钱四分　淡苁蓉一两二钱　蕲艾六钱四分　川贝母二两

【用法】上为细末，以大腹皮煎汁和阿胶烊化，加炼蜜为丸，每粒潮重三钱，朱砂为衣，蜡壳封护。每服一粒，开水和服。

【功效与主治】益气养血调经。

妇科散瘀丸

【来源】《全国中药成药处方集》（沈阳方）

【组成】炙黄芪八两　川附子四两　桃仁四两　川芎二两　五灵脂四两　小茴三两四钱　炮姜三两四钱　郁金二两四钱　没药四两　当归四两　沉香二两四钱　白芍二两　藏红花四两　吴萸三两四钱　姜黄三两四钱　炙甘草二两六钱

【用法】上为极细末，炼蜜为丸，二钱重。每服一丸，黄酒送下。

【功效】通经化瘀，行血止痛。

【主治】产后恶露不尽，瘀血凝滞，癥瘕胀满，赶前错后，经闭不通，干血劳。

妇女香身丹

【来源】《全国中药成药处方集》（沈阳方）

【组成】沉香二钱　大黄二钱　藿香二钱　红花二钱　檀香二钱　青木香二钱　甘松二钱　细辛一钱　槟榔三钱　香附五钱　甘草一两　白芷一两　当归一两　麝香五钱　防风五钱　龙脑三分　公丁香四钱

【用法】上为极细末，炼蜜为丸，一钱重。每一丸，每日服三次，饭后二小时，白开水送下。

【功效与主治】腋臭狐臊，口臭气秽，白带白浊，恶气熏人。

干柿煎丸

【来源】《博济方》卷四

【组成】好干柿十个，去盖，细切　沉香一两，杵为末，用好酒三升，浸沉香，柿子两伏时，入银器中，文武火熬成膏，乳钵内研如糊，次入下诸药　禹余粮四两，紫色者，烧通赤，入头醋内淬十度，杵为末，研令细，入诸药内　白术一两　吴茱萸一两，汤浸一宿，去浮者，慢火炒　川乌头一两，酒浸一宿，炮裂，去皮脐　干姜半两，炮　地龙二两，捶碎，去土，于新瓦上，慢火炒令黄色　陈橘皮一两，去白

【用法】上为末，入前药膏，和令得所，入臼内，杵一二千下，取出为丸，如梧桐子大。每服十丸至十五丸，温酒送下；醋汤送下亦可。如患多倦少力，全不思食，粥饮送下，空心、食前服。

【功效与主治】妇人冲任久虚，下漏不时，连年未止，变生多病，夜有盗汗，咳嗽痰涎，头顶多痛，百节酸痛，血海虚冷，脐腹刺疼，不吃饮食，日渐瘦弱，怀妊不牢，或无娠孕，赤白带下。

拱辰丹

【来源】《魏氏家藏方》卷十

【组成】鹿茸一两，燎，去毛，酥炙　当归一两，去芦，酒浸　山茱萸一两，去核

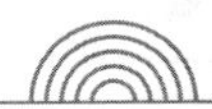

附子一两，炮，去皮脐　沉香二钱，不见火

【用法】每服五十丸，空心温酒、盐汤任下。

【功效与主治】温暖子宫，久服能令有孕。

广嗣丸

【来源】《增补内经拾遗方论》卷四

【组成】沉香一钱　丁香一钱　茱萸一钱　官桂一钱　白及一钱　蛇床子二钱　木鳖子二钱　杏仁二钱　砂仁二钱　细辛二钱

【用法】炼蜜为丸，如绿豆大。

【功效与主治】妊娠胞络阻绝，九月而瘖。

滚痰丸

【来源】《玉机微义》卷四引《养生主论》

【组成】大黄八两，酒蒸　片黄芩八两，酒洗净　沉香五钱　礞石一两，捶碎，入小砂罐内，及稍盖之，盐泥固济，晒干，火煅红，候冷取出　一方加朱砂二两研为细末为衣

【用法】上为细末，水丸梧桐子大。每服四十至五十丸，临卧用茶清或温水送下，量虚实加减服。

【功效】降火逐痰。

【主治】实热老痰，发为癫狂惊悸，或怔忡昏迷，或咳喘痰稠，或痰闭子宫不孕，大便秘结，舌苔黄厚而腻，脉滑数有力者。现用于精神病、癫痫身体壮实者。

【方解】方中礞石驱逐顽痰，力甚猛峻；大黄荡涤陈积，开下行之路，黄芩清上焦之火，消除成痰之因，二味用量独重，有正本清源之意；沉香调达气机，为诸药之开导。四药共奏降火逐痰之效。

河车种玉丸

【来源】《景岳全书》卷六十一

【组成】紫河车一具，只要母气壮盛，厚大新鲜者，但去胞内瘀血，不必挑去鲜红血脉，以米泔水洗净，用布绞干，石臼内生杵如糊，用山药末四五两收干，捻为薄饼八九个，于砂锅内焙干，以香如肉脯为妙　大熟地八两，酒洗，烘干　枸杞五两，烘干　白茯苓四两，人乳拌，晒三次　归身四两，酒洗　人参四两　菟丝四两，制　阿胶四两，炒珠

丹皮二两，酒洗　白薇二两，酒洗　沉香一两　桂心三两　山茱萸三两　香附三两，米用酒半碗，醋半碗，水半碗，浸三日，晒干略烘　大川芎二两，酒浸，切片，晒干

【用法】炼蜜为丸，如梧桐子大。每服百余丸，空心或酒、或白汤、盐汤任下。如带浊多者，加赤白石脂各二两，须以清米泔飞过用。服药后忌生萝卜、生藕、葱、蒜、绿豆粉之类。

【功效与主治】令人孕育。

黑金丸

【来源】《圣济总录》卷七十二

【组成】沉香半两，锉　附子半两，炮裂，去皮脐　木香一分　青橘皮一分，汤浸，去白，焙　干姜一分，炮　细墨一分，烧红，醋研　京三棱一分，煨，锉　蓬莪术一分，煨，锉　桂一分，去粗皮　大黄半分，锉　干漆半分，炒烟出　麝香半分，研　硇砂一两研，水飞

【用法】上为末，将京三棱、蓬莪术、大黄、硇砂四味，用米醋煮烂，研作糊，入众药末为丸，如梧桐子大。每服十丸至十五丸，姜汤下不拘时。

【功效与主治】癥瘕癖聚，一切血结刺痛。

黑锡丹（一）

【来源】《太平惠民和剂局方》

【组成】沉香一两，镑　附子一两，炮，去皮，脐　葫芦巴一两，酒浸，炒　阳起石一两，研细水飞　茴香一两，舶上者，炒　破故纸一两，酒浸，炒　肉豆蔻一两，面裹，煨　金铃子一两，蒸，去皮、核　木香一两　肉桂半两，去皮　黑锡二两，去滓称　硫磺二两，透明者结砂子

【用法】上用黑盏，或新铁铫内，如常法结黑锡、硫磺砂子，地上出火毒，研令极细，余药并杵箩为细末，都一处和匀入研，自朝至暮，以黑光色为度，酒糊圆如梧桐子大。阴干，入布袋内，擦令光莹。每服三四十粒，空心姜盐汤或枣汤下，妇人艾醋汤下。

【功效与主治】脾元久冷，上实下虚，胸中痰饮，或上攻头目彻痛，目瞪昏眩，及奔豚气上冲，胸腹连两胁，膨胀刺痛不可忍，气欲绝者；及阴阳气上下不升降，饮食不进，面黄羸瘦，肢体浮肿，五种水气，脚气上攻；及牙龈肿痛，满口生疮，齿欲落者，兼治脾寒心痛，冷汗不止；或卒暴中风，痰潮上

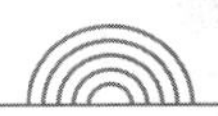

膈，言语艰涩，神昏气乱，喉中痰响，状似瘫痪，曾用风药吊吐不出者，宜用此药百粒，煎姜枣汤灌之，压下风涎，即时苏省，风涎自利。或触冒寒邪，霍乱吐泻，手足逆冷，唇口青黑；及男子阳痿，脚膝酸软，行步乏力，脐腹虚鸣，大便久滑；及妇人血海久冷，白带自下，岁久无子，血气攻注头面四肢，并宜服之。兼疗膈胃烦壅，痰饮虚喘，百药不愈者。

黑锡丹（二）

【来源】《朱氏集验方》卷八

【组成】黑锡二两，洗，熔，去渣　硫磺二两，透明者，结砂子　附子二两　破故纸一两半，酒浸，炒　肉豆蔻一两半，面裹煨　茴香一两半，炒　金铃子一两半，蒸熟，去皮核　木香一两　沉香一两

【用法】上用新铁铫内，如常法结黑锡、硫磺砂子，地上出火毒，自朝至暮，研令极细，余药并杵箩为细末，一处和停入研，酒糊为丸，如梧桐子大，阴干，入布袋内擦令光莹。每服五十至七十丸，空心姜盐汤或枣汤送下；妇人艾醋汤下；如一切冷疾，盐酒、盐汤空心下三十至四十丸；急用，枣汤吞一百至两百粒，即便回阳。

【功效与主治】调治荣卫，升降阴阳，补损益虚，回阳返阴。主治丈夫元脏虚冷，真阳不固，三焦不和，上热下冷，耳内虚鸣，腰背疼痛，心气虚乏，饮食无味，膀胱久冷，夜多小便；妇人月事愆期，血海久冷，恶露不止，赤白带下；及阴毒伤寒，四肢厥冷，不省人事。

黑锡丸

【来源】《普济本事方》卷二

【组成】黑铅三两　硫磺三两，谓如硫磺与黑铅各用三两，即以黑铅约八两，铫内熔化，去滓，尽倾净地上，再于铫内熔，以皮纸五重，撮四角如箱模样，倾黑铅在内，揉取细者于绢上箩过，大抵即损绢，须连纸放地上，令稍温，纸焦易之，下者居上，将粗铅再熔，再揉再箩，取细者尽为度，称重三两，即以好硫磺三两，研细拌铅砂令匀，于铫内用铁匙不住搅，须文武火不紧不慢，俟相乳入，倾在净砖上　葫芦巴一两，微炒　破故纸一两，炒香　川楝肉一两，去核，微炒　肉豆蔻一两　巴戟半两，去心　木香半两　沉香半两

【用法】上将砂子研细，余药末研匀入碾，自朝至暮，以黑光色为度，酒糊为丸，如梧桐子大，阴干，布袋内擦令光莹。急用，枣汤吞一二百丸；一切

冷疾，盐酒、盐汤空心吞下三四十丸；妇人，艾醋汤下。

【功效与主治】调治荣卫，升降阴阳，安和五脏，洒陈六腑，补损益虚，回阳返阴。主治丈夫元脏虚冷，真阳不固，三焦不和，上热下冷，夜梦交合，觉来盗汗，面无精光，肌体燥涩，耳内虚鸣，腰背疼痛，心气虚乏，精神不宁，饮食无味，日渐瘦悴，膀胱久冷，夜多小便；妇人月事愆期，血海久冷，恶露不止，赤白带下；及阴毒伤寒，面青舌卷，阴缩难言，四肢厥冷，不省人事。

琥珀丸（一）

【来源】《太平惠民和剂局方》卷九

【组成】琥珀半两，研　辰砂半两，别研　沉香半两　阿胶半两，碎，炒　肉桂半两，去粗皮　石斛半两，去根　附子半两，炮，去皮脐　五味子半两，拣净　川芎半两　牛膝三分，去苗，酒浸一宿　当归三分，去苗，炒　肉苁蓉三分，切，酒浸一宿，焙　人参三分　续断三分　没药三分，研　熟干地黄一分　木香一分

【用法】上为细末，炼蜜和丸，如弹子大。每服一丸，空心，暖酒调下，午晚食前再服，能生精血，去恶血。若人腹胁疼痛，绕脐如刀刺，及呕逆上气筑心，痰毒不思饮食，用姜汁少许和酒服。诸痢及赤白带，血冷崩中下血，漏胎下血，用生姜与艾（锉，炒，令赤色），入酒同煎数沸，去渣调服。泄泻不止，陈米饮服。涩尿诸淋，煎通草、灯心汤服。血晕不知人，煎当归酒调服。上热下冷，浓煎人参汤服。遍身虚肿水气，煎赤小豆汤服。产内二毒伤寒，及中风角弓反张，身如板硬，煎麻黄汤服，使被盖出汗。月经不通，或间杂五色，频并而下，断续不止，饮食无味，肌肤瘦劣，面赤唇焦，乍寒乍热，四肢烦疼，五心燥热，遍身黑皯血斑，赤肿走注，及血风劳伤无力，用童子小便入姜汁少许调服。常服以小便为妙，若恐恶心，和以半酒。如怀胎人，于难月一日一服，至产下不觉疼痛。或病患服至五服、十服，日倍饮食，是药功效矣。其功不能具载，略述急用汤使于前。

【功效】生精血，去恶血。

【主治】妇人或老、或少，产前、产后百病，及疗三十六种血冷，七疝八瘕，心腹刺痛，卒中瘫痪，半身不遂，八风，十二痹等，手足酸疼，乳中毒结瘀血，怀胎惊动，伤犯不安，死胎不出，并衣不下，并宜服之。

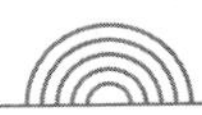

琥珀丸（二）

【来源】《郑氏家传女科万金方》卷四

【组成】琥珀五钱　乳香五钱　木香五钱　南星五钱　川乌五钱　当归五钱　沉香五钱　丁香五钱　檀香五钱　全蝎五钱　僵蚕五钱　天麻五钱　赤石脂五钱　延胡索五钱　五灵脂五钱　麝香二钱　辰砂二钱

【用法】上为末，同糯米糊为丸，如龙眼肉大，辰砂为衣。每服作四五次，姜汤送下。新产血晕，不省人事，先用韭菜一握、切碎，以有嘴瓷瓶盛之，将米醋煮数沸沃之，以瓶口封没，将小嘴向产母鼻孔，令醋气透入即醒，急与琥珀丸即愈。

【功效与主治】产后气虚恶食，胸闷腹胀，脾胃不和，寒热，夜睡多惊，昏眩泄泻；及新产血晕，不省人事。

琥珀滋生丸

【来源】《惠直堂经验方》卷四

【组成】琥珀一两，醋炒，灯草同研　阿胶一两，炒成珠　五味子五钱　附子一两，制　半夏五钱　肉桂五钱，去粗皮　沉香五钱，不见火　川芎五钱　桑寄生一两　当归一两　肉苁蓉一两　人参一两　续断一两　熟地一两　没药一两，炙　木香一两，不见火　延胡索一两　乳香一两，炙　牛黄三钱　朱砂一两，为衣

【用法】上为细末。先将益母草八两揉碎，加水十碗，熬成一半，去滓，慢火熬成膏，和药末，少加老蜜，捣千余下，分为百份，每丸重一钱四分，朱砂为衣，阴干，再晒极干，黄蜡为壳。每服一丸。脑胁疼痛，绕脐腹痛，及呕逆上气，筑心痰喘，不进饮食，用姜汁少许，和酒化服；诸色痢疾，及赤白带下，血冷血崩，漏胎下血，用生姜、艾叶炒令黑色，酒煎数沸，调服；泄泻不止，陈米饮调服；尿涩诸淋，通草、灯心汤送下；血晕不知人事，童便调灌半丸，醒后当归汤服一二丸；上热下冷，人参汤服；遍身虚肿水气，赤小豆汤调服；产内二毒伤寒及中风角弓反张，麻黄汤调服，被盖出汗；月经不通，或间杂五色，频频而下，断续不止，饮食无味，肌瘦面赤，唇焦，乍寒乍热，四肢频痛，五心烦热，黑皯血斑，赤肿走注，血风劳伤，并用童便入姜汁少许服；临产，服一丸，用酒送下，易产；常服，以童便加酒一半，免恶心；怀胎临月，一日一服，至产下，不觉疼痛，或服至十日，饮食倍增。

【功效与主治】妇人胎前产后百病。胸胁疼痛，绕脐腹痛，呕逆上气，筑心痰喘，不进饮食；诸色痢疾，及赤白带下，血冷血崩，漏胎下血；泄泻不止；尿涩诸淋；血晕不知人事；上热下冷；遍身虚肿水气；产内二毒伤寒及中风角弓反张；月经不通，或间杂五色，频频而下，断续不止，饮食无味，肌瘦面赤，唇焦，乍寒乍热，四肢频痛，五心烦热，黑鼾血斑，赤肿走注，血风劳伤。

华山五子丹

【来源】《鲁府禁方》卷一

【组成】当归二两　川芎二两　生地黄二两　熟地黄二两　川乌二两，煨，去皮　白术二两　苍术二两，酒浸三日，焙干　甘松二两　益智仁二两　五灵脂二两　桔梗二两　人参二两　白茯苓二两　白豆蔻二两　天麻一两　陈皮一两　麻黄一两　滑石一两　川椒一两　甘草一两　白芷一两　木香二钱半　丁香二钱半　沉香二钱半　乳香二钱半　没药二钱半　牛黄二钱半

【用法】每服一丸，细嚼，茶酒米汤任下。

【功效与主治】生精补髓，安五脏，定魂魄，补下元，治虚损，壮精神，补血气，和容颜。主左瘫右痪，遍身疼痛，三十六种风，二十四般气，腹胀咳嗽。气急伤风，痔漏，手足顽麻，遍身疮痒疹癞，五般痢疾，并血气风血晕血崩积聚，赤白带下。

回生丸

【来源】《幼幼新书》卷十三引《保生信效方》

【组成】麻黄去根节，秤　桑根白皮一斤锉，须土下者，自采为佳　续随子四两　白药子三两，为粗末　上四味，用河水五石先浸一宿，于大釜器中旋旋添浸药，慢火熬，以麻黄心黑，水只有二三斗为度，取出滓，用来生绢袋滤过，再入银，石器或砂器内熬成膏　没药二两，研　透明乳香二两，水中坐乳钵研之　桔梗二两　白芷二两　钟乳二两，研五日，极细入内　当归二两，去芦头，汤急洗过，切，焙干　人参半两　木香半两　白茯苓二两，去皮　沉香一两　苦参六两

【用法】上十一味为末，研匀细，以麻黄膏和丸，如弹子大，须腊月合。每服一丸，百沸汤半盏化下，觉怔忡肉瞤汗出是效。常以零陵香、白芷为末养此药。

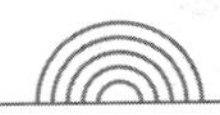

【功效与主治】伤寒八九日，汗不出，及日数多，沉重，精神不与人相当，汗欲出不出，危殆者；伤寒坏病，手足筋挛，筋受寒邪而厥冷；及高年人虚劳烦喘；妇人经水不匀，气血虚劣；破伤风，痰嗽，肺萎，盗汗，寒热，身痛，小儿郁瞀，昏迷瘛疭。

回阳小浴法

【来源】《类证普济本事方续集》卷一

【组成】川乌　沉香　紫霄花　蒺藜　蛇床子酒浸　菟丝子各等分

【用法】上为末，冷热水如圆，如弹子大。每用一圆，汤三大碗，椒二合，葱二握，用阔口瓶同煎二碗，去葱跟椒，安身于瓶口上熏。如入得手则浴之，冷便止。女人赤白带下者，依此熏之，留取药，得三次温过熏洗，妙。

【功效与主治】妇人赤白带下。

活血逐瘀汤

【来源】《赵炳南临床经验集》

【组成】丹参五钱至一两　乌药二至四钱　白僵蚕二至四钱　三棱三至五钱　莪术三至五钱　白芥子三至五钱　厚朴二至四钱　橘红三至五钱　土贝母三至五钱　沉香五分至一钱

【用法】水煎服。

【功效】活血逐瘀，软坚内消。

【主治】腹部包块（癥瘕）、乳房纤维瘤，体表小肿物或寒性脓肿，关节肿胀（鹤膝风）等。

积块丸

【来源】《赤水玄珠》卷五

【组成】京三棱二钱　莪术二钱，各用醋煨　自然铜二钱　蛇含石二钱，各烧红，醋淬七次　雄黄一钱二分　蜈蚣一钱二分，全用，焙燥　辰砂八分　木香一钱半　铁华粉一钱，用糯米醋炒　芦荟四钱　天竺黄四钱　阿魏四钱　全蝎四钱，洗，全用，焙干　沉香八分　冰片五分

【用法】上药研为极细末，用雄猪胆汁（黑狗胆汁尤妙）炼为丸，如梧桐子大。或服七八分，重者一钱五，更酒送下，块消即止，不必尽剂。

【功效】攻积杀虫。

【主治】治癥瘕积聚痞块，腹中饱胀，或虫积疼痛。

加味橘核丸

【来源】《医方简义》卷五

【组成】橘核二两，盐，酒炒　小茴香一两　川楝子一两，煨，去核　桃仁一两，光炒　山楂一两，炒　香附一两，醋炒　红花五钱　琥珀五钱　椒目三钱　天仙藤三钱　沉香二钱　神曲四两

【用法】以米饮为丸。如绿豆大。每服四五十丸，温酒送下。女子用红花一钱，泡汤送下。

【功效与主治】七疝八瘕。

家传秘结祛痛散

【来源】《保命歌括》卷三十

【组成】青皮二钱，去白　灵脂二钱，研飞，去砂土　川楝子肉二钱　穿山甲二钱，土拌炒　良姜一钱五分，香油炒　玄胡索一钱五分　没药一钱五分　沉香一钱　八角茴香二钱　槟榔一钱五分　木香一钱二分　砂仁少许

【用法】上㕮咀，为粗末，用木鳖（去壳、切片）一钱二分，同药炒至香焦，去木鳖不用，研为细末。

【功效与主治】诸般心气疼痛，气滞不行，攻刺心腹，痛连胸胁，小肠吊疝，及妇人血气刺痛。

家传胎产金丹

【来源】《胎产心法》卷中

【组成】当归二两，酒洗　丹皮二两，水洗，晒干，勿见火　蕲艾二两，醋煮　延胡索二两，酒拌，炒干　川芎二两　益母草二两，上头半截，童便浸，晒干　青蒿二两　白薇二两，洗净，人乳拌　人参二两　赤石脂二两，火煅，水飞亦可　白茯苓二两　川藁本二两，洗净　白术二两，土炒　生地四两，酒洗，煮，不犯铁器　鳖甲四两，醋炙　香附四两，醋、酒、盐、童便各浸一两　桂心一两二钱　没药一两二钱，去油　粉草一两二钱，酒炒　北五味一两，去梗，焙　沉香六钱

【用法】上为细末，用新鲜头生男胎紫河车一具，长流水浸半日，洗净，

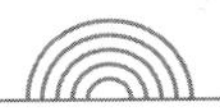

放入黑铅罐内，再将黄柏四两放河车底下，加白酒酿二斤，清水二碗，灌满铅罐，以铅化封口，再以铁锅盛水，将铅罐悬在锅内，煮二日夜为度，取出捣烂，和入药内，拌匀晒干，再研为末，炼蜜为丸，如弹子大，每丸重三钱五分，水飞朱砂为衣，再以黄蜡为皮，如蜡丸式收贮。妇人临产，每服一丸，米汤化下；产下，每服一丸，童便好酒送下；产后，每服一丸；行经后，每服一丸，川芎当归汤送下；苦于小产者，胎动欲产，每服一丸，白滚汤送下，每月常服二三丸；产后血崩，童便好酒送服一丸；产后血晕，当归川芎汤送服一丸；产后惊风，防风汤送服一丸；儿枕痛者，山楂黑砂糖汤送服一丸；胞衣不下，干姜炒黑煎汤服一丸；产后虚怯者，川芎当归汤每日送服一丸。凡产后诸证，俱加好酒、童便服。

【功效】种子安胎。

【主治】妇人经水不调，诸虚百损，及胎前产后诸证。

家秘祛痛散

【来源】《仁斋直指方论》卷六

【组成】青皮二钱，去瓤　五灵脂二钱，研飞，去砂净　川楝子二钱　川山甲二钱　良姜一钱五分，香油炒　延胡索一钱五分　没药一钱五分　沉香一钱　八角茴香二钱　槟榔一钱五分　木香一钱二分　砂仁少许

【用法】上㕮咀为粗末，用去壳木鳖子一钱二分锉片，同前药炒令焦香，去木鳖子不用，共为末。每服一钱，加盐一星，用酒或滚水送下。

【功效与主治】诸般心气疼痛，气滞不行，攻刺心腹，痛连胸胁，小肠吊疝，及妇人血气刺痛。

椒红圆

【来源】《太平惠民和剂局方》

【组成】沉香一两　莪术一两　诃黎勒一两，煨，去核　椒红，微炒，出汗　当归一两，去芦，酒浸，微炒　附子一两炮，去皮，脐　白术一两　麝香一分，别研　丁香　肉豆蔻半两，炮　高良姜半两，去芦，麻油炒

【用法】上为细末，入麝香匀，酒煮面糊圆，如梧桐子大。每服三十圆，用温酒下，空心，食前。

【功效与主治】妇人血气不调，脏脏怯弱，风冷邪气乘虚客搏，脐腹冷疼，

胁肋时胀，面色萎黄，肌体羸瘦，怠惰嗜卧，不思饮食。

解毒槟榔丸

【来源】《普济方》卷一六九

【组成】槟榔一两　黄连一两　青皮一两　陈皮一两，去白　木香一两　沉香一两　巴戟一两，酒浸，去心　当归一两　枳壳一两，炮，去瓤　香附子一两，炒　甘草一两，去皮炙　大黄一两　黄柏三两　牵牛头末四两

【用法】上为细末，滴水为丸，如梧桐子大。每服三十丸，或四十至五十丸；调血脉，每服五十丸，生姜汤送下，温酒亦可，食后食前，量病上下。急宜多服，速利三五行为妙。

【功效】抑上奉下，壮阳，强筋骨，添髓，起阳道，益子精，益寿。

【主治】流湿润燥，推陈致新，滋阴阳，散郁结，活气血，发痛消痒，调血脉。主治心火有余，肾水不足，上实下虚，呕吐酸水，痰涎不利，大便脓血闭涩，风壅精热，口苦烦躁，涕唾稠，咳嗽，血溺血崩，腹胀气满，手足痿弱，四肢无力，面色萎黄；及酒疸食黄，宿食不消，口苦生疮，骨蒸肺萎，寒热往来；疟疾，肠风，痔漏，癥瘕血积，成块硬积，诸恶疮疔肿，背疔疽疮；四方人不服水土，伤寒结胸；妇人赤白带下，血崩漏不止，血胎艰难。

金丹丸

【来源】《良方合璧》卷上

【组成】乳香　麝香　雄黄　朱砂　巴豆　牙皂　沉香　官桂　大黄　川乌　良姜　细辛　硼砂各等分

【用法】上为细末，用小红枣肉为丸，如黄豆大。用时以新棉花包塞鼻内，男左女右。

【功效与主治】一切风邪伤寒，头痛；心中刺痛，绞肠痧痛，赤白带下；水泻痢疾，牙痛等。

金衣八宝坤顺丹

【来源】《全国中药成药处方集》（青岛方）

【组成】益母草九斤六两　川芎一斤九两　白术十二两五钱　当归一斤九两　熟地一斤九两　紫苏叶十二两五钱　生地一斤九两　茯苓一斤九两　木香十二两五钱

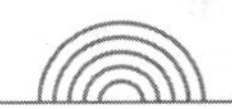

香附一斤九两，醋炒　黄芩一斤九两　阿胶十二两五钱　橘红一斤九两　怀牛膝一斤九两　甘草十二两五钱　沉香一斤九两　白芍一斤九两　琥珀十二两五钱　乌药一斤九两　人参十两　砂仁十二两五钱

【用法】上为细末，炼蜜为丸，重二钱五，赤金为衣。每服二丸，日服二次，温开水送下。

【功效与主治】经血不调，腰酸腹痛，赤白带下，产后血瘀。

救坤丹

【来源】《北京市中药成方选集》

【组成】白芍五钱　川芎五钱　生地五钱　熟地五钱　当归五钱　黄芩五钱　茯苓五钱　乌药五钱　橘红五钱　阿胶四钱，炒珠　苏叶四钱　砂仁四钱　香附四钱，炙　白术四钱，炒　琥珀四钱　人参四钱，去芦　木香一钱　沉香一钱　川牛膝二钱　甘草二钱　益母草二两

【用法】上为细末，炼蜜为丸，重二钱，蜡封固。每服二丸，一日二次，温开水送下。

【功效】益气和营，调经养血。

【主治】妇女月经不调，忽多忽少，行经腹痛，崩漏带下。

聚宝养气丹

【来源】《朱氏集验方》卷八

【组成】代赭石二两　紫石英二两　赤石脂二两　禹余粮二两，醋淬，水飞过，搜作锭子，候十分干，入砂盒内养火三日，罐子埋地中一宿，出火毒，入后药　阳起石半两，煅　肉豆蔻半两，面包，煨　鹿茸半两，酒炙　破故纸半两，酒炒　钟乳粉半两　五灵脂半两，酒研　茴香半两，酒炒　柏子仁半两　当归半两，酒浸，炙　远志半两，去心，酒炒　没药半两，别研　白茯苓半两　附子半两，炮　天雄半两，炮　胡椒半两　沉香半两　丁香半两　木香半两　乳香半两　黄芪半两，蜜炙　山药半两　苁蓉半两，焙　肉桂半两　巴戟半两　血竭三钱　琥珀三钱　朱砂三钱　麝香三钱

【用法】每服三十丸，空心人参煎汤或枣汤下；妇人醋汤下。

【功效与主治】诸虚不足，气血怯弱，头目昏晕，肢节倦怠，心志昏愦，夜梦失精，小便滑数，脾胃气虚；又治诸风瘫痪，半身不遂，语言謇涩，肢体重痛，寒湿气痹；或久寒宿冷泄泻，发疟寒热，下痢赤白，及肠风，痔瘘，下

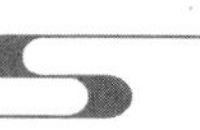

血不止；妇人子宫久冷，崩漏，带下五色，月候不调，腹胁刺痛，血下瘕血闭，羸瘦乏力。

宽胀散

【来源】《疡医大全》卷二十四

【组成】槟榔一钱　官桂一钱　木香一钱　大腹皮一钱　沉香一钱　青皮一钱　香附一钱五分　小茴香一钱五分

【用法】生姜一钱为引，水煎，去滓温服。

【功效与主治】妇人阴疝。

坤顺丹

【来源】《痘疹一贯》卷六

【组成】益母草三两，连花、子，忌铁　全当归五钱，酒炒，忌铁　南白芍五钱，酒炒　条芩五钱，酒炒　白术五钱，土炒　白茯苓五钱，生用　大生地五钱，姜炒　大熟地五钱，姜炒　香附五钱，童便、盐水浸，晒，微炒　广木香一钱五分，生　川芎五钱　砂仁二钱五分，炒　广橘红五钱，盐水拌　甘草二钱五分，生　乌药五钱，生　人参三钱，加倍更妙　真阿胶二钱五分，蛤粉炒成珠　全紫苏二钱五分，去根，生用　川牛膝二钱　琥珀二钱五分，加倍妙，柏子并煮干，去柏子　沉香五钱

【用法】上药各为细末，兑匀分两，和一处，炼白蜜为丸，重二钱，真飞金为衣。大病服半料痊愈，小恙三至五丸愈；常堕胎者，更宜修合此丸，保全无恙。服者照后引：喘嗽，杏仁、桑皮汤送下；咳嗽，款冬花、川贝母煎汤送下；呕吐，生姜汤送下；气急，苏子汤送下；泄泻，米汤送下；遍身虚肿，赤小豆汤送下；黄肿，灯心、木通汤送下；心虚，麦冬、当归汤送下；遍身酸疼，米汤送下；乳疼，蒲公英、金银花汤送下；经水不调，当归、地黄汤送下；便后带红，川连、生地汤送下；气抢，木香汤送下；赤白痢，诃子、肉豆蔻、莲肉汤送下；大便秘结，陈皮汤送下；小便不利，木通、灯心汤送下；赤白带，阿胶、艾叶汤送下；经闭结，桃仁、红花、连翘汤送下；行经身腰疼痛，防风、羌活汤送下；胎动不安、下血，阿胶汤送下；求嗣，归身、白术、白芍汤送下；横逆难产，冬葵子汤送下；胎前脐腹刺痛，胎动不安、下血，糯米汤送下；临产五至六日前，每日服一丸，或滚白水、或糯米酒送下，胎后诸病不生；产后不进饮食，南山楂、麦芽汤送下；产后大便秘结，郁李仁汤送

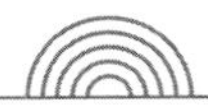

下；产后败血上冲心腹，发寒热，或自汗，薄荷、苏叶汤和童便、糯米酒送下；产后中风，牙关紧闭、半身不遂、失音不语，童便、糯米酒送下；产后血崩轻者，用糯米汤送下，如涌不止，荆芥、蒲黄汤送下；产后除引子外，一切恶症，童便、糯米酒送下，京师老酒亦可；胎前及养身常服，滚白水送下。凡引子内药味，有一味用六分，二味各三分，三味各二分，水一盅，煎六分，化丸药服。

【功效与主治】妇人胎前产后，诸虚百损，时疾。

灵砂固本丸

【来源】《普济方》卷二二二引《德生堂方》

【组成】沉香一两　木香一两　葫芦巴一两，酒浸　小茴香一两，炒　川楝肉一两，炒　八角茴香一两，炒　菟丝子一两，酒浸　巴戟一两，去心，酒浸　牛膝一两，酒浸　杜仲一两，炒　钟乳粉一两，另研　续断一两，酒浸　交趾桂一两　鹿茸一两，去皮生用　山药一两　破故纸一两，酒浸　肉豆蔻一两，煨，别研　阳起石一两，水飞　灵砂一两　黑锡丹头二两，与灵砂先研极细，又入前药再碾

【用法】上为细末，酒糊为丸，如梧桐子大。每服三十丸，渐加至五十丸，空心煞人参汤、枣汤送下，于物压之。妇人同。

【功效】夺阴阳造化之功，济心肾安养之妙。

【主治】真阳虚损，精髓耗伤，肾气不足，面黑耳焦；下虚上盛，头目昏眩，心腹疼痛，翻胃吐逆，劳汗水气，盗汗，喘满，全不思饮食；妇人血气，子宫久冷，崩中漏下。

绫锦养脾丸

【来源】《御药院方》卷四

【组成】木香一钱一字　丁香一钱一字　沉香一钱一字　红豆一钱一字　大椒一钱一字　官桂一钱一字，去粗皮　附子一钱一字，炮裂，去皮脐　肉豆蔻二钱半　白豆蔻二钱半，去皮　荜澄茄二钱半　川姜二钱半，炮裂　荜茇二钱半　甘草二钱半，锉，炙黄　人参二钱半，去芦头　白茯苓二钱半，去皮　白术二钱半　陈皮二钱半，去白　神曲二钱半，打碎，微炒　麦糵二钱半，炒黄　缩砂仁二钱半　诃子肉二钱半　良姜六钱一字，锉，炒　厚朴六钱一字，去粗皮，生姜制　破故纸六钱一字，微炒

【用法】上为细末，炼蜜为丸，每两作六丸。此药虽有三至五味辛热药，

炼蜜合和，成约四两半药，并炼净熟蜜约四两半，计九两分作五十四丸，每一丸重一钱六分有余。每服一丸，空心、食前沸汤磨化下。

【功效】大补脾胃，极进饮食，调顺三焦，保养荣卫。

【主治】脾肾俱虚，冷气攻刺心胸腹胁，小肚疼痛，呕逆痰水。口苦，噫气吞酸，及膀胱冷气奔冲，腰背脐腹绞痛。手足微冷，小便频数。又治卒暴心疼，霍乱吐逆。妇人血气癥瘕，心腹刺痛。

鲁府遇仙传种子药酒

【来源】《寿世保元》卷七

【组成】白茯苓一斤，去皮，净　大红枣半斤，煮，去皮，核，取肉　胡桃肉六两，去壳，泡，去粗皮　白蜂蜜六斤，入锅熬滚，入前三味调匀，再用微火熬膏倾入瓷坛内，又加　南烧酒二十斤　糯米白酒十斤，入密坛内　绵黄芪蜜炙　人参　白术去芦　当归　川芎　白芍炒　生地黄　熟地黄　小茴香　覆盆子　陈皮　沉香　木香　甘枸杞子　官桂　砂仁　甘草　乳香　没药　北五味子

【用法】每日早、午、晚三时，男女各饮数杯，勿使大醉。

【功效】补虚益气，滋阴降火，保元调经，填精壮骨。

【主治】诸脏衰弱，久不生育者。

鹿胎冷香丸

【来源】《全国中药成药处方集》（兰州方）

【组成】鹿胎一具　鹿茸一两　党参四两　琥珀五钱　藏红花五钱　柴胡一两七钱　白芍三两　坤草八两　石脂二两　白蔹二两　川芎八钱　益智一两五钱　玄胡一两五钱　元肉三两　薄荷八钱　鳖甲三两　香附三两　牡蛎二两　当归三两　桃仁一两　甘草二两　菊花炭二两　金铃子五钱　乌梅炭二两　角霜四钱　条参四两　沉香一两　油桂一两　东参一两　黄芪四两　鸡血藤一两　蚕茧炭五钱　白全参三两

【用法】每日早晚各一次，每次三十粒，开水送下。

【功效】调经种子，养血安胎，温中止带。

【主治】神经衰弱，子宫疾患，久不生育，胎前产后诸症。

木香和脾饮

【来源】《圣济总录》卷五十五

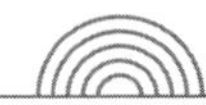

【组成】木香半两 丁香半两 白术半两 甘草半两 人参半两 豆蔻半两，去皮 沉香半两 大腹皮半两，锉 诃黎勒半两，煨，去核

【用法】上为粗末，每服二钱匕，水一盏，加生姜五片，同煎至七分，去滓，空心、食前温服。

【功效与主治】妊娠心腹冷痛，霍乱吐泻。

宁坤丸

【来源】《中药成方配本》

【组成】党参6克 白术15克 茯苓15克 炙甘草4.5克 生地15克，姜汁炒 熟地15克，姜汁炒 白芍15克 当归15克，炒 川芎15克，炒 沉香1.5克 广木香7.5克 香附15克，制 西砂仁4.5克 乌药15克 广皮15克，炒 川牛膝6克 琥珀7.5克 黄芩6克 苏叶7.5克 阿胶7.5克 益母膏36克

【用法】上药除阿胶、益母膏外，其余共研细末，再将阿胶、益母膏烊化，加白蜜120毫升炼熟，与诸药末打和为丸，分作四十四粒，每粒约干重6克。每用一丸，开水化服。

【功效】和气血，调月经。

【主治】妇女血虚气滞，经闭经少。

全鹿丸

【来源】《古今医统大全》卷四十八

【组成】中鹿一只，用鹿肉加酒煮熟，将肉横切，焙干为末，取皮，肚杂洗净，入原汤熬膏，和药末为丸，其骨须酥炙，为末，和肉末，药末一处，捣不成丸，加炼蜜 人参一斤 白术一斤，炒 茯苓一斤 炙甘草一斤 当归一斤 川芎一斤 生地黄一斤 熟地黄一斤 黄芪一斤，蜜炙 天门冬一斤 麦门冬一斤 枸杞一斤 杜仲一斤，盐水炒 牛膝酒一斤，拌蒸 山药一斤，炒 芡实一斤，炒 菟丝一斤，制 五味子一斤 锁阳酒一斤，拌蒸 肉苁蓉一斤 破故纸一斤，酒炒 巴戟肉一斤 葫芦巴一斤，酒拌蒸 川续断一斤 覆盆子一斤，酒拌蒸 楮实子一斤，酒拌蒸 秋石一斤 陈皮一斤 川椒半斤，去目，炒 小茴香半斤，炒 沉香半斤 青盐半斤

【用法】上各药精制为末，各称分两，和匀一处。候鹿制胶成就，和为丸。空心临卧时，姜汤、盐汤、沸汤任下，冬月温酒送下。

【功效】补血气，益精髓，壮筋骨。

【主治】诸虚百损，五劳七伤，精神虚惫，头眩耳鸣，面色萎黄，体虚怕冷，腰膝酸软，阳痿精冷；妇人宫寒不孕，崩漏带下；老年阳衰，精髓空虚，步履不便，手足麻木，遗尿失禁。

参燕百补丸

【来源】《中国医学大辞典》

【组成】人参须一钱，另研　燕窝二钱，另研　明党参二钱　潞党参二钱　麦门冬二钱　玉竹二钱　茯苓二钱　女贞子二钱　杜仲二钱　象贝母二钱　使君子二钱　桑葚三钱　牡蛎三钱，煅　罂粟壳四钱　甘草四钱，炙　广皮一钱五分　鹤虱一钱五分　沉香五分，后入　红枣一两　冰糖二两，化水

【用法】上为细末，红枣煎汤，冰糖化水泛丸，如绿豆大。或上药煎浓汁，去滓，入参燕汁，再入冰糖收成膏，名“参燕百补膏”。每服三四钱，熟汤化下，春、夏宜丸服，秋、冬宜膏服。

【功效与主治】益髓添精，壮水制火，补气养血，宁心滋肾。主治病后或戒烟后身体羸弱，诸虚百损，劳伤咳嗽，腰膝酸软，心悸不寐，头晕耳鸣，阳痿带下。

调元养荣丸

【来源】《北京市中药成方选集》

【组成】当归八十八两　熟地八两　白术八两，炒　白芍八两　川芎六两　茯苓八两　枣仁四两，炒　甘草二两　天冬五两四钱　山萸肉四两，炙　玄胡三两，炙　藁本三两　青蒿三两　鸡冠花三两　香附十六两，炙　阿胶十二两，炒珠　黄芩五两　砂仁四两　生地八两　祁艾炭四两　牛膝四两六钱　没药四两，炙　乳香三两，炙　红花三两　藏红花二两　柴胡三两　苏叶三两　石脂三两，煅　沉香一两　青毛茸十二两，去毛　秦艽四两　鳖甲四两，炙　杜仲炭四两　续断四两　琥珀二两　橘红四两　橘皮十二两　人参六钱，去芦　龟板四两，炙　泽泻四两　木香一两　红曲三十二两　川牛膝四两

【用法】共研为细粉，过箩，每十六两细粉加益母膏四两，炼蜜为丸，重三钱，蜡皮封固。每服一丸，日服二次，温开水送下。

【功效】调元补气，和血养荣。

【主治】妇女气虚血亏，行经腹痛，经期不准，腰膝无力。

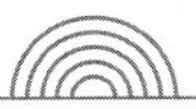

腽肭补天丸

【来源】《医学入门》卷七

【组成】腽肭脐一两半　人参一两半　白茯一两半，姜汁煮　当归一两半　川芎一两半　枸杞一两半　小茴一两半　白术二两半　粉草一两，蜜炙　木香一两　茯神一两　白芍二两　黄芪二两　熟地二两　杜仲二两　牛膝二两　破故纸二两　川楝二两　远志二两　胡桃肉三两　沉香五钱　男加知、柏，女加附子。

【用法】为末，用制腽肭酒煮糊为丸，梧桐子大。每六十丸，空心盐酒下。

【功效】滋阴壮阳，益气补血。

【主治】阴阳气血俱虚，阳痿遗精，健忘白带，子宫虚冷。

五香夺命丹

【来源】《惠直堂经验方》卷二

【组成】沉香　木香　丁香　乳香　没药各去油　葶苈　牙皂　巴豆去壳衣，捣烂，纸包压去油

【用法】煎汤打神曲糊为丸，粟米大。每服七丸，或五丸、三丸，量人虚实大小，俱用冷水或温开水下。

【功效与主治】急慢心痛，绞肠痧证，小儿夹食伤寒，泻痢积聚，妇人血块，食痞噎食。

毓麟固本膏

【来源】《清太医院配方》

【组成】杜仲四两　熟地黄四两　附子四两　肉苁蓉四两　牛膝四两　破故纸四两　续断四两　官桂四两　甘草四两　生地黄一两五钱　大茴香一两五钱　小茴香一两五钱　菟丝子一两五钱　蛇床子一两五钱　天麻子一两五钱　紫霄花一两五钱　鹿角一两五钱　羊腰子一对　赤石脂一两　龙骨一两

【用法】用香油八斤，熬枯去渣，入黄丹四十八两，雄黄、丁香、沉香、木香、乳香、没药各一两，麝香三分，阳起石五分。此膏妇人贴脐上，男子贴左右肾俞穴，各一张，丹田穴一张，用汗巾缚住，勿令走动，半月一换。

【功效】温肾填精，通血脉，利关节。

【主治】下元虚冷，虚劳不足，阳痿不举，举而不坚，遗精盗汗，久无子

嗣，下淋白浊，腰疼腿痛，手足顽麻，半身不遂，小肠疝气，单腹胀满；及妇人干血劳瘵，久不受孕；成屡经小产。

紫金丸

【来源】《寿世保元》卷三

【组成】血竭二两　沉香二两　青皮二两　陈皮二两　枳壳二两五钱，去瓤，麸炒　厚朴二两，姜炒　百草霜一两　皂矾四两，用醋煮过　蓬术三两，醋炒　香附一两，去毛　针砂一两，醋炒　干漆二两，炒过性　槟榔二两　黄石榴矾二两，即金丝矾　秦艽一两　三棱三两，用醋炒　甘草五钱

【用法】上药研为细末，用大枣煮烂，去皮、核，打糊为丸，如梧桐子大。每服六十至七十丸，用温酒或米饮送下。

【功效与主治】酒疸、食疸，癥瘕积聚，心腹疼痛，潮热。

第十三章　藿香

艾附丸（一）

【来源】《济阴纲目》卷六

【组成】当归一两　芍药一两　熟地黄一两　生地黄一两　香附子一两　蕲艾一两　陈皮五钱　藿香五钱　白芷五钱　牡丹皮五钱　藁本五钱　丁皮三钱　木香三钱

【用法】上为细末，酒糊为丸。每服三钱。子宫冷，热酒送下；白浊，盐汤送下；产后积血，艾醋煎汤送下。

【功效】暖子宫。

【主治】宫冷不孕，白浊，产后积血。

【方解】当归补血活血、调经止痛，芍药养血调经，熟地黄补血滋阴、益精填髓，生地黄养阴，香附疏肝调经止痛，蕲艾温经散寒止痛，陈皮温燥理气，藿香、白芷、藁本辛温化浊而散寒湿，牡丹皮活血，丁皮散寒理气，木香行气止痛。全方共奏暖宫调经之效。

艾附丸（二）

【来源】《医略六书》卷二十七

【组成】熟地五两　当归三两　白芍一两半，酒炒　艾叶一两半，醋炒　丁香一两　香附二两，酒炒　木香一两　藿香一两半

【用法】上为末，醋为丸。每服三钱，温酒送下。

【功效与主治】血虚宫冷不孕，脉弦缓涩者。

【方解】熟地补血以滋血室，当归养血以荣经脉，白芍收敛营血，艾叶温暖子宫，香附温中散滞气，藿香开胃醒脾，丁香温中散滞，醋丸以收之，酒下以行之。使子宫温暖，经血充盈，经气调和，而能孕子。

安胎膏

【来源】《理瀹骈文》

【组成】老母鸡一只，缉死，勿经水，拔尽毛，竹刀破去肠杂，入粳米，糯米半碗，银针穿线缝好，麻油四斤熬听用　生地四两　川芎酒洗，二两　当归酒洗，二两　杜仲炒，二两　续断炒，二两　白术二两　黄芩二两　制香附二两　淮山药二两　党参一两　黄芪一两　熟地一两　酒白芍一两　麦冬一两　山药一两　苍术一两　陈皮一两　枳壳一两　半夏姜汁炒透则不碍胎，一两　羌活一两　防风一两　白芷一两　柴胡炒，一两　苏子或梗，一两　藿香一两　黑山栀一两　泽泻一两　甘草生炙各半，一两　砂仁一两　南薄荷五钱　北细辛五钱　葱白一至二斤　益母草干者，四两　生姜一两　竹茹一两　忍冬藤一两　地骨皮一两　桑叶一两　菊花一两　柏叶一两　艾一两

【用法】麻油八斤熬药，并前油炒丹收，入牛胶四两（酒蒸化，如清阳膏下法）、黄蜡二两（搅），加槐、柳、桑枝各四两，元参、黄连、黄柏、贝母、花粉、乌药、醋延胡、醋灵脂、丹皮、黑地榆各一两，黑蚕砂二两，木香、紫石英、赤石脂各五钱。

【功效】保胎。

【主治】妇人胎前诸症。凡感受风寒暑湿，或妊娠之初，头目昏晕，肢体沉重，憎闻食气，好食酸咸，恶心呕吐，或心烦躁闷，或咳嗽，或痢，或泻，或寒热往来；或胎中有水，面目身体脚膝肿胀，足指出水；或痰迷发搐；或胎气不和，逆上痛胀；或胎气壅塞，小便淋痛；或肾虚腰痛，或带下腰酸；或胎漏，或胎动下血；热病护胎；孕妇转脬；或小便不通，大便不通，一切闪挫。

安胎饮

【来源】《女科指掌》卷三

【组成】陈皮　茯苓　藿香　砂仁　当归　紫苏　甘草　白术　黄芩　大腹皮

【用法】加生姜三片，水煎服。恶阻，倍藿香、陈皮，加半夏；胸膈不宽，加枳壳、去白术；恶寒，倍苏叶、生姜，去黄芩；虚烦，加麦冬、知母，去白术；子肿，加山栀、木通，倍腹皮；咳嗽，加桑皮、麦冬，去白术；子淋，加

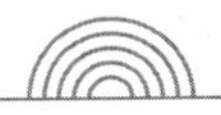

木通、淡竹叶、茯苓；头痛，加川芎、羌活、防风；腰痛，加杜仲、续断、补骨脂；痢疾，加黄连、木香、木通；胸腹痛，加香附、白芍、延胡；泄泻，加泽泻、白术、茯苓；伤寒无汗，加羌活，去苓、术；寒热往来，加柴胡、苏、姜：伤食，加枳壳、砂仁，去苓、术；误服毒药，加知母、白扁豆；胎动不安，倍当归、砂仁；胎不长，加参、芪、归、术；下血，加阿胶、艾叶、川芎、当归；胎太盛，加黄杨脑、陈皮；胎气上逼，加砂仁、苏梗；不眠，加茯神、枣仁、竹叶；胎气下堕，加川芎、续断；血虚，加白芍、熟地；疟疾，加柴胡、知母；胎欲堕，加续断、杜仲、芎、归；临产，加川芎、当归。

【功效与主治】胎前诸症。

安胃定胎散

【来源】《产科心法》卷上

【组成】白术一钱　陈皮七分　砂仁五分　茯苓一钱　当归身八分　藿香三分

【用法】加老姜一片，炒米二钱，水煎服。如恶心而吐痰者，加制半夏五分。

【功效】养血安胎。

【主治】主妇人见食不喜食，或恶心而吐，或体倦欲卧，虽体质平常，孕脉不现。

【方解】白术、茯苓健脾益气，陈皮、砂仁理气燥湿，当归养血，藿香芳香化浊、和中止呕。同时，白术、砂仁均有安胎之功。

安胃汤

【来源】《宋氏女科》

【组成】当归　白芍药煨　陈皮　香附炒　白术　半夏姜汤泡，香油炒　茯苓　藿香　神曲　砂仁各等分　甘草减半

【用法】加姜三片，枣一枚，水煎服。

【功效与主治】妊娠恶阻。

安胃行血汤

【来源】《胎产秘书》卷下

【组成】川芎一钱　当归四钱　人参一钱　桃仁十粒　姜炭五分　炙草五分

藿香四分　砂仁四分　姜三片，有汗勿用

【用法】水煎服。

【功效】消块，温胃。

【主治】产后七日内呕吐不止，全不纳谷，血块未除。

安胃饮

【来源】《刘奉五妇科经验》

【组成】藿香三钱　苏梗二钱　川厚朴二钱　砂仁二钱　竹茹三钱　半夏三钱　陈皮三钱　茯苓三钱　生姜汁二十滴，兑服

【用法】水煎服。

【功效】和胃降逆止呕。

【主治】主胃虚气失和降所引起的妊娠恶阻。

【方解】藿香芳香化浊、和中止呕，苏梗理气宽中，厚朴燥湿消痰、下气除满，砂仁化湿开胃、温脾理气，竹茹、半夏化痰止呕，陈皮理气健脾，茯苓健脾利水，生姜汁温中止呕。全方共奏和胃降逆止呕之效。

白僵蚕散（一）

【来源】《太平圣惠方》卷七十八

【组成】白僵蚕半两，微炒　天南星半两，炮裂　干蝎半两，微炒　桑螵蛸半两，微炒　桂心半两　藿香半两　川乌头半两，炮裂，去皮脐　乌蛇肉酒拌，炒令黄，半两　防风一分，去芦头

【用法】上为细散。每服半钱，以生姜酒调，拗开口灌之，不拘时候。

【功效与主治】产后中风口噤。

白僵蚕散（二）

【来源】《太平圣惠方》卷七十四

【组成】白僵蚕一两，微炒　天麻一两　独活一两　麻黄一两半，去根节　乌犀角屑二分　白附子半两，炮裂　藿香半两　天南星半两，炮裂　半夏半两，汤浸七遍，去滑，以生姜半两去皮，同捣令烂，焙干　龙脑一钱，研入

【用法】上为细散，每服一钱，以生姜、薄荷汤调下，不拘时候。

【功效与主治】妊娠中风口噤，心膈痰涎壅滞，言语不得，四肢强直。

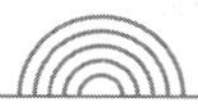

白龙丸

【来源】《医方类聚》卷二十四引《施圆端效方》

【组成】白附子一两　明天麻一两　藁本去土，一两　缩砂仁一两　荆芥穗一两　川羌活一两　细辛去叶，一两　川独活一两　薄荷叶一两　藿香叶一两　麻黄去根节，一两　甘松去土，一两　葛根二两　防风二两　白芷二两　川芎二两　桔梗二两　香附子炒，二两　甘草炒，二两　川乌生，去皮，二两　石膏二两　寒水石烧，一斤半

【用法】上为细末，鹅梨汁为丸，每两作十丸，别用水石粉为衣，阴干。每服一丸，食后细嚼，茶、酒任下，每日二次。嗽，含化；伤风，葱白酒送下；小儿，薄荷酒送下。难衣，用绿豆粉飞过，与水石粉同匀衣之妙。

【功效与主治】男子妇人，卒暴中风，口眼㖞斜，神昏涎堵，筋脉拘急，肢体顽痹，头目旋运，呕逆恶心，皮肤瘙痒，偏正头疼，暗风倒仆，男子肾风，妇人血风，伤风咳嗽，声重，鼻渊，小儿慢惊，吐泻霍乱，手足厥冷，湿风痓病，瘈疭潮搐，昏乱不省，一切诸风。

百效膏

【来源】《北京市中药成方选集》

【组成】藿香一两五钱　艾绒一两五钱　蓖麻子一两五钱　生草乌一两五钱　荆芥一两五钱　乌药一两五钱　桂枝一两五钱　蜂房一两五钱　藁本一两五钱　秦艽一两五钱　全蝎一两五钱　枳壳一两五钱　灵仙一两五钱　桃仁一两五钱　黄芩一两五钱　玄参去芦，一两五钱　木香一两五钱　独活一两五钱　杏仁一两五钱　肉桂去粗皮，一两五钱　麻黄一两五钱　白蘚皮一两五钱　南星生，一两五钱　归尾一两五钱　檀香一两五钱　僵蚕一两五钱　川附子一两五钱　牙皂一两五钱　竹节香附一两五钱　莱菔子一两五钱　生地一两五钱　苍术一两五钱　羌活一两五钱　紫荆皮一两五钱　贝母一两五钱　牛膝一两五钱　白蔹一两五钱　骨碎补一两五钱　防风一两五钱　赤芍一两五钱　清风藤一两五钱　苏木一两五钱　细辛一两五钱　五加皮一两五钱　川芎一两五钱　蝉蜕一两五钱　良姜一两五钱　大风子一两五钱　连翘一两五钱　丁香一两五钱　甘草一两五钱　山栀子一两五钱　鳖甲一两五钱　白及一两五钱　续断一两五钱　红花一两五钱　紫丁皮一两五钱　生半夏一两五钱　白芷一两五钱　苦参一两五钱　生血余三两　大黄三两　蜈蚣三十五条　蛇蜕二钱　槐枝八钱　桃枝八钱　柳枝八钱　桑枝八钱　榆枝八钱　松香四两　百草霜六两

【用法】上药酌予碎断，用香油一百六十两炸枯，过滤去滓，炼至滴水成珠。每一百六十两油，兑黄丹六十两搅匀成膏，取出入水中浸出火毒后加热熔化摊贴。每张油重一钱五分，纸光。微火化开，贴患处。

【功效】散风活血止痛。

【主治】风湿流注，半身不遂，筋骨麻木，跌打损伤，积聚痞块，小儿痞积，女人癥瘕。

半豆饮子

【来源】《陈素庵妇科补解》卷五

【组成】半夏　白豆蔻　苍术　干姜　藿香　陈皮　归尾　川芎　人参　白术　甘草　猪苓　砂仁　莲子

【用法】水煎服。

【功效】温中祛寒，健脾和胃。

【主治】产后脏腑虚损，触冒风冷，阴阳不和，饮食失调，或冷或热，致成上吐下泻，肚腹疼痛者。

【方解】人参、白术、甘草健脾益气，猪苓渗湿，砂仁、莲子以止利，苍术、藿香、干姜、豆蔻、陈皮、半夏、砂仁温中止吐，加川芎、当归以养血，不用地黄、芍药者，以其酸寒也。

保胎和气饮

【来源】《女科切要》卷三

【组成】藿香　厚朴　广皮　枳壳　砂仁　黄芩　桔梗　苍术　小茴　紫苏

【用法】水煎服。

【功效与主治】妊娠二月，负重触伤胎气，头晕目眩，恶心呕吐，不思饮食。

保胎资生丸

【来源】《先醒斋医学广笔记》卷二

【组成】人参人乳浸，饭上蒸，烘干，三两　白术三两　白茯苓研细末，水澄，蒸，晒干，入人乳再蒸，晒干，一两半　广陈皮去白，略蒸，二两　山楂肉蒸，二两

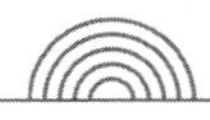

甘草去皮，蜜炙，五钱　怀山药切片，炒，一两五钱　川黄连如法炒七次，三钱　薏苡仁炒三次，一两半　白扁豆炒，一两半　白豆蔻仁不可见火，三钱五分　藿香叶不见火，五钱　莲肉去心，炒，一两五钱　泽泻切片，炒，三钱半　桔梗米泔浸，去芦，蒸，五钱　芡实粉炒黄，一两五钱　麦芽炒，研磨，取净面，一两

【用法】上药共十七味，为细末，炼蜜丸，如弹子大，每丸重二钱。用白开水或清米汤、橘皮汤、炒砂仁汤嚼化下。忌桃、李、雀、蛤、生冷。

【功效】益气健脾固胎。

【主治】妊娠三月，阳明脉衰，胎无所养，而胎堕者。

【方解】欲资生者，必先助其脾胃，故以四君子补益脾胃，合之山药、莲肉、白扁豆、芡实之属以协助之。但脾者喜燥而恶湿，善运而不停，故以陈皮、白豆蔻香燥以舒之，茯苓、泽泻、薏苡仁淡渗以利之，山楂、麦芽助其消导，藿香、厚朴借以温中，桔梗以引清气上行，黄连能使湿热下降。如是则脾复其常，可以资助生气矣。

补母汤

【来源】《名家方选》

【组成】当归一钱　茯苓一钱　桔梗一钱　柴胡一钱　木香一钱　芍药一钱　莪术三钱　藿香三钱　川芎三钱　人参三钱　黄芪三钱　肉桂三钱　桂心三钱　熏陆三钱　沉香三钱　乳香三钱　熟地黄三钱　丁子三钱　石膏三钱　滑石三钱　大黄三钱　升麻三钱　缩砂三钱　槟榔三钱　黄芩三钱　甘草三钱　安息香三钱

【用法】水煎服。

【功效】行气活血，和里缓急。

【主治】产前产后，或金疮打扑，凡从血证变出者。

椿根皮汤

【来源】《古今医统大全》卷八十三

【组成】臭椿皮　荆芥穗　藿香各等分

【用法】上锉。煎汤熏洗。既入即止。

【功效与主治】妇人阴痒突出。

纯阳救苦丹

【来源】《春脚集》卷三

【组成】藿香一两　菖蒲一两　砂仁五钱，粒　苍术一两　栀子八钱，炒　远志八钱　半夏一两　木香五钱　青木香五钱　腹皮一两　紫苏五钱　神曲五钱　柴胡八钱　白矾一两　郁金五钱　茯神二两　陈皮一两　当归二两，全　川芎五钱　木通八钱　木瓜二两　厚朴五钱　香附八钱　黄芩一两　麦冬二两　羌活五钱　独活五钱　青黛五钱　枳壳五钱　杏仁一两，去皮尖　川连五钱　雄黄五钱　生地二两　防风一两　桔梗八钱　苦梗八钱　泽泻八钱　甘草五钱　黄柏五钱

【用法】上为极细末，炼蜜为丸，每丸重二钱，朱砂为衣。大人病重者，每服不过四丸，病轻者二丸，小儿十岁以外者一丸，十岁以内者半丸，周岁内外者，用一丸，烧黄土水泡开，灌饮十分之三四。妇女胎前，用当归汤送下；产后，用红花汤送下，或桃仁为引亦可；催生，佛手三钱煎汤送下；妇女临产不下，用酥龟板汤送下；便血，用阿胶汤送下；胎漏，用阿胶汤送下；妇人不能生育，用当归汤送下；红白崩证，红证用白狗尾花汤送下，白证用红狗尾花汤送下；妇女行经腹痛，用艾叶汤送下；癥瘕，用红花茨菇根汤送下；妇女干血痨证，用真红花汤送下；血虚，用当归红花汤送下；幼童幼女，风续天花，痘疹等证，用姜葱汤，加朱砂送下，痘疹不出，用三川柳汤送下；小儿急慢惊风，食积胃热，脾虚等证，用烧黄土浸水化服；疯癫因痰，用蜜陀僧为引；若邪魔，用肥皂子一枚，烧灰同朱砂送下；疯疾，加生麝香一至二厘送下；瘟疫，用雄黄五分送下；寒嗽，用姜汁为引；喘嗽，用杏仁七个（去皮尖）煎汤送下；劳嗽，用老米汤送下；久嗽，用杏仁七个，红枣三个，为引；伤寒，用防风紫苏汤送下；内热，用竹茹为引；心口闷，用砂仁汤送下；头疼，用荷叶汤送下；腰疼，用杜仲汤送下；腿痛，用木瓜牛膝汤送下；遗尿，用覆盆子煎汤送下；尿粪结尿，用盘龙草（愈旧愈佳）煎汤送下；结粪，用麻酱搅水送下；嗝证，用开元钱（醋酥）煎汤送下，此钱用荸荠切片同嚼下；吐血痢疾，姜葱汤送下；疮疾瘰疬疥癣，无名肿毒，用菊花连翘汤送下；疟疾，姜葱汤送下，或贴十一节腰骨上，愈热愈速好；劳伤黄病蛊证，用姜葱汤，加地骨皮、瞿麦送下；偏正头疼，用药为饼烤热，贴两太阳穴即愈；各种胃气疼痛，用豆蔻一枚，杵碎，烧酒浸兑，生姜汁送下；小肠疝气攻心疼痛，用川楝七个煎汤送下，若气卵，用茴香汤送下，如暴得，用川连砂仁汤送下。余症俱用烧黄土

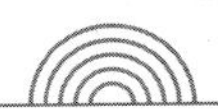

浸水送下。

【功效与主治】妇女临产不下，便血，胎漏，不孕，红白崩证，行经腹痛，癥瘕，干血痨；小儿风续天花，痘疹，小儿急慢惊风，食积胃热，脾虚等证；疯癫因痰，邪魔，疯疾，瘟疫，咳嗽，伤寒内热，心口闷，头痛，腰疼，腿痛，遗尿，结尿，结粪，嗝证，吐血，痢疾，疮疾，瘰疬，疥癣，无名肿毒，疟疾，劳伤黄病，蛊证，各种胃气疼痛，小肠疝气攻心疼痛，以及夏令受暑，山岚瘴气，自汗盗汗，翻胃呕吐，单双乳蛾喉闭，食积，水积，酒积，怔忡，中湿，肿胀，腹痛，脱肛，牙疼耳聋，暴发火眼，寸白虫，破伤风，溺河轻生，手足冷痛，疯狗咬伤。

寸金丹

【来源】《仙拈集》卷四

【组成】乌药一两　防风一两　羌活一两　前胡一两　川芎一两　砂仁一两　厚朴一两　藿香一两　半夏一两　木香一两　紫苏一两　薄荷一两　苍术一两　香附一两　赤茯苓一两　白芷一两　陈皮一两　枳壳两半　炙草两半　白豆蔻二两　草果仁一两

【用法】上为末，另用神曲二十四两，多捣生姜汁拌糊为丸，以水飞朱砂二两为衣，每丸重一钱二分，阴干。大人服一至二丸，小儿半丸，以愈为度。男妇老幼中风、中寒、中暑，口眼歪斜，牙关紧闭，姜汤送下；伤寒时疫，头痛脊强，恶寒发热，葱、姜汤送下；霍乱、绞肠痧，吐泻腹痛，姜汤送下；初疟久疟，桃枝汤送下；泻痢脓血，肚痛饱胀，木香汤送下；伤食生冷，饱闷嗳气，不服水土，姜汤送下；途间中暑，眼黑头痛，凉水调灌即解；小儿伤寒、伤食、发热不解，清米饮送下。孕妇忌服；虚劳吐血、咳嗽者勿服。

【功效与主治】中风、中寒、中暑，口眼歪斜，牙关紧闭；伤寒时疫；头疼脊强，恶寒发热；霍乱，绞肠痧，吐泻腹痛；疟疾；泻痢脓血；肚痛饱胀；伤食生冷，饱闷嗳气，不服水土；途间中暑，眼黑头痛；小儿伤寒，伤食，发热不解。伤风咳嗽，瘴气，吞酸；产后昏迷，恶露不尽；小儿急、慢惊风。

大活络丹

【来源】《兰台轨范》卷一引《圣济》

【组成】白花蛇二两　乌梢蛇二两　威灵仙二两　两头尖俱酒浸，二两　草乌二两天麻煨，二两　全蝎去毒，二两　首乌黑豆水浸，二两　龟板炙，二两　麻黄二两　贯仲二两　炙草二两　羌活二两　官桂二两　藿香二两　乌药二两　黄连二两　熟地二两　大黄蒸，二两　木香二两　沉香二两　细辛一两　赤芍一两　没药去油，另研，一两　丁香一两　乳香去油，另研，一两　僵蚕一两　天南星姜制，一两　青皮一两　骨碎补一两　白蔻一两　安息香酒熬，一两　黑附子制，一两　黄芩蒸，一两　茯苓一两　香附酒浸，焙，一两　元参一两　白术一两　防风二两半　葛根一两半　虎胫骨炙，一两半　当归一两半　血竭另研，七钱　地龙炙，五钱　犀角五钱　麝香另研，五钱　松脂五钱　牛黄另研，一钱五分　冰片另研，一钱五分　人参三两

【用法】上药五十味，为末，蜜丸，如桂圆核大，金箔为衣。陈酒送下。

【功效与主治】中风瘫痪，痿痹痰厥，拘挛疼痛，痈疽流注，跌扑损伤，小儿惊痛，妇人停经。

大辟瘟丹

【来源】《羊毛瘟证论》卷下

【组成】桔梗三两　陈橘皮三两　麻黄去根节，四钱五分　藿香去梗，三两　升麻三两　生香附二两五钱　半夏姜汁炒，一两五钱　川乌煨熟，去皮，一两五钱　滑石水飞，一两二钱　紫苏叶七钱五分　雄黄研细，水飞，三两　雌黄研细，水飞，一两二钱　生大黄三两　赤小豆六两　鬼箭羽一两二钱　丹参一两五钱　忍冬藤花三两　山茨菇去毛，二两五钱　千金子去油，一两五钱　广木香一两五钱　茅苍术生，一两五钱　山豆根一两五钱　五倍子二两五钱　北细辛去叶，一两二钱　麝香当门子三钱　红芽大戟米泔浸，去骨，一两二钱五分

【用法】上为细末，糯米粥为丸，重一钱一粒，用朱砂一两，研细水飞为衣。忌烘干。瘟疫伏邪，阴阳二毒，狂躁昏乱，胸膈阻滞，毒邪未发，用薄荷泡汤磨服；羊毛瘟邪，毒火发动，微见寒热，恍惚神迷，头痛或眩，面色露青，舌有红点，或有疹块，胸胀身板，用石膏泡水磨服；霍乱绞肠痧，或感山岚瘴气，温痢温疟，俱用灯草汤磨服；中蛊毒、狐狸毒，并野菌、河豚、死牛马肉、草木鸟兽等毒，腹痛呕吐，气阻神昏，俱用黄酒磨服；类中风，口眼歪斜，语言蹇涩，牙关紧闭，并历节风痛，筋骨拘挛，手足肿痛，行步艰难，俱用淡姜汤磨服；九种心痛、胃痛、腹痛，头晕作哕，并急中癫痫，鬼气狂叫，奔走失心，羊痫诸风，俱用开水磨服或淡姜汤亦可；男妇传尸骨蒸，劳瘵咳嗽，为虫所伤，每上半个月每日早间用开水磨服一粒；妇人癥瘕积块，经闭不

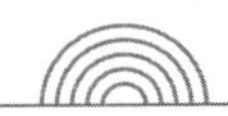

调，腹中作痛，梦与鬼交，俱用红花煎汤磨，加黄酒少许服之；小儿惊风发热，积聚腹痛，五疳潮热，痧疹温邪，俱用薄荷叶泡汤磨服；偏正头风，左右上下牙疼，俱用生莱菔汁磨敷患处，内用开水磨服；痈疽发背，无名肿毒，俱用烧酒磨，加蟾酥、冰片敷患处，内服用开水磨。预防时行疫证，以绛纱囊装丹，悬于当胸或系左腕。

【功效与主治】诸般时疫，霍乱疟痢，中毒中风，历节疼痛，心痛腹痛，羊痫失心，传尸骨蒸，偏正头痛，癥瘕积块，经闭梦交，小儿惊风发热，疳积腹痛。

大通丸

【来源】《杨氏家藏方》卷一

【组成】甘草八两，微炙　川乌头八两，炮，去皮脐尖　寒水石二斤，用瓷盒盛，以炭火十斤煅过，火尽为度　肉桂去粗皮，三两　荆芥穗三两　藿香叶去土，三两　薄荷叶去土，三两　天南星炮，三两　甘松去土，三两　藁本洗去土，切，焙干，三两　香白芷三两　麻黄去根不去节，三两　乌药三两　没药别研，三两　天麻去苗，三两　川芎三两　牛膝水洗，细切，焙，三两　乳香二两，别研

【用法】上为细末，合和匀，糯米糊和成剂，每一两作十五丸。男子、妇人一切风疾，每服一丸，磨化，茶、酒任下；卒中风不语，口眼㖞斜，左瘫右痪，煨葱、酒送下；伤风头疼，夹脑风，生葱、茶送下；四肢、头面虚肿，炒豆淋酒送下；风热肿痛，生姜、薄荷汁同调酒送下；胸膈痰实，旋运昏闷，腊茶清送下；浑身瘾疹，蜜汤送下；下脏风攻，耳内蝉鸣，煨猪腰子细嚼，温酒送下；腰脚疼痛，乳香酒送下；风毒攻眼，冷泪昏暗，菊花茶送下；干湿脚气，木瓜酒送下；妇人血气攻刺，当归酒送下；血风疼痛，醋汤送下，不拘时候。

【功效与主治】卒中不语，口眼㖞斜，左瘫右痪；伤风头疼，夹脑风，四肢头面虚肿，风热肿痛；胸膈痰实，眩晕昏闷；浑身瘙痒，皮肤瘾疹；下脏风攻，耳内蝉鸣，腰脚疼痛；风毒攻眼，冷泪昏暗；妇人血气攻注疼痛。

大香甲散

【来源】《博济方》卷四

【组成】沉香半两　鳖甲一两　柴胡去芦，半两　人参半两　桔梗半两　茯

苓去皮，半两　川芎半两　藿香叶半两　羌活半两　木香半两　陈橘皮去白，半两　牡丹皮半两　安息香半两　当归半两　厚朴半两，姜汁炙令香　京三棱半两，炮　官桂去皮，半两　附子炮，去皮脐，半两　牛膝去苗，半两　桃仁汤浸，去皮尖，半两　和皮大腹子一分

【用法】上为末，分一半。每服二钱，水一盏，加生姜、乌梅各少许，同煎至八分，温服。余一半更入干漆一分，阿魏半两，赤芍药一分同为末，炼蜜为丸，如梧桐子大。每服二十丸至三十丸空心煎乌梅、地黄汤送下。与散子相同服。

【功效】补血海，调气。

【主治】妇人血脏风虚冷气，肌肉黄瘦，饮食进退，经候不匀，心腹多胀，渐变如劳。

丁香散

【来源】《圣济总录》卷一五五

【组成】丁香一分　白术一两　苍术一两　前胡去芦头，半两　胡椒半两　高良姜半两　干姜炮，半两　葛根半两　厚朴去粗皮，生姜汁炙，半两　藿香一分　诃黎勒去核，一分　旋覆花一分　甘草炙，二两

【用法】上为散。每服二钱匕，沸汤点服，不拘时候。

【功效与主治】妊娠腹满胀急，不进饮食，干呕。

豆蔻分气饮

【来源】《三因极一病证方论》卷十一

【组成】藿香叶四两　草豆蔻仁四两　青皮四两　甘草炙，半两　丁香半两　肉豆蔻炮，十两　乌梅五十个，去仁

【用法】上锉散。

【功效】行气温里止泻。

【主治】脏腑虚寒，泄泻瘦极，及妇人产后洞泄危笃者。

【方解】藿香化浊和中，草豆蔻燥湿行气温中，青皮疏肝破气，甘草补脾益气、调和诸药，丁香温中、补肾助阳，肉豆蔻温中行气、涩肠止泻，乌梅涩肠止泻。全方共奏行气温里止泻之功。

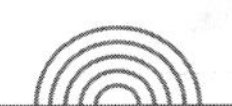

豆蔻藿香汤

【来源】《医方类聚》卷八十九引《施圆端效方》

【组成】藿香叶一分　桂花一分　甘松一分　陈皮去白，五两　干姜炮，五两　川芎二两　白芷二两　白术二两　益智一两　肉豆蔻一两　缩砂仁一两　人参一两　红豆一两半　茯苓去皮，一两半　官桂一两半　五灵脂一两半　枇杷叶一两半　芍药一两半　苍术净炒，半斤　甘草炒，五两半　桔梗二两半　当归三两，焙　木香半两　厚朴姜制，四两半

【用法】上为细末。每服二钱，浓煎生姜枣汤调下，食前，日进二服；或姜、枣同煎，和滓服亦妙。

【功效与主治】脾胃诸虚百损，气血劳伤，阳气久衰，下寒阴汗，中脘停痰，心腹痞闷，疼痛呕哕，减食困倦，泄泻肠滑，因病虚损，正气不复，妇人月信不匀，产后产前诸病，一切阴盛阳虚之证。

恶阻汤

【来源】《方氏脉症正宗》卷一

【组成】当归一钱　白术一钱　贝母一钱　陈皮八分　砂仁五分　栀子八分　香附一钱　藿香八分

【用法】水煎服。

【功效与主治】妊娠恶阻。

【方解】当归养肝血，白术健脾益气，贝母、陈皮化痰浊，砂仁、藿香开胃气，栀子泻火除烦，香附疏肝解郁。全方共奏清肝和胃、降逆止呕之功。

二香散

【来源】《妇人大全良方》卷十二

【组成】香附子一两　藿香叶二钱　甘草二钱

【用法】上为细末。每服二钱，入盐少许，百沸汤点下。

【功效】理气和中。

【主治】妊娠胎气不安，气不升降，饮食不美，呕吐酸水，起坐觉重。

【方解】香附疏肝解郁、理气宽中，藿香芳香化浊、和中止呕，甘草补脾益气、调和诸药。全方共奏理气和中之效。

防风雄黄丸

【来源】《杨氏家藏方》卷一

【组成】赤芍药八两　防风四两，去芦头　香白芷四两　川乌头四两，炮，去皮脐尖　麻黄四两，去根节　白蒺藜炒，四两　雄黄二两，水飞　白僵蚕二两，炒，去丝嘴　细辛二两，去叶土　天麻二两，去苗　川芎二两　甘草一两，炙　干姜一两，炮　藿香叶一两，去土　甘松去土，焙，一两

【用法】上为细末，炼蜜为丸，每一两作十五丸。每服一丸，细嚼，茶、酒任下，不拘时候。

【功效与主治】左瘫右痪，手足麻痹，腰膝疼痛。或风气面浮，口苦舌干，头昏目运，并暗风、夹脑风、偏正头痛；兼治妇人血气、荣气虚，遍身疼痛，及洗头风，破伤风。

忿气散

【来源】《女科万金方》

【组成】木香　丁香　人参　麦冬　大腹皮　甘草　草果　香附　紫苏　槟榔　藿香　厚朴　桑皮　陈皮

【用法】每服三钱，姜三片，枣二枚，灯心一结。

【功效与主治】妇人噎嗝。

风药圣饼子

【来源】《医学纲目》卷十

【组成】川乌生，二两　草乌二两　麻黄去节，二两　苍术五钱　何首乌五钱　白附子五钱　白僵蚕五钱　川芎五钱　防风二钱半　干姜二钱半　雄黄四钱六分　藿香二钱半　荆芥二钱半

【用法】上为末，醋糊为丸，如梧桐子大，捏作饼子。嚼碎，食后茶汤送下。

【功效与主治】半身不遂，手足顽麻，口眼㖞斜，痰涎壅盛，及一切风，他药不效者；小儿惊风，大人头风，妇人血风。

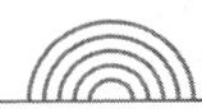

复元汤

【来源】《济阴纲目》卷十四

【组成】荆芥穗、藿香叶、臭椿皮各等分

【用法】上㕮咀。煎汤熏洗。子宫即入。

【功效与主治】产后子宫不收。

和气散（一）

【来源】《女科秘要》卷二

【组成】陈皮八分　桔梗八分　厚朴八分　小茴八分　益智八分　藿香八分　砂仁五分　苍术四分　甘草三分　丁香三分　木香五分

【用法】原书用本方治下列症状，去丁香、木香，一帖可愈。

【功效与主治】胎前胎气不和，恶阻吐逆，不思饮食，腹中作痛。

和气散（二）

【来源】《叶氏女科》卷二

【组成】藿香一钱　陈皮一钱　白术蜜炙，一钱　砂仁炒，一钱　黄芩一钱　桔梗一钱　益智仁一钱　厚朴姜制，一钱半　枳壳麸炒，一钱半　甘草炙，八分　苏叶八分　小茴七分

【用法】加灯心十茎，水煎，空心服。若惯堕胎者，宜每月服二剂，保过五月而止。

【功效与主治】妊娠二月，妊妇劳力，触伤胎气，致胎不安。

和气丸

【来源】《叶氏女科》卷一

【组成】厚朴姜制，五钱　陈皮三钱　藿香如炒，少用，三钱　白术蜜炙，三钱　玄胡索三钱　枳壳麸炒，三钱　香附五钱，童便制　草果二钱　甘草二钱　砂仁二钱　小茴二钱　木香三钱

【用法】上为末，蜜丸或为散。每服二钱，空心白汤下。如不发寒热，去草果、藿香。

【功效与主治】室女十三四岁血脉壅阻，天癸已行而忽不行，或发热，或

疼痛，身体不宁，口苦面赤，寒热不定，头目晕花。

和气饮

【来源】《女科万金方》

【组成】厚朴五钱　香附五钱　白术四钱　枳壳四钱　黄芩四钱　小茴香三钱　陈皮三钱　藿香三钱　甘草三钱　玄胡索三钱　砂仁二钱　草果二钱

【用法】上为末。

【功效与主治】妇人血气不和，饮食少进，肚腹膨胀，呕吐恶心。

和胃汤

【来源】《嵩崖尊生书》卷十四

【组成】白术一钱　陈皮一钱　半夏油炒黄，一钱　茯苓一钱　藿香一钱　当归八分　白芍八分　砂仁四分　竹茹四分　甘草四分　紫苏八分

【用法】加生姜，水煎服。弱人，加人参六分。

【功效与主治】妊娠恶呕。

【方解】白术、茯苓、甘草健脾益气，当归、白芍养血，陈皮、半夏化痰和脾胃而降逆，藿香、砂仁、竹茹化湿止呕，紫苏行气和胃。全方共奏和脾胃、化痰湿、止呕逆之功。

和胃饮

【来源】《叶氏女科》卷二

【组成】陈皮八分　桔梗八分　厚朴盐制，八分　小茴香八分　益智仁八分　藿香八分　砂仁五分　苍术米泔浸，四分　甘草三分

【用法】水煎服。

【功效与主治】妊娠恶阻，腹中疼痛。

和中汤

【来源】《胎产心法》卷下

【组成】人参一钱　当归一钱　茯苓一钱　白术一钱五分，土炒　扁豆二钱　丁香三分　藿香三分　陈皮三分　炙甘草四分

【用法】加生姜一片，水煎服。呕吐止，去丁香；受寒，加吴萸一分。

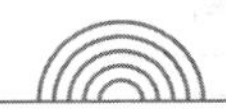

【功效与主治】产后七日内，曾服生化汤三至四帖，血块不痛，呕不纳谷。

【方解】人参、茯苓、白术、甘草健脾益气，当归补血活血，扁豆健脾化湿和中，丁香降逆止呕，藿香化浊和中而止呕，陈皮理气健脾而化痰湿。全方共奏健脾和中化湿止呕之功。

黑神丸

【来源】《太平惠民和剂局方》卷一（宝庆新增方）

【组成】熟干地黄净洗，六两　赤小豆生，六两　干姜炮，六两　藁本洗，去芦，六两　麻黄锉，去节，汤去沫，六两　川芎六两　羌活不见火，三两　甘松洗去土，三两　当归洗，去芦，三两　川乌炮，去皮脐，十八两　甘草锉，十八两　藿香洗去土，半斤　香墨烧，醋淬，半斤　草乌炮，去皮尖，一斤　白芷十二两

【用法】上为细末，以水煮面糊为丸，如龙眼大。每服一二粒，细嚼，茶酒任下。

【功效与主治】左瘫右痪，脚手顽麻，腰膝疼痛，走注四肢百节疼痛；妇人血风，脚手疼痛；打扑损伤。

黄龙丸

【来源】《普济方》卷九十三引《卫生家宝》

【组成】红芍药半斤　川乌四两，去皮尖　防风四两　香白芷四两　天麻去根节，二两　华阴细辛去苗，二两　白僵蚕炒，去丝嘴，二两　雄黄别研，二两　川芎二两　白蒺藜炒，去刺　甘草一两　干姜生用，一两　藿香叶一两　甘松去土，一两

【用法】上为末，炼蜜为丸，如弹子大。每服一丸，姜汁磨化，温酒调下。

【功效与主治】左瘫右痪，手足麻木，口眼㖞斜，风痹疰腰脚疼痛；及妇人血风劳气，遍身疼痛，洗头伤风，头面乳肿，舌胀口干，头昏脑闷，多睡，暗风夹脑风，偏正头痛，破伤风。

藿香散

【来源】《太平圣惠方》卷七十八

【组成】藿香三分　香薷三分　白术三分　麦门冬去心，焙，三分　葛根锉，三分　厚朴去粗皮，涂生姜汁炙令香熟，三分　人参去芦头，三分　桂心半两　芦根一两，锉　白豆蔻半两，去皮　甘草一分，炙微赤，锉

【用法】上为粗散。每服三钱，以水一中盏，入生姜半分，竹叶三至七片，大枣三个，煎至六分，去滓温服，不拘时候。

【功效与主治】产后霍乱吐利，烦渴不止。

【方解】藿香、香薷、白豆蔻化湿和中，白术健脾益气而兼燥湿利水，麦门冬、葛根养阴生津而止烦渴，厚朴燥湿消痰而宽中，人参健脾生津，芦根生津利尿，桂心引火归元，甘草健脾而调和诸药。全方共奏祛湿止泻、生津止渴之功。

藿香汤（一）

【来源】《普济方》卷三五五

【组成】藿香叶一两　当归一两　人参一两　五味子一两　白术一两半　赤茯苓一两半　黄芪一两半　木瓜二两

【用法】上为散。每服五钱，以水一盏半，煎八分，去滓温服。一方用姜煎。

【功效与主治】产后霍乱吐利，腹痛转筋，烦闷。

藿香汤（二）

【来源】《圣济总录》卷一六三

【组成】藿香去梗，一两　诃黎勒炮，去核，一两　甘草炙，一两　陈橘皮去白，焙，一两　人参一两　白术一两　白豆蔻去皮，半两　草豆蔻去皮，半两　曲半两

【用法】上为粗末。每服三钱匕，水一盏，加生姜三片，大枣二枚（擘破），煎至七分，去滓温服，不拘时候。

【功效与主治】产后呕逆，不下食，心腹虚胀。

藿香丸

【来源】《圣济总录》卷一五五

【组成】藿香叶一两　木香一两　肉豆蔻去壳，半两　丁香半两　半夏二两，生姜汁浸三宿透，切，焙干

【用法】上为末。生姜汁煮面糊为丸，如梧桐子大。每服二十丸，食前生姜汤送下。

【功效】温胃气，化冷痰，利胸膈，思饮食。

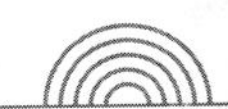

【主治】妊娠腹满。

【方解】藿香化浊和中，木香健脾行气而消食，肉豆蔻温中行气，丁香温中降逆，半夏化痰降逆而散痞结。全方共奏温胃气、化冷痰、利胸膈、思饮食之功。

藿香温胃散

【来源】《胎产秘书》卷下

【组成】当归三钱　白术三钱　姜炭四分　陈皮四分　藿香四分　厚朴八分　人参一钱　炙甘草三分　生姜一片

【用法】水煎服。若手足冷逆，加附子三分。

【功效与主治】产后血痛已除，劳伤气血，脏腑虚损，不能运化食物，及冷风相乘，以致阴阳升降不顺，乱于肠胃，冷热不调，邪正相搏，上吐下泻，名曰霍乱。

【方解】当归、白术、人参养气血，姜炭温固中焦，陈皮、藿香、厚朴化痰湿而和中行气，生姜止呕，甘草健脾而兼调和诸药。全方共奏补虚和中调气之功。

加减丹溪安胎饮

【来源】《增订胎产心法》卷二

【组成】白术土炒，二钱　当归二钱　熟地二钱　川芎八分　条芩八分　制半夏七分　人参一钱　藿香五分　草果三分　青皮三分　紫苏四分　广皮四分　炙草四分　乌梅二枚

【用法】加生姜一片，水煎服。

【功效与主治】孕妇疟疾。

加减藿朴夏苓汤

【来源】《顾氏医镜》卷四

【组成】藿香　川朴花　半夏　茯苓　杏仁　米仁　大豆卷　泽泻　红花

【用法】热重去豆卷，加葛根、黄芩。

【功效】化湿利水，透表解热。

【主治】产后湿温。因胎前湿伏中焦，致产后缠绵不已，状若阴虚发热者。

【方解】藿香、川朴花、半夏化湿浊，杏仁宣肺疏表，薏苡仁、茯苓、泽泻渗湿利水，大豆卷利湿透表解热，红花亦有通活之效。全方共奏化湿利水、透表解热之功。

加减六物汤

【来源】《胎产秘书》卷下

【组成】川芎一钱　当归二钱　山药一钱五分　人参一钱　茯苓一钱　藿香五分　豆蔻四分　姜炭四分　扁豆二钱　陈皮三分　炙甘五分　姜二片

【用法】呕止，去豆蔻。

【功效与主治】产后痛已除而呕不止，不纳谷者。

【方解】川芎、当归补血活血，山药、人参、茯苓、白扁豆、炙甘草健脾益气，藿香、豆蔻化浊和中止呕，陈皮理气健脾化痰湿，姜炭温脾，生姜温中止呕。全方共奏益气养血、和中止呕之功。

加味香砂生化汤

【来源】《胎产心法》卷下

【组成】当归二钱　川芎一钱　白术土炒，一钱　制半夏八分　陈皮三分　前胡四分　砂仁四分　藿香四分　炮姜四分　炙甘草五分

【用法】加生姜一片，水煎服。

【功效与主治】产后块痛已除，呕逆不止。

加味紫苏和胎饮

【来源】《罗氏会约医镜》卷十四

【组成】紫苏叶红者真，一钱　条芩一钱　甘草一钱　白术钱半　陈皮八分　藿香须梗连叶者真，八分　砂仁五分

【用法】水煎，热服。

【功效与主治】妊娠霍乱，寒热之盛，邪正交争，心腹绞痛，或吐或利，气血俱伤，子母不安者。

【方解】紫苏、藿香散解寒湿、调气和中，黄芩清热安胎，陈皮理气健脾、燥湿化痰，砂仁化湿浊而安胎，白术、甘草健脾益气，甘草兼能调和诸药。

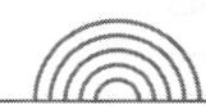

健脾固本药酒

【来源】《全国中药成药处方集》（兰州方）

【组成】当归二斤　川芎八两　白芍四两　酒地四两　党参六两　白术四两　广皮八两　佛手一斤　红花八两　桃仁四两　玄胡四两　吴萸四两　丁香二两　紫蔻二两　良姜四两　檀香二两　香附八两　小茴香四两　川牛膝八两　杜仲四两　续断四两　秦艽四两　独活四两　北细辛二两　麻黄六两　寄生四两　虎骨四两　枸杞四两　大云四两　玉竹八两　远志四两　枣仁四两　天冬四两　麦冬四两　杏仁四两　五味子四两　广木香二两　藿香四两　台乌四两　白芷四两　乳香四两　没药四两　川朴八两　加皮八两　官桂四两　花椒二两　甘草四两　砂仁四两　木瓜四两

【用法】上为粗末，用白烧酒一百零四斤，蜂蜜八十斤，开水五十六斤熬药，每料分作八料，药二斤，烧酒十三斤，蜂蜜十斤，开水七斤。成人每服五钱，每日早晚温服。孕妇忌服，忌食生冷。

【功效与主治】男妇痰喘，咳嗽气急，两胁膨胀，心口、腰腿痛，女人经水不调，肚腹胀满，肚腹寒冷。

健脾资生丸

【来源】《全国中药成药处方集》（杭州方）

【组成】潞党参三两　炒白扁豆一两五钱　豆蔻仁八钱　川黄连姜汁炒，四钱　炒冬术三两　莲子肉二两　六神曲二两　白茯苓二两　广橘红二两　山楂肉蒸，一两五钱　炙甘草一两五钱　芡实一两五钱　广藿香一两　炒麦芽二两　怀山药二两　春砂仁一两五钱　桔梗一两　炒薏仁米一两五钱

【用法】上为细末，炼蜜为丸，或水为丸。每服二至三钱，米饮汤或开水送下；妇人淡姜汤送下。

【功效】健脾开胃，消食止泻，调和脏腑，滋养营卫。

【主治】胃脾虚弱，食不运化，胸脘胀满，面黄肌瘦，大便溏泄，以及妇人妊娠呕吐，小儿疳积，神疲便溏。

【方解】党参、白术、茯苓、甘草补脾益胃，以资生气血；山药、莲子肉、白扁豆、芡实补气健脾，运湿止泻；藿香、白豆蔻香燥醒脾开胃，薏苡仁淡渗利湿；山楂、麦芽、六神曲助其消导，橘红利气化痰、和中止呕；桔梗引清气

上行，并防燥药伤肺；黄连除湿清热，并能止泄止痢。诸药合用，共奏消食止泻，补益脾胃之效。

姜黄莪术汤

【来源】《圣济总录》卷一五五

【组成】姜黄一两　蓬莪术煨，一两　藿香叶一两　甘草炙，半两

【用法】上为粗末。每服二钱匕，水一盏，煎至六分，去滓温服，不拘时候。

【功效】和气思食。

【主治】主妊娠腹痛，中满。

橘红半夏汤

【来源】《济阴纲目》卷十三

【组成】橘皮一两　半夏半两　甘草炙，半两　藿香三两

【用法】上锉。每服五钱，加生姜五片，水煎服。

【功效】化痰理气止呕。

【主治】产后胃虚呕逆。

【方解】陈皮燥湿化痰、健脾理气，半夏燥湿化痰、降逆止呕，藿香芳香化浊、和中止呕，甘草健脾益气而调和诸药。全方共奏化痰理气止呕之功。

理中汤

【来源】《广嗣纪要》卷十二

【组成】人参一钱　白术一钱　炙草三分　干姜五分　藿香叶五分

【用法】水一盏半，加姜汁一匙服。

【功效】益气健脾，温中止呕。

【主治】妊娠吐清水，同食物出者。

【方解】人参补脾益气，白术健脾燥湿，干姜温中散寒，藿香化浊和中而止呕，炙甘草和中补土而调和诸药。全方共奏益气健脾、温中止呕之功。

利气散

【来源】《寿世保元》卷七

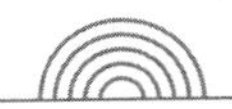

【组成】香附炒，五钱　黄芩四钱　炒枳壳去瓤，四钱　陈皮三钱　藿香三钱　小茴酒炒，三钱　白术去芦，三钱　玄胡索三钱　砂仁三钱　草果三钱，去壳炒　甘草八分　厚朴一钱

【用法】上为细末。每服二钱，空心米汤调且良。

【功效与主治】室女经脉初动，天癸水至，失于调理，感寒血气不顺，心腹胀满，恶寒发热，头身遍疼。

利生丸

【来源】《惠直堂方》卷一

【组成】茅苍术二两　乌药二味俱米泔浸一宿，晒干，二两　香附一半童便浸，炒，一半米醋浸，炒，二两　藿香二两　纯苏叶二两　厚朴姜汁炒，二两　陈皮二两　青皮醋炒，二两　赤芍酒炒，二两　砂仁去壳，二两　小茴微炒，二两　木香二两　草果面裹，煨，去壳，二两　川芎微炒，一两　归身微炒，一两　黄芩微炒，一两　枳壳麸炒，一两　白茯苓一两　木通一两　鸡心一两　槟榔一两　粉甘草五钱

【用法】上药日晒干为末，陈米糊为丸，每重一钱五分，亦须晒干，每丸九分，每服一丸。心痛，灯心二分，生姜一片，煎汤送下；肚痛，生姜一片捣碎，入炒盐三分，开水冲服；胸腹膨胀，生姜皮五分，大腹皮一钱，煎汤送下；疟疾发日，用桃脑一个、生姜一片，煎汤送下；风痰喘嗽，苏叶、薄荷汤送下；赤痢，白蜜二钱，米汤调下；白痢，红糖二钱、生姜汁一匙，同米汤调下；疝气，小茴川楝汤送下；嗝食呕酸，小儿痞积，生姜汤送下；血崩，恶露不净，当归一钱，煎汤送下；身面黄胖，湿痰流注，无名肿毒，俱陈酒送下。注意上药不可烘，不可见火；忌生、冷、硬物。

【功效】调气止痛，利湿祛痰。

【主治】心腹胀痛，风痰喘嗽，嗝食呕酸，赤白痢疾，疟疾，身面黄胖，湿痰流注，无名肿毒，疝气，妇人血崩，恶露不净，小儿痞积。

六和汤

【来源】《医方考》卷一

【组成】砂仁一两　半夏一两　杏仁一两　人参一两　甘草一两　白术二两　藿香二两　木瓜二两　厚朴二两　扁豆二两　赤茯苓二两

【用法】水煎服。

【功效与主治】夏月病人霍乱转筋，呕吐泄泻，寒热交作，倦怠嗜卧；伏暑烦闷，小便赤涩，或利或渴；中酒；胎产。

【方解】六和者，和六府也。脾胃者，六府之总司，故凡六府不和之病；先于脾胃而调之。此知务之医也。香能开胃窍，故用藿香、砂仁；辛能散逆气，故用半夏、杏仁；淡能利湿热，故用茯苓、木瓜；甘能调脾胃，故用扁豆、白术；补可以去弱，故用人参、甘草；苦可以下气，故用厚朴。夫开胃散逆则呕吐除，利湿调脾则二便治，补虚去弱则胃气复而诸疾平。盖脾胃一治，则水精四布，五经并行，虽百骸九窍皆太平矣，况于六府乎？

龙沙丸

【来源】《圣济总录》卷一三六

【组成】天麻半两　川芎半两　附子炮裂，去皮脐，半两　狗脊去毛，半两　踯躅花半两　藿香叶半两　紫葳即凌霄花，半两　干蝎去土，炒，半两　地龙去土，炒，半两　藁本去苗土，半两　白芷半两　乳香研，半两　枫香脂研，半两　白僵蚕炒，半两　蒺藜子炒去角，半两　独活去芦头，半两　白花蛇酒浸，去骨皮，炙，一两　麻黄去根节，一两　萆薢一两　败龟醋炙，一两　乌头炮裂，去皮脐，二两

【用法】上药捣罗十九味为末，与二味研者和匀，炼蜜为丸，如弹子大，别以丹砂一分，龙脑、麝香各二钱，同研为衣。每服一丸，空心薄荷温酒嚼下。

【功效与主治】一切风毒，遍身风瘙生疮，风气走注，骨肉疼痛，攻刺胸膊头项，热疼冷痹；白虎风，脚手干小；肾脏风，拘急，四肢转动不得，流灌脚膝，上冲眼目昏暗，涩泪赤肿；女人血风钻刺；四肢麻木，发落头疼；男子肾脏风下注，变为脚气，疮紫黑胀烂等疾。

内灸散

【来源】《太平惠民和剂局方》卷九

【组成】茴香一两半　藿香一两半　丁香皮一两半　熟干地黄洗，焙，一两半　肉桂去粗皮，一两半　甘草炙赤，八两　山药八两　当归去芦，洗，八两　白术八两　白芷八两　藁本去芦，二两　干姜炮，二两　川芎二两　黄芪去苗，二两　木香一两　陈皮去白，四两　白芍药十两

【用法】上为细末。每服三钱，用水一大盏，加生姜五片，艾一团，同煎至七分。空腹时热服，温酒调下亦得。产后下血过多，加蒲黄；恶露不快，加

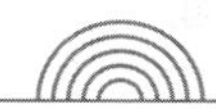

当归、红花；水泻，加肉豆蔻末；呕吐，加藿香、生姜；上冷下热，加荆芥。

【功效】温经，理气，和血。

【主治】妇人血崩虚惫，腹胁㽲痛，气逆呕吐，冷血、冷气凝积，块硬刺痛，泄下青白，或下五色，腹中虚鸣，气满坚胀，沥血腰疼，口吐清水，频产血衰，颜色青黄，劳伤劣弱，月经不调，下血堕胎，血迷、血晕、血瘕，时发疼痛，头目眩晕，恶血上心，闷绝昏迷，恶露不干，体虚多汗，手足逆冷等症。丈夫虚冷气刺，心腹疼痛，尤宜服之。

薷苓清暑汤

【来源】《陈素庵妇科补解》卷三

【组成】藿香　香薷　茯苓　陈皮　厚朴　麦冬　人参　白术　扁豆　泽泻　甘草　草豆蔻　竹茹　砂仁　生姜　乌梅

【用法】水煎服。

【功效】清暑益气，利湿安胎。

【主治】妊娠外感暑邪。

【方解】藿香和胃、辟邪气，香薷解暑，茯苓利水，陈皮利膈，厚朴散满温中，麦冬清心，人参益元，白术补气除湿，扁豆清暑，泽泻利水，甘草补元泻火，草豆蔻理脾温中、消食止吐，竹茹清心除烦，砂仁温中开胃，生姜温中，乌梅清暑、止呕吐。全方共奏散暑和中、养血益气、利湿、安胎之功。

调水愈通散

【来源】《郑氏家传女科万金方》卷一

【组成】青皮　陈皮　三棱　蓬术　厚朴　半夏　桔梗　甘草　藿香　益智　官桂　香附

【用法】水一盅，入姜煎八分，不拘时候服。如小腹痛，加红花、归尾。

【功效与主治】寒热经事不通，呕吐咳嗽，中脘不时疼痛。

调胃散

【来源】《御药院方》卷三

【组成】藿香二两　甘草炙，二两　陈皮去白，二两　半夏曲每一两用生姜三两拌，二两　厚朴每一两用姜一两拌制，二两

【用法】上同为细末。本方为细末，生姜面糊和丸，如梧桐子大，名“调胃丸”。每服五十丸，食前生姜汤送下。

【功效与主治】阴阳气不和，三焦痞嗝，五劳七伤，山岚瘴气，八般疟疾，四时伤寒，头目肢节疼痛，心腹胀满，呕逆恶心，痰涎咳嗽，手足虚肿，五种嗝气噎塞，寒热水泻诸痢，妇人产后褥劳，脾胃不和，饮食减少。

调胃升阳汤

【来源】《医略六书》卷二十八

【组成】大熟地五钱，炒松　粉葛根一两半　白芍药一两半　紫厚朴一钱半　冬白术一钱半，炒焦　广木香一钱　白云苓三钱　广藿香三钱

【用法】水煎去滓，温服。

【功效与主治】孕妇吐泻垂脱，脉未脱者。

【方解】熟地补血以滋冲任，炒松兼去阴中之湿；白术健脾以护胎元，炒焦兼去肠胃之湿；葛根升阳以解阳明之邪；白芍敛阴以和厥阴之血；木香调气醒脾胃；厚朴散满通阳气，茯苓渗湿和脾；藿香快胃祛暑。水煎温服，俾寒暑并解，则脾胃调和而阳气通行。

橐龠丸

【来源】《御药院方》卷四

【组成】硫磺一两　水银一两，二味同研，结成砂子　木香半两　当归半两　肉桂去粗皮，半两　藿香叶半两　大黄湿纸裹，连灰火内煨熟，去纸，一两

【用法】上为细末，炼蜜为丸，如弹子大，每两作十丸。每服一丸，生姜米饮化下。

【功效】升降阴阳。

【主治】胸膈不利，痞闷结胸；产后吐逆，阴阳不调；男子气痛及诸呕吐；兼治伤转令元气虚损，及中暑毒者。

温胃丁香散

【来源】《傅青主女科·产后编》卷下

【组成】当归三钱　白术二钱　黑姜四分　丁香四分　人参一钱　陈皮五分　炙草五分　前胡五分　藿香五分

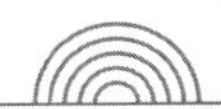

【用法】上药加生姜三片，水煎服。

【功效】温胃降逆。

【主治】产后胃寒呕吐，饮食不下者。

【方解】当归养血活血，人参、白术健脾益气，黑姜、丁香温中，前胡、生姜化痰降逆，陈皮、藿香理湿和中，甘草调和诸药。全方共奏健脾和血、温胃降逆之功。

消风散（一）

【来源】《奇效良方》

【组成】荆芥穗一钱半　甘草炙，一钱半　陈皮一钱　人参一钱　茯苓去皮，一钱　白僵蚕炒，去丝，一钱　防风一钱　川芎一钱　藿香叶一钱　蝉蜕一钱　厚朴一钱　羌活一钱

【用法】上作一服，水二盅，煎至一盅，不拘时服。

【功效与主治】诸风上攻，头目昏眩，颈背拘急，鼻涕声重，耳作蝉鸣，皮肤顽麻，瘙痒瘾疹，妇人血风，头皮肿痒，并治之。

消风散（二）

【来源】《太平惠民和剂局方》

【组成】荆芥穗二两　甘草炒，二两　川芎二两　羌活二两　白僵蚕炒，二两　防风去芦，二两　茯苓去皮，二两　蝉壳去土，微炒，二两　藿香叶去梗，二两　人参去芦，二两　厚朴去粗皮，姜汁涂，炙熟，半两　陈皮去瓤，洗，焙，半两

【用法】上为细末。每服二钱，茶清调下。如久病偏风，每日三服，便觉轻减。如脱着沐浴，暴感风寒，头痛身重，寒热倦疼，用荆芥茶清调下，温酒调下亦得，可并服之。小儿虚风，目涩昏困，及急、慢惊风，用乳香荆芥汤调下半钱，并不计时候。

【功效与主治】诸风上攻，头目昏痛，项背拘急，肢体烦疼，肌肉蠕动，目眩旋运，耳啸蝉鸣，眼涩好睡，鼻塞多嚏，皮肤顽麻，瘙痒瘾疹。又治妇人血风，头皮肿痒，眉棱骨痛，旋晕欲倒，痰逆恶心。

【方解】羌活、防风、川芎、荆芥穗治头目项背之风，白僵蚕、蝉蜕散咽喉皮肤之风，藿香、厚朴去恶散满，人参、茯苓、甘草、陈皮，辅正调中。

第十四章　檀香

百效膏

【来源】《北京市中药成方选集》

【组成】藿香一两五钱　艾绒一两五钱　蓖麻子一两五钱　生草乌一两五钱　荆芥一两五钱　乌药一两五钱　桂枝一两五钱　蜂房一两五钱　藁本一两五钱　秦艽一两五钱　全蝎一两五钱　枳壳一两五钱　威灵仙一两五钱　桃仁一两五钱　黄芩一两五钱　玄参一两五钱，去芦　木香一两五钱　独活一两五钱　杏仁一两五钱　肉桂一两五钱，去粗皮　麻黄一两五钱　白鲜皮一两五钱　南星一两五钱，生　归尾一两五钱　檀香一两五钱　僵蚕一两五钱　川附子一两五钱　牙皂一两五钱　竹节香附一两五钱　莱菔子一两五钱　生地一两五钱　苍术一两五钱　羌活一两五钱　紫荆皮一两　贝母一两五钱　牛膝一两五钱　白蔹一两五钱　骨碎补一两五钱　防风一两五钱　赤芍一两五钱　清风藤一两五钱　苏木一两五钱　细辛一两五钱　五加皮一两五钱　川芎一两五钱　蝉退一两五钱　良姜一两五钱　大风子一两五钱　连翘一两五钱　丁香一两五钱　甘草一两五钱　山栀子一两五钱　鳖甲一两五钱　白及一两五钱　续断一两五钱　红花一两五钱　紫丁皮一两五钱　生半夏一两五钱　白芷一两五钱　苦参一两五钱　生血余三两　大黄三两　蜈蚣三十五条　蛇退两钱　槐枝八钱　桃枝八钱　柳枝八钱　桑枝八钱　榆枝八钱　松香四两　百草霜六两

【用法】上药酌予碎断，用香油一百六十两炸枯，过滤去滓，炼至滴水成珠。每一百六十两油，兑黄丹六十两搅匀成膏，取出入水中浸出火毒后加热熔化摊贴。每张油重一钱五分，纸光。微火化开，贴患处。

【功效】散风活血止痛。

【主治】风湿流注，半身不遂，筋骨麻木，跌打损伤，积聚痞块，小儿痞积，女人癥瘕。

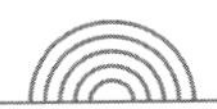

沉香理气汤

【来源】《女科百问》卷下

【组成】丁香半两　檀香半两　木香半两　藿香二两　甘草二两　砂仁半两　白豆蔻一两，用仁　沉香一两　乌药一两　人参一两

【用法】每服一钱，加盐一字，沸汤点服，不拘时候。

【功效与主治】气滞不和，胸膈虚痞。

除痛丸

【来源】《全国中药成药处方集》（沈阳方）

【组成】盔沉三钱　青皮三钱　莱菔炭五钱　台乌四钱　木香五钱　川楝子三钱　香橼三钱　油朴三钱　当归一两　香附一两　油桂三钱　十开蔻一两　明没药七钱　紫苏三钱　白檀香三钱　砂仁四钱　内金五钱　苏合油一钱

【用法】上为极细末，炼蜜为丸，二钱重。每服一丸，白开水送下。

【功效】通气止痛，镇静神经。

【主治】肝气逆满，两胁胀痛，胃脘胀痛，诸疝肿痛，胸膈刺痛，妇人经痛，腰腿疼痛，吐血胁痛。

大沉香降气汤

【来源】《朱氏集验方》卷四

【组成】沉香一钱　木香一钱　丁香一钱　真紫苏子一钱，炒　白术一钱　茯苓一钱　橘红一钱　肉豆蔻一钱　檀香一钱半　厚朴一钱半　半夏一钱半，汤泡七次　五味子一钱半　人参一钱半　甘草二钱半　当归二钱半　藿香叶半两　白豆蔻仁二钱

【用法】分作十服。水一盏半，加生姜三片，大枣一枚，煎八分，空心服。

【功效与主治】男子、妇人气不升降，气聚衰弱，脾胃不和，饮食不进，呕逆恶心，自利腹痛，虚喘气促，虚阳上攻；男子、妇人气血不调，流注脚气。

大沉香圆

【来源】《太平惠民和剂局方》

【组成】天台乌药二斤半　白芷二斤半　甘松二斤半，洗，晒　甘草二斤半　姜

黄二十两，去皮　檀香二十两　干姜二十两，炮　肉桂二十两，去粗皮　白豆蔻十两，去皮　沉香二十两　香附子五斤，去毛

【用法】上为末，炼蜜搜和，每一两作二十圆。每服一圆，嚼破，炒生姜盐汤下；元气发动，炒茴香热酒下，空心、食前服。

【功效与主治】一切冷气攻心腹刺痛，胸膈噎塞，呕吐痰水，噫气吞酸，口苦舌涩，不思饮食；膀胱、肾间冷气攻冲，腰背拘急，脐腹绞痛，手足逆冷，小便滑数；又治卒暴心痛，霍乱吐利，疝瘕气痛，妇人血气刺痛，并宜服之。

兜肚方（一）

【来源】《古今医统大全》卷二十二

【组成】檀香一两　排草一两　沉香五钱　丁香五钱　丁皮六钱　广零陵香六钱　马蹄草六钱　白芷六钱　甘松二钱　附子二钱　乳香二钱　麝香九分

【用法】上为末，和揉艾铺绵中，用帛做成兜肚，以线钉定，勿令移动。裹肚及小腹，兼丹田、神阙。初裹一夜，日去之，渐渐至二夜一去，又渐至五夜一去，方可常裹。男妇皆可用。

【功效与主治】令人有子。主治腹中寒积，痼冷不散。

兜肚方（二）

【来源】《摄生众妙方》卷十一

【组成】白檀香一两　零陵香五钱　马蹄香五钱　香白芷五钱　马兜铃五钱　木鳖子八钱　羚羊角一两　甘松五钱　升麻五钱　丁皮七钱　血竭五钱　麝香九分

【用法】上为末，用蕲艾絮绵装白绫兜肚内，做成三个兜肚。初覆者，用三日后一解，至第五日复覆，至一月后常服。

【功效与主治】痞积，遗精，白浊，妇人赤白带下，及妇人经脉不调，久不受孕。

二益丹

【来源】《全国中药成药处方集》（兰州方）

【组成】草果二斤　砂仁二斤　紫蔻一斤　广木香二斤　丁香一斤　母丁香一斤　肉桂三斤　附片二斤　蛇床子二斤　炙草二斤　煅龙骨二斤　炒吴萸二斤　云苓皮二斤

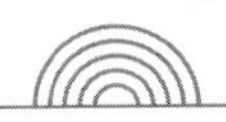

北细辛二斤　花椒二斤　檀香二斤　枯矾二斤　当归六斤　白芷十斤　山奈二斤　海蛸二斤

【用法】上为细末，炼蜜为丸。每丸一钱二分重，每付十丸，粘金一张，作丸时加酥油少许。每日服二次，每次一丸，早晚用黄酒送下，开水亦可。

【功效】调经，止带，暖宫。

【主治】经血不调，赤白带下，行经腹痛，心口痛疼。

二益双补膏

【来源】《医方类聚》卷一五三引《经验秘方》

【组成】甘松二钱，去土，净　藁本二钱，去土梗，净　吴茱萸二钱　三柰子二钱，面裹烧　零陵香二钱　白芷二钱　母丁香二钱　官桂二钱　赤石脂二钱　藿香叶二钱　檀香二钱　麝香二钱　明白矾二钱，炼去雪　韶脑二钱　细辛二钱　紫霄花二钱　干姜二钱，去皮，灰炮　乌鱼骨二钱

【用法】上为极细末，炼蜜为丸。日换二服，服二旬定有孕，见效勿用。

【功效与主治】男子下焦虚寒，阳气衰惫；妇人子宫久冷，年远无孕，赤白带下。

琥珀丸

【来源】《郑氏家传女科万金方》卷四

【组成】琥珀五钱　乳香五钱　木香五钱　南星五钱　川乌五钱　当归五钱　沉香五钱　丁香五钱　檀香五钱　全蝎五钱　僵蚕五钱　天麻五钱　赤石脂五钱　延胡索五钱　五灵脂五钱　麝香二钱　辰砂二钱

【用法】上为末，同糯米糊为丸，如龙眼肉大，辰砂为衣。每服作四至五次，姜汤送下。新产血晕，不省人事，先用韭菜一握（切碎），以有嘴瓷瓶盛之，将米醋煮数沸沃之，以瓶口封没，将小嘴向产母鼻孔，令醋气透入即醒，急与琥珀丸即愈。

【功效与主治】产后气虚恶食，胸闷腹胀，脾胃不和，寒热，夜睡多惊，昏眩泄泻；及新产血晕，不省人事。

活血丹（一）

【来源】《仙授理伤续断秘方》

【组成】荆芥二两半　枫香一两，别研　檀香一两，不见火　降真节一两　草乌二两，酒煮　山桂半两，去粗皮　当归半两，酒浸一时　苍术半两，米汁浸，春五、夏三、秋七、冬十日，炒干　川羌活半两，去芦　白及半两，面裹煨，晒干　乌豆半两，以糯米炒黄为度　地龙半两，去土　滴青一钱半，别研　射香半两，别研　川芎半两，热汤洗三次　五灵脂一两半，用灯心别研　乳香一两，别研　没药一两，别研　川乌半两，酒炮　骨碎补半两，去毛，炒　川牛膝半两，酒浸一时　细辛半两，去苗　花桑木半两，烧灰存性　白芷半两，不蛀者　赤芍药半两，酒浸　川牵牛半两，石灰炒　南星半两，以石灰炒黄色为度　自然铜半两，煅，酒淬，别研　大栗间半两　木鳖二十个，去油壳

【用法】上为细末，酒煮面糊为丸，如弹子大。入臼杵三十余下，团成块，称一两，分作三丸，候丸尽，分作三分，一分阴干，一分晒干半时久，一分焙半时久，却三分打和一处，令阴阳相合，候药上麻土气为度，然后刷去麻土，用黑漆光为度。每服半丸，用无灰酒磨化，微煎三五沸，温服，不拘时候。

【功效与主治】跌仆伤损，折骨断筋，疼痛浮肿，腹有瘀血，灌注四肢，烦闷不安；痈疽发背，肌肉坏烂；诸般风疾，左瘫右痪，手足顽麻，妇人血气风发动。

活血丹（二）

【来源】《证治准绳·疡医》卷六

【组成】青桑炭一斤　当归二两　牛膝二两　川芎二两　赤芍药二两　熟地二两　黑豆二两，酒煮　何首乌二两　南星二两，制　白芷二两　老松节二两，烧　杜仲二两，制　破故纸二两　羌活二两　独活二两　苍术二两，制　防风二两　荆芥二两　骨碎补二两　桔梗二两　栗间二两　续断二两　草乌二两，醋煮，炒　川乌二两，炮　肉桂二两　木鳖子二两，炒　角回二两　地龙二两，去土　白蔹二两　白及二两，煨　细辛二两　降真香二两　檀香二两　松香二两　枫香二两　五灵脂二两　京墨二两，煅　血竭二两　乳香二两　没药二两

【用法】上为末，醋煮秫米糊为丸，如弹子大。晒干，以生漆抹手上，挪漆为衣，阴干。却以布袋盛挂于风处，经久不坏，亦不失药味。每服用当归酒磨下。

【功效与主治】打扑伤损，动筋折骨，跌堕斫磕，刀斧等伤；诸般风疾，左瘫右痪，手足顽麻；妇人血风，浑身疼痛，冷痹。

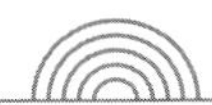

健脾固本药酒

【来源】《全国中药成药处方集》（兰州方）

【组成】当归两斤　川芎八两　白芍四两　酒地四两　党参六两　白术四两　广皮八两　佛手一斤　红花八两　桃仁四两　玄胡四两　吴萸四两　丁香二两　紫蔻二两　良姜四两　檀香二两　香附八两　小茴香四两　川牛膝八两　杜仲四两　续断四两　秦艽四两　独活四两　北细辛二两　麻黄六两　寄生四两　虎骨四两　枸杞四两　大云四两　玉竹八两　远志四两　枣仁四两　天冬四两　麦冬四两　杏仁四两　五味子四两　广木香二两　藿香四两　台乌四两　白芷四两　乳香四两　没药四两　川朴八两　加皮八两　官桂四两　花椒二两　甘草四两　砂仁四两　木瓜四两

【用法】上为粗末，用白烧酒一百零四斤，蜂蜜八十斤，开水五十六斤，熬药、每料分作八料，药二斤，烧酒十三斤，蜂蜜十斤，开水七斤。成人每服五钱，每日早晚温服。

【功效与主治】男妇痰喘，咳嗽气急，两肋臌胀，心口、腰腿痛，女人经水不调，肚腹胀满，肚腹寒冷。

钟乳白泽圆

【来源】《太平惠民和剂局方》

【组成】白檀香一两，取末　滴乳香一两，别研　阳起石一两，煅令通红，研　附子一两，炮，去皮、脐　半钟乳粉二两　麝香一钱，别研

【用法】和匀，滴水成剂，分作六十圆。每服一圆，水一盏，煎化及七分盏，空心热服，如急病，不拘时。

【功效与主治】丈夫诸虚百损，五劳七伤，真气不足，元脏不固，神志俱耗，筋力顿衰，头目眩晕，耳内虚鸣，心腹急痛，气逆呕吐，痰嗽喘促，胸膈胀闷，脾泄下痢，遗精便浊，厥冷自汗，脉微欲绝；妇人血海虚冷，崩漏不止，赤白带下，经候不调，脐腹时痛，面无颜色，饮食不进。但是一切虚劳之疾，并宜服之；久服补益精血，助阳消阴，安心神，定魂魄，延年增寿，起死回生。

资成汤

【来源】《不居集》上集卷十

【组成】人参一钱　白芍一钱　扁豆一钱　山药一钱　茯神一钱　丹参八分　橘红六分　甘草五分　莲肉一钱五分　檀香三分

【用法】上用雄健无病猪肚一具，酒洗磨净，取清汤煎药。或为丸亦可。

【功效】养心健脾。

【主治】虚劳心脾两虚，遗精盗汗，食少泄泻，血不归经，女子崩漏不止，不任芪、术、归、地者。

第十五章　安息香

安息活血丹

【来源】《太平惠民和剂局方》

【组成】吴茱萸二十两，汤浸七遍，焙干，微炒　安息香二十两，捣碎，入好酒研，澄去渣，银器内慢火熬成膏　柏子仁二十两，炒　山茱萸二十两，去核　延胡索二十两　桃仁二十两，去皮尖，麸炒微黄色　虎杖二十两　当归二十两　杜仲二十两，去粗皮，炒　附子二十两，炮，去皮、脐　木香二十两　泽兰二斤半　干姜二斤半，炮　肉桂二斤半，去粗皮　艾叶二斤半，微炒　黄芪二斤半，去芦　牡丹皮二斤半　肉苁蓉五斤，酒浸，焙　厚朴五斤，去粗皮，姜汁炙令熟

【用法】上为细末，以安息香膏入白面同煮，作糊和丸如梧桐子大，每服三十丸，食前以温酒下，醋汤亦得。

【功效与主治】冲任不足，下焦久寒，月事不匀，或来多不断，或过期不来，或崩中去血，或带下不止，面色萎黄，肌肉瘦悴，肢体沉重，胸胁胀满，气力衰乏，饮食减少，一切血气虚寒，并宜服之。

补骨脂煎

【来源】《圣济总录》卷一五二

【组成】补骨脂一两，炒　安息香一两，研　胡桃仁二两

【用法】上为极细末，炼蜜调如稀饧。每服半匙，空心温酒调下。

【功效与主治】妇人带下并脚弱。

补母汤

【来源】《名家方选》

【组成】当归一钱　茯苓一钱　桔梗一钱　柴胡一钱　木香一钱　芍药一钱

莪术三钱　藿香三钱　人参三钱　黄芪三钱　肉桂三钱　桂心三钱　熏陆三钱　沉香三钱　乳香三钱　熟地黄三钱　丁子三钱　石膏三钱　滑石三钱　大黄三钱　升麻三钱　缩砂三钱　槟榔三钱　黄芩三钱　甘草三钱　安息香三钱

【用法】水煎服。

【功效】行气活血，和里缓急。

【主治】产前产后，或金疮打扑，凡从血症变出者。

大活络丹

【来源】《兰台轨范》卷一引《圣济》

【组成】白花蛇二两，酒浸　乌梢蛇二两，酒浸　威灵仙二两，酒浸　两头尖二两，酒浸　草乌二两　天麻二两，煨　全蝎二两，去毒　首乌二两，黑豆水浸　龟版二两，炙　麻黄二两　贯仲二两　炙草二两　羌活二两　官桂二两　藿香二两　乌药二两　黄连二两　熟地二两　大黄二两，蒸　木香二两　沉香二两　细辛一两　赤芍一两　没药一两，去油，另研　丁香一两　乳香一两，去油，另研　僵蚕一两　天南星一两，姜制　青皮一两　骨碎补一两　白蔻一两　安息香一两，酒熬　黑附子一两，制　黄芩一两，蒸　茯苓一两　香附一两，酒浸，焙　元参一两　白术一两　防风二两五钱　葛根一两五钱　虎胫骨一两五钱，炙　当归一两五钱　血竭七钱，另研　地龙五钱，炙　犀角五钱　麝香五钱，另研　松脂五钱　牛黄一钱五分，另研　片脑一钱五分，另研　人参三两

【用法】上药五十味，为末制蜜丸，如桂圆核大，金箔为衣。陈酒送下。

【功效】祛风化湿，舒筋活络。

【主治】中风瘫痪，痿痹痰厥，拘挛疼痛，痈疽流注，跌扑损伤，小儿惊痫，妇人停经。

大香甲散

【来源】《博济方》卷四

【组成】沉香半两　鳖甲一两，汤浸，去裙襕，炙令黄香用　柴胡半两，去芦　人参半两　桔梗半两　茯苓半两，去皮　川芎半两　藿香叶半两　羌活半两　木香半两　陈橘皮半两，去白　牡丹皮半两　安息香半两　当归半两　厚朴半两，姜汁炙令香　京三棱半两，炮　官桂半两，去皮　附子半两，炮，去皮脐　牛膝半两，去苗　桃仁半两，汤浸，去皮尖　和皮大腹子一分

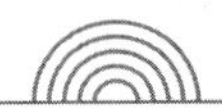

【用法】上为末，分一半，每服两钱，水一盏，加生姜、乌梅各少许，同煎至八分，温服。余一半更入干漆一分，阿魏半两，赤芍药一分同为末，炼蜜为丸，如梧桐子大。每服二十丸至三十丸，空心煎乌梅、地黄汤送下。与散子相间服。

【功效】补血海，调气。

【主治】妇人血脏风虚冷气，肌肉黄瘦，饮食进退，经候不匀，心腹多胀，渐变如劳。

玳瑁丸

【来源】《太平圣惠方》卷七十三

【组成】玳瑁一两　麒麟竭半两　乳香半两　没药半两　须灰三分，故锦　续断一两　安息香半两

【用法】上为末，以蜜及安息香熬炼，和诸药末为丸，如绿豆大。每服二十丸，食前以温酒送下。

【功效】活血祛瘀，行气止血。

【主治】妇人赤带，下不止。

当归没药丸

【来源】《圣济总录》卷一五一

【组成】没药三分，研　丁香三分　木香一两　丁香皮半两　桂半两，去粗皮　麒麟竭半两，研　延胡索半两　干漆半两，炒烟出　牡丹皮半两　当归半两，锉，炒　肉豆蔻半两　槟榔一两，锉　安息香、乳香各一两，二味同捣末，再用酒研，滤去滓，银器内熬成膏

【用法】上一十四味捣箩，十二味为末，以二香膏和丸，如膏少即少入炼蜜，丸如梧桐子大，以丹砂为衣，每服二十丸至三十丸，温酒或生姜汤下，食前早晚各一服。

【功效】理气活血，调经止痛。

【主治】妇人血气不调，月水滞涩，身体麻痹瘙痒疼痛，饮食减少，面黄肌瘦，背脊拘急，骨间酸痛，多吐清水，脐腹胀闷。

琥珀丸

【来源】《太平圣惠方》卷六十九

【组成】琥珀一两　安息香三分　朱砂三分，细研，水飞过　木香三分　麒麟竭一两　败龟一两，涂醋，炙令黄　没药三分　地龙一两，微炒　雄黄半两，细研，水飞过　当归一两，锉，微炒　槟榔二两　麝香一分，细研

【用法】上为末，炼蜜为丸，如绿豆大。每日二十丸，空心时以温酒送下，晚食前再服。

【功效与主治】妇人血风，身体骨节疼痛。

花光散

【来源】《圣济总录》卷一四六

【组成】玳瑁屑二两半　蓝实一两半，炒　安息香一两，别研　丹砂一两，别研　琥珀一两　牛黄半两，别研　人参半两　麝香半两，别研　贯众半两

【用法】上药除别研外，为细末，拌匀。每服一钱匕，早、晚食后温酒调下。小儿半钱匕，日二次。

【功效与主治】服药过剂，反伤正气，致入邪干心，或三虫变蛊，或乘虚中恶，或变为五淋，或致子为惊痫，或筋挛脉结，或产妇血运，或胸停客热。

至宝丹（一）

【来源】《灵苑方》

【组成】水牛角一两　玳瑁一两　琥珀一两　朱砂粉一两　雄黄粉一两　牛黄一分　冰片一分　麝香一分　安息香一两半，酒浸重汤煮，令化滤去滓，约取一两净

【用法】将水牛角、玳瑁研为细末，入余药研匀，和为丸，如梧桐子大。每服三至五丸，人参汤下；或用童便一合，入生姜汁三至五滴送服。小儿以两岁服二丸为准，视年龄大小加减。

【功效】化痰开窍，清热解毒。

【主治】卒中急风不语，中恶气绝；中诸物毒，暗风；中热疫毒，阴阳二毒，山岚瘴气毒，蛊毒，水毒等所致昏厥，痰盛气粗，舌红苔黄垢腻，脉滑数。以及产后血晕，口鼻血出，恶血攻心烦躁气喘，吐逆，难产闷乱，死胎不下。

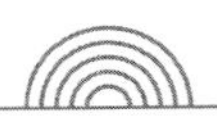

【方解】方中麝香、冰片、安息香辟秽化浊，豁痰开窍，共为君药；水牛角、牛黄、玳瑁清热解毒，下降心火，雄黄粉劫痰解毒，用以醒神开窍，为臣药；朱砂粉、琥珀重镇安神，共为佐使。

至宝丹（二）

【来源】《苏沈良方》卷五引《灵苑方》

【组成】生乌犀一两　生玳瑁一两　琥珀一两　朱砂一两　雄黄一两　牛黄二钱五分　龙脑二钱五分　麝香二钱五分　安息香一两五钱，酒浸，重汤煮令化，滤去滓，约得净末一两　金箔五十张　银箔五十张

【用法】上丸如皂角子大，人参汤下一丸，小儿量减。血病生姜，小便化下。

【功效】化浊开窍，清热解毒。

【主治】卒中急风不语，中恶气绝；中诸物毒、暗风；中热疫毒，阴阳二毒，山岚瘴气毒，蛊毒，水毒等所致昏厥，痰盛气粗，舌红苔黄垢腻，脉滑数。以及产后血晕，口鼻血出，恶血攻心，烦躁气喘，吐逆，难产闷乱，死胎不下（以上诸证以童便送服）；并心肺积热，伏热呕吐；邪气攻心，大肠风秘，神魂恍惚，头目昏眩，睡眠不安，唇口干燥，伤寒狂语；儿科用于心热癫痫，急惊，卒中客忤，不得眠睡，烦躁、风涎、搐搦等。现用于脑血管意外、肝昏迷、乙脑、癫痫等属痰迷心窍者。

【方解】方中麝香、冰片、安息香辟秽化浊，豁痰开窍，共为君药；乌犀、牛黄、玳瑁清热解毒，下降心火，雄黄劫痰解毒，用以醒神开窍，为臣药；朱砂、琥珀、金箔、银箔重镇安神，共为佐使。

第十六章　降香

红鸡膏

【来源】《全国中药成药处方集》（济南方）

【组成】降香四两　全当归四两　穿山甲一两　血竭五钱　乳香一两　没药一两　红公鸡 1 个

【用法】将公鸡去肉用骨，用香油 2 斤炸 5 分钟；再将降香、当归、穿山甲下油 5 分钟；再将血竭、乳香、没药下油，共同炸黑取出；再下章丹 1 斤收膏，每张大的 1 两，小的 5 钱。外贴患处。

【功效】活血散瘀，消肿定痛。

【主治】筋骨疼痛，麻木不仁，跌打损伤，妇女乳痈。

【方解】降香辛温，入心包、肝经，行瘀止血，消肿定痛，配当归、乳香、没药、血竭活血化瘀止痛，伍穿山甲通经搜风消肿，全方共奏活血散瘀、消肿定痛之功。

韭汁生地饮

【来源】《不知医必要》卷四

【组成】生地二钱　当归一钱　郁金一钱　降香一钱

【用法】加韭菜捣汁半酒杯，童便少许冲药服。

【功效与主治】经逆从口鼻出。

清金引血汤

【来源】《中医妇科治疗学》

【组成】藕节 9 克　茅根 15 克　侧柏 9 克　降香、桑叶、麦冬各 6 克　旱莲草 9 克　黑芥穗 4.5 克　泽兰 15 克

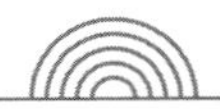

【用法】水煎服。

【功效】清燥润肺，引血下行。

【主治】经前鼻衄，经期提前或停闭，头晕耳鸣，口干欲饮，苔黄脉数。

桃花化浊汤

【来源】《医醇剩义》卷三

【组成】桃仁二钱　红花五分　牛膝二钱　延胡索一钱　归尾一钱五分　赤芍一钱　丹参二钱　茵陈三钱　泽泻一钱五分　车前二钱　降香五分　血余炭一撮

【用法】水煎服。

【功效与主治】治女劳疸，血瘀不行，积于膀胱少腹，膀胱急，小腹满，身尽黄，额上黑，足下热，大便黑而时溏。

第十七章　莪术

艾煎丸

【来源】《杨氏家藏方》卷十五

【组成】艾叶米醋浸一宿，炒焦，一两　陈橘皮去白，一两　高良姜锉，炒，一两　干姜炒，一两　赤芍药一两　白芍药一两　吴茱萸汤洗七遍，炒，一两　蓬莪术煨，切，一两　龙骨一两　牡蛎煅，一两

【用法】上为细末，醋煮面糊为丸，如梧桐子大。每服五十丸，空心、食前煎艾叶汤送下。

【功效】温经止痛。

【主治】妇人血海虚冷，月候过多，崩漏带下，腹胁疞痛。

白葱散

【来源】《医学入门》卷八

【组成】川芎　当归　生地　白芍　枳壳　厚朴　莪术　三棱　茯苓　官桂　干姜　人参　川楝肉　神曲　麦芽　青皮　茴香　木香各等分

【用法】加葱白、食盐，水煎服。

【功效】温经散寒。

【主治】一切冷气入膀胱，疝痛；胎前产后腹痛，胎动不安，或血刺痛，兼血脏宿冷，百节倦痛，肌体怯弱。

百钟丸

【来源】《御药院方》卷四

【组成】青皮去白，二两　陈皮去白，二两　神曲炒，二两　荆三棱二两　蓬莪术炮，二两　麦蘖炒，二两　萝卜子炒，二两　枳实麸炒，四两　雷丸一两　益智仁一两

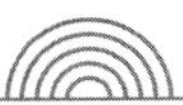

牵牛炒，三两

【用法】上为细末，水面糊为丸，如梧桐子大。每服五十九，食后煎生姜、陈皮汤送下。

【功效】理气消积。

【主治】痞气，胀满积聚，酒癖癥瘕。

柏子仁丸

【来源】《女科百问》卷上

【组成】柏子仁别研，一两　当归洗，一两　熟地一两　白茯苓一两　丹皮一两　卷柏一两　白芍药一两　石斛一两　巴戟去心，一两　肉苁蓉酒浸，一两　山药一两　杜仲一两　白薇一两　蒲黄一两　枳壳一两　肉桂一两　京三棱煨，一两　莪术煨，一两　覆盆子一两　枸杞子一两　附子炮，去皮脐，半两

【用法】上为细末，炼蜜为丸，如梧桐子大。每服五十丸，空心、食前温酒或米饮送下。

【功效】补肾安神，活血祛瘀。

【主治】妇人血闭不通，渐成痨瘵。

不换金散

【来源】《妇人大全良方》卷七引《灵苑方》

【组成】三棱一两　莪术并细锉，一两　巴豆去壳，一两

【用法】上三味，以酽醋一碗，熬醋成膏为度。先将糠固济一罐子，阴干后将药并醋膏一处置罐子中，外用泥裹，以平瓦一片盖之，用炭火五七斤煅，常看守，才候烟急出即取出，看通黑则止，不得烧过了，便入乳钵内细研为末。每服一钱，炒生姜、酒调下。

【功效】破血消癥。

【主治】妇人血刺痛不可忍者。

补母汤

【来源】《名家方选》

【组成】当归一钱　茯苓一钱　桔梗一钱　柴胡一钱　木香一钱　芍药一钱　莪术三钱　藿香　川芎三钱　人参三钱　黄芪三钱　肉桂三钱　桂心三钱　熏陆三钱

沉香三钱　乳香三钱　熟地黄三钱　丁子三钱　石膏三钱　滑石三钱　大黄三钱　升麻三钱　缩砂三钱　槟榔三钱　黄芩三钱　甘草三钱　安息香三钱

【用法】水煎服。

【功效】行气止痛，活血消癥。

【主治】产前产后，或金疮打扑，凡从血证变出者。

补阴丹

【来源】《博济方》卷二

【组成】朱砂去石，半两　硇砂去石，半两　延胡索半两　木香半两　半夏汤浸七遍，半两　芫花醋浸，炒黄色，半两　斑蝥去翅足，酒浸后炒令焦黑止，半两　川苦楝子醋浸，炒黄，一两　荆三棱一两　海蛤一两　蓬莪术一两　大附子炮，去皮脐，一两　舶上茴香一两　青皮一两　肉豆蔻三枚　槟榔三枚

【用法】上为细末，酒煮面糊为丸，如梧桐子大。每服五七丸，女用醋汤，男用温酒或盐汤送下，空心、临卧各一服。

【功效】活血，行气，消癥。

【主治】小肠气，膀胱气刺疼痛；妇人产后恶物不尽，变作血瘕者。

布膏药

【来源】《青囊秘传》

【组成】生地三钱　当归三钱　首乌三钱　川芎三钱　川断三钱　红花三钱　加皮三钱　川草乌三钱　茅术三钱　良姜三钱　官桂三钱　香附三钱　乌药三钱　枳壳三钱　陈皮三钱　柴胡三钱　白芷三钱　羌独活三钱　灵仙三钱　麻黄三钱　莪术三钱　三棱三钱　寄奴三钱　荆芥三钱　防风三钱　赤芍三钱　青皮三钱　桃仁三钱　红花三钱　川军三钱　牙皂三钱　藁本三钱　连翘三钱　南星三钱　山柰三钱　姜半夏三钱　海风藤三钱　甘松三钱

细料方：麝香一钱　附子二钱　冰片五分　洋樟三钱　木香三钱　肉桂一钱　乳香三钱　没药三钱　细辛三钱　阿魏三钱　八角茴香三钱，共研末

【用法】麻油四斤，入药煎枯，下净血余三两，溶化，再下飞广丹三十两，熬膏，再下后细料药，搅匀用之。筋骨疼痛，腰腿痠软，四肢无力，贴两膏肓及肾俞；男子艰嗣，梦遗精滑，贴命门；妇女漏下半产，白带，贴子宫穴；左瘫右痪，手足麻木，贴肩井、曲池、环跳；跌打损伤，贴痛处；鹤膝风，贴膝

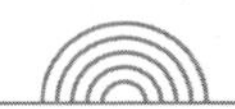

眼；赤白痢疾，贴丹田；漏肩风，贴肩井；胁肋气痛，贴期门、章门；大、小疟疾，贴肺俞；心腹痛、呕吐，贴中脘；癥瘕痞癖，贴痛处、气海；哮喘咳嗽，贴肺俞、中脘；木肾疝气，贴丹田、肾俞；瘀血作痛，贴丹田、气海；腰背疼痛、偏正头风，贴太阳、风门。

【功效】固肾止带，活血通脉。

【主治】男子艰嗣，梦遗精滑，妇人半产漏下，白带及跌打损伤，遍身筋骨疼痛，腰脚痠痛，足膝无力，左瘫右痪，水泻痢疾，手足麻痹，腰胁气痛，哮喘咳嗽，癥瘕痞癖，心腹肚痛，呕吐，木肾疝气，偏正头风，漏肩鹤膝，疟疾，瘀血作痛。

苍术香附丸

【来源】《妇科玉尺》卷一

【组成】苍术二两　三棱二两　神曲二两　姜厚朴二两　生地二两　莪术二两　当归二两　香附二两　明矾半斤，麸炒黑

【用法】上为细末，水泛为丸。

【功效】祛湿化浊，理气活血。

【主治】经壅，身体发虚，四肢无力，潮热骨痛，内有气块。

抽刀散

【来源】《妇人大全良方》卷七引陈日华方

【组成】五灵脂炒，一两　莪术半两　桂心半两　芸薹子（别名油菜子）炒，半两

【用法】上为末，每服二大钱，酒半盏，水半盏，煎至八分，疾作热服。

【功效】活血祛瘀，散结消肿。

【主治】妇人血风、血气。

葱白散

【来源】《博济方》卷二

【组成】川芎一两　当归一两　枳壳去白，麸炒，一两　厚朴去白，姜汁炙，一两　官桂去皮，一两　干姜炮，一两　芍药一两　木香一两　青橘皮去白，一两　神曲炒，一两　麦蘖炒　人参一两　蓬莪术醋浸一宿，焙，一两　舶上茴香炒，一两　荆三棱炮，一两　苦楝子一两　茯苓去皮，一两　干地黄一两　大黄半两　诃子半两，去核，二味酌用

【用法】上杵为末。每有患者三平钱，常服之，只须用二钱，用大葱白二寸，分中擘破，用清水一盏，同煎至七分，然后入盐半钱，和滓热服。至于方内诃子、大黄，或有用者，或有不用者，盖相度病状，可入即入，不可入即不必入，盖此二味多不全用。若须入大黄，即服时不须更入盐也。

【功效】温通经脉，活血行气。

【主治】一切冷气不和，及本脏膀胱气攻冲疼痛；妇人产前产后腹痛，胎不安，或血刺者；兼能治血脏宿冷，百节倦疼，肌瘦怯弱。

促经汤

【来源】《古今医统大全》卷八十四

【组成】香附子八分　熟地黄八分　白芍药八分　莪术八分　木通八分　苏木八分　当归一钱　川芎　红花　甘草五分　肉桂　桃仁二十粒，去皮尖

【用法】水一盅半，煎八分，空心温服。

【功效】益肾养血，活血化瘀。

【主治】月经过期不行，腰腹作痛。

醋煮散

【来源】《女科万金方》

【组成】三棱　莪术　官桂　赤芍　香附　甘草　乌药

【用法】临服加醋一匙。

【功效】破血逐瘀，行气止痛。

【主治】产后胎衣不下，血闷冲心。

催生安胎救命散

【来源】《卫生家宝产科备要》卷六

【组成】乌药四两，别用醋炒黄色　前胡半两，拣净　菊花一两，去梗　蓬莪术二两，炮，乘热锉碎　当归半两，去芦须，洗，切，焙

【用法】上锉，用好米醋炒干为度，同为末，用新瓷罐收，勿令失气味。如死胎在腹，每服三钱，用炒姜豆淋酒调下，连进三服，立下；死血冲心，每服二钱，用炒姜豆淋酒调下，入童子小便半盏；安胎，每服一钱，甩热酒调下；血山崩，每服一钱，用热酒调下；寻常催生，每服三钱，用炒姜豆淋酒调

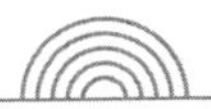

下，只一二服，立生。

【功效】行气，活血，化瘀。

【主治】产难，死胎在腹，死血冲心，血山崩，产后一切血疾。

大腹皮丸

【来源】《圣济总录》卷一五三

【组成】连皮大腹一两半　防己一两　泽泻一两　木香一两　蓬莪术煨，锉，一两　枳壳去瓤，麸炒，一两　槟榔煨，锉，三分　陈橘皮汤浸，去白，焙，三分　牵牛子微炒，三分

【用法】上为末，炼蜜为丸，如梧桐子大。每服三十丸至四十丸，空心、日午、夜卧生姜汤送下。如减，即少服。

【功效】行气，利水，通经。

【主治】妇人水分，肿满不消，经水断绝。

大黄煎

【来源】《太平圣惠方》卷七十九

【组成】川大黄一两，锉碎，微炒　芫花一两醋拌，炒令干　蓬莪术一两　咸硝一两　桃仁一两，汤浸，去皮尖双仁，麸炒微黄　朱粉半分

【用法】上为末。以醋二升，于铁器中慢火熬令稀稠得所，即下米粉搅匀。每服一茶匙，空心以温酒调下。

【功效】破血通经。

【主治】产后积聚、血块攻心腹，发即令人闷绝；兼破鬼胎。

大乌金丸

【来源】《丹溪心法附余》卷二十

【组成】大艾叶二两　当归醋炒，二两　破故纸炒，二两　茴香炒，二两　熟地黄醋炒，二两　南木香不见火，二两　吴茱萸二两　三棱二两　莪术二两　川芎醋炒，三两　芍药醋炒，三两　香附子六两　延胡索一两　紫荆皮醋炒，四两

【用法】上先将艾、香附子用米醋一升，浸一日一夜，冬月三昼夜，煮干炒令黑色，入后十二味，同为末，米醋煮糯米糊为丸，如梧桐子大。每服七八十丸，空心盐汤、盐酒任下，一日二次。

【功效】温经散寒，养血调经。

【主治】妇人思虑过度，变生多疾，孕育不成，崩中带下，五心烦热，口苦咽干，饮食无味，身疼羸瘦，面目萎黄，手足痿软，经水不匀，肚腹胀痛，鬓发黄落，喜卧倦起；产后恶血上行，心腹刺痛，败血不止，及子宫一切恶疾。

大延胡索散

【来源】《黄帝素问宣明论方》卷七

【组成】延胡索一分　当归一分　芍药一分　京三棱煨，一分　川苦楝一分　蓬莪术一分　官桂去粗皮，一分　厚朴姜制，一分　木香一分　川芎一分　桔梗半两　黄芩半两　大黄半两　甘草一两　槟榔二钱

【用法】上为粗末。每服三钱，水一盏，煎至六分，去滓，食前热服。

【功效】活血，行气，通经。

【主治】妇人经病，并产后腹痛，或腹满喘闷，或癥瘕癖块，及一切心腹暴痛。

代抵当汤

【来源】《血证论》卷八

【组成】大黄一钱，酒炒　莪术一钱　山甲珠三斤　红花一钱　桃仁三钱　丹皮三钱　当归三钱　牛膝二钱　夜明砂三钱

【用法】水煎服。

【功效】泻热破瘀。

【主治】蓄血。

当归血竭丸

【来源】《产育宝庆集》卷下

【组成】当归炒，锉　血竭　蓬莪术炮　芍药各二两　五灵脂四两

【用法】上为细末，醋面糊为丸，如梧桐子大。每服四十丸，温酒送下，或温粥饮送下，空心食前服。

【功效】养血调血，破瘀止痛。

【主治】妇人产后，恶物不下，结聚成块，心胸痞闷，脐下坚痛。

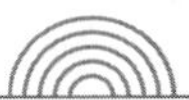

涤热逐瘀汤

【来源】《中医妇科治疗学》

【组成】丹参15克 丹皮9克 生地9克 三棱6克 莪术6克 延胡索6克 通草6克 香附6克 通草6克 槟榔6克 大黄3克

【用法】水煎，温服，每日一剂。

【功效】清热祛瘀，行气止痛。

【主治】血热气滞，经前腹痛，拒按，痛时如刺，有时引及两侧，经血紫黑，时有热气上冲之感，大便燥结。

莪术散

【来源】《寿世保元》卷七

【组成】香附三两 当归酒洗，一两 莪术醋煨，一两 延胡索一两 赤芍药一两 枳壳麸炒，一两 熟地黄一两 青皮去瓤，一两 白术去芦，一两 黄芩一两 三棱醋煨，八钱 小茴香炒，八钱 砂仁八钱 干漆炒尽烟，五钱 红花五钱 川芎八钱 甘草一钱

【用法】上为细末。每服二钱，空心好米酒调服。

【功效】行气止痛，活血消癥。

【主治】妇人三十八九岁，经血断早，瘀血未尽，不时攻痛成疾，经水不行，腹中有块痛，头晕眼花，不思饮食。

莪术汤

【来源】《竹林女科》卷一

【组成】莪术 三棱 红花 苏木 牛膝

【用法】水煎，空心服。

【功效】活血化瘀。

【主治】因伤食生冷，血滞不行，内有瘀血，经来一半，遍身潮热，头痛口渴，小便作痛。

二圣大宝琥珀散

【来源】《妇人大全良方》卷二

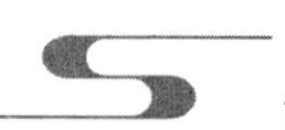

【组成】生地黄一斤　生姜一斤，二味各研取自然汁，将地黄汁炒生姜滓，姜汁炒地黄滓，各稍干，焙为细末　当归一两　川芎一两　牡丹皮一两　芍药一两　莪术一两　蒲黄一两　香白芷一两　羌活八味各炒，一两　桂心不见火，一两　熟地黄炒，一两

【用法】上为细末，于瓷盆内收之。妇人冷气痛，并血海不调，嗝气，炒姜、酒下二钱；产后胞衣不下，暖酒调下二钱；产妇临月，每日三次，则滑胎易产，温酒调二钱；产后血犯心，眼见鬼神，用童便半盏、酒半盏同煎，调二钱；一生无子者，入服则有孕。此药治妇人百病，空心、日午食前，每日二次。产后百病，并暖酒调下。

【功效】活血调经。

【主治】妇人血海不调，嗝气，不孕；产后胞前不下，瘀血犯心，眼见鬼神。

二十四味建中汤

【来源】《简易方》引《卫生家宝》见《医方类聚》卷一五〇

【组成】黄芪蜜炙，二两　官桂二两　秦艽二两　肉豆蔻二两　煨柴胡二两　荆芥二两　白芷二两　川芎二两　鳖甲醋炙，二两　桔梗二两　当归一两　莪术炮，一两　麦门冬去心，一两　白芍药一两　人参去芦，一两　茯苓一两　甘草炙，一两　木香一两　酸枣仁炒，一两　海桐皮一两　枳壳去瓤，煨，一两　干地黄一两　沉香半两　槟榔半两

【用法】上为细末。每二钱半，水一盏，加生姜三片，乌梅二个，煎至七分，温服。如觉脏腑冷，即空心热服；小便多，即食后临卧时服。

【功效】益气，养血，通经。

【主治】虚劳，体倦骨疼，羸瘦少力，心忡胸满，痞闷不食；妇人血气风劳，月水不调，不孕者。

分气丸

【来源】《鸡峰普济方》卷二十

【组成】附子一两　吴茱萸一两　当归一两　川芎一两　陈皮一两　蓬莪术一两　干姜一两　延胡索一两　肉桂一两　五味子一两　白芷一两　白及一两　益智仁一两　白术一两

【用法】上为细末，醋煮面糊为丸，如梧桐子大。每服二三十丸，食前生

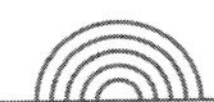

姜汤送下。

【功效】温经散寒，行气消积。

【主治】男子妇人脾胃虚弱，中脘痞塞，气不升降，四肢倦怠，无力多困，饮食不消；妇人荣卫俱虚，经候不调，两胁刺痛，脐腹胀满，肢节疼痛，时发寒热，面色萎黄，日渐瘦弱，全不思食。

浮石丸

【来源】《名家方选》

【组成】莪术　三棱　桃仁　大黄　浮石各等分

【用法】上为末，糊为丸服。

【功效】破血消癥。

【主治】经闭，及血块。

妇女紫金丹

【来源】《中国医学大辞典》

【组成】砂仁一两五钱　枳壳一两五钱，炒焦　天台乌药一两五钱　广木香一两　陈皮一两　延胡索一两　红豆蔻一两　蓬莪术一两　京三棱一两　槟榔一两三钱

【用法】上为细末，赤米汤泛为丸，如梧桐子大。每服三钱，熟汤送下。

【功效】行气，活血，通经。

【主治】妇女气郁血凝寒滞，经水不通，或乱经痛经，不能受孕，及肝血气块作痛。

赶经汤

【来源】《嵩崖尊生书》卷十四

【组成】全当归一钱　川芎一钱　熟地一钱　香附一钱　桃仁四分　红花四分　莪术四分　木通四分　炙草三分　肉桂三分

【用法】水煎服。

【功效】益气养血，活血调经。

【主治】虚中有寒或有滞所致的月经后期。

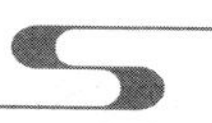

宫外孕Ⅱ号方

【来源】《中医妇科学》

【组成】赤芍 15g　丹参 15g　桃仁 9g　三棱 3～6g　莪术 3～6g

【用法】水煎服，每日一剂，分二次服。

【功效】活血化瘀，消癥消胚。

【主治】宫外孕未破损型及包块型。

广胤丹

【来源】《御药院方》卷十一

【组成】黄芪锉细，一两半　人参上党者，去苗，一两　川续断锉，一两　泽兰叶去皮，一两　熟地黄焙干，一两　牡丹皮拣净，一两　延胡索一两　白芍药一两　川芎一两　白薇一两　嫩鹿茸燎去毛，酥酒涂炙干，别杵，一两　白茯苓去黑皮，一两　当归去苗，洗净，切，炒干，一两　肉苁蓉酒浸软，去皱皮，切，焙干，一两　防风去苗及叉尾者，一两　藁本去苗土，一两　华细辛去苗叶土，吹搓，箩过，一两　陈皮汤浸，去白，焙干，一两　蓬莪术一两　京三棱二味各和白面裹，慢灰火中煨熟，去面，就热杵碎，一两　干姜炮裂，一两　木香半两　肉桂去粗皮，半两　山茱萸半两　甘草锉，炒，二两　黑附子炮裂，去皮脐，三钱　覆盆子去萼枝，二两

【用法】上为细末，炼蜜为丸，如弹子大。每服一丸，空心、食前细嚼，温酒送下，一日三次。有孕停服。

【功效】温补肝肾，活血通脉。

【主治】久无子息。

归术破瘕汤

【来源】《古今医鉴》卷十一

【组成】归尾酒洗，一钱　赤芍一钱　白芍一钱　青皮一钱　乌药七分　香附醋炒，一钱半　三棱一钱　莪术醋煮，一钱　官桂五分　苏木五分　红花五分

【用法】上锉一剂，水煎，入酒一盅，空心服。

【功效】行气活血，破瘀消癥。

【主治】妇人经水不通，腹中积块疼痛。

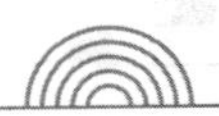

过期饮

【来源】《证治准绳·女科》卷一

【组成】熟地黄二钱 白芍药二钱 当归二钱 香附二钱 川芎一钱 红花七分 桃仁泥六分 蓬莪术五分 木通五分 甘草四分 肉桂四分

【用法】水两盅，煎一盅，食前温服。

【功效】补血行气。

【主治】血虚气滞之经水过期不行。

和经汤

【来源】《医学正传》卷七

【组成】当归一钱半 川芎半钱 熟地黄一钱 白芍药一钱 桃仁三十个，去皮尖，研 红花三分 香附米一钱 熟桂半钱 木通八分 蓬莪术一钱 甘草五分 苏木一钱

【用法】上细切，作一服。水一盏半，煎至一盏，空心温服。

【功效】养血，活血，通经。

【主治】月经过期不行。

和气通经汤

【来源】《陈素庵妇科补解》卷三

【组成】归尾姜汁炒 川芎 丹参 益母草花茎叶根子全用 延胡索 桂心 红花 青皮 莪术醋炒 香附酒醋同炒 乌药

【用法】水煎服。

【功效】逐瘀散寒。

【主治】妇人有病似怀孕状而实非胎者。或血聚下焦，凝结不散，或寒气客于子门，血壅不流，结硬如石为石瘕；或寒气客于大肠，结瘕在内，状如怀子，腹渐长大，有形可见为肠覃；或经闭，月事不来，疑为有孕，而有蓄血；或月事时下，疑为漏胎，投以补血安胎之剂，非徒无益，而反有害者。

黑金丸

【来源】《圣济总录》卷七十二

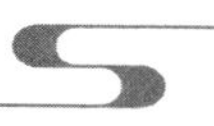

【组成】沉香锉　附子炮裂，去皮脐，半两　木香一分　青橘皮汤浸，去白，焙，一分　干姜炮，一分　细墨烧红，醋研，一分　京三棱煨，锉，一分　蓬莪术煨，锉，一分　桂去粗皮，一分　大黄锉，半分　干漆炒烟出，半分　麝香研，半分　硇砂研，水飞，一两

【用法】上为末，将京三棱、蓬莪术、大黄、硇砂四味，用米醋煮烂，研作糊，入众药末为丸，如梧桐子大。

【功效】活血消癥，行气止痛。

【主治】食癥瘕癖聚，一切血结刺痛。

黑龙妙化膏

【来源】《古今医鉴》卷十三

【组成】川乌一两　草乌一两　当归一两　白芷一两　赤芍一两　生地一两　熟地一两　两头尖一两　官桂一两　三棱一两　莪术一两　穿山甲一两　木鳖子去壳，净仁，一两　巴豆去壳，一百个　蓖麻仁一百个

上锉碎，用香油二斤，浸三日，文武火熬至焦黑，滤去滓，将油再熬至半炷香，下黄丹炒黑色一斤，研，同熬，以柳条搅不住手，滴水成珠，不散为度，取出入后药

乳香一两　没药一两　木香一两　麝香二钱　五灵脂一两

【用法】上为细末，入内搅匀，瓷器盛之。量疾大小，用五倍子染过狗皮，摊贴半月，一易制药，二三个月有效。

【功效】活血消癥。

【主治】癖块，血积，气积，痞积，食积等。

红花当归散（一）

【来源】《寿世保元》卷七

【组成】当归酒洗，八分　川芎六分　赤芍药六分　熟地黄六分　香附六分　枳壳五分　延胡索五分　厚朴姜炒，四分　小茴香酒炒，四分　柴胡四分　陈皮四分　三棱醋炒，四分　莪术醋煨，四分　牛膝去芦，四分　红花三分　甘草二分

【用法】上锉。生姜水煎，空心热服。兼用八物汤。

【功效】补血行气，活血消癥。

【主治】妇人三十一二岁，年年生育，败血过多，血虚胃热，以致经水不匀，不时腹中疼痛结块，饮食少进，困倦目眩，潮热往来，五心烦躁。

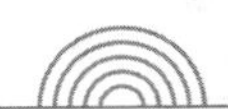

红花当归散（二）

【来源】《叶氏女科》卷一

【组成】红花二分　当归八分　川芎五分　赤芍五分　熟地五分　黄芩五分　香附童便制，五分　玄胡索五分　厚朴姜制，五分　小茴香四分　柴胡四分　陈皮四分　莪术四分　三棱四分　牛膝四分　甘草三分　姜二片

【用法】水煎，空腹服一剂；除去三棱、莪术，再服二三剂；次服八珍汤。

【功效】补血活血，疏肝理气。

【主治】妇人廿九三十岁，连年生育，气散血虚胃热，或因劳伤，以致经脉不和，或二三月不行，不时腹痛，结成血块，日倦夜热，饮食不思。

红花当归汤

【来源】《叶氏女科》卷一

【组成】红花一钱　当归一钱　牛膝一钱　苏木一钱　川芎五分　枳壳六分，麸炒　莪术八分　赤芍八分　三棱八分　芫花八分

【用法】水煎，临卧服。

【功效】活血行气，破瘀消癥。

【主治】经来未尽腹痛。经来一半，余血未尽，腹中作痛，或发热，或不发热，乃气血俱实也。

虎骨熊油膏

【来源】《全国中药成药处方集》（沈阳方）

【组成】乳香二两　没药二两　冰片二两　当归二两　荆芥二两　全蝎二两　杜仲二两　莪术二两　藏红花二两　母丁香二两　肉桂二两　虎骨一架　麝香二两　熊油五斤　蜈蚣十条　白花蛇一盘　细辛一两　白芍二两　天麻二两　芫花二两　羌活二两　牛膝二两　青风藤二两　三棱二两

【用法】上药用香油二十斤熬至滴水成珠，再下黄丹收之，同时下入乳香、没药面。摊时每斤油兑入梅片四分，麝香四分，每贴重量净油大者二钱八分，小者减半。外用摊贴。

【功效】祛风散寒，通窍止痛。

【主治】筋骨疼痛，麻痹不仁，癥瘕腹痛，四肢拘挛，肩背风湿，腰腿

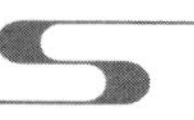

寒痛。

琥珀散

【来源】《普济本事方》卷十

【组成】荆三棱　蓬莪术　赤芍药　刘寄奴去梗　牡丹皮　官桂　熟干地黄　菊花　真蒲黄　当归干称，细锉，各一两

【用法】上药前五味，用乌豆一升，生姜半斤（切片），用米醋四升同煮，豆烂为度，焙干，入后五味，同为末。每服二钱，空心、食前温酒调下。若是寻常血气痛，只一服；产后血冲心，二服便下。

【功效】逐瘀止痛。

【主治】妇人月经壅滞，每发心腹脐疞痛不可忍；产后恶露不快，血上抢心，迷闷不省，气绝欲死。

琥珀丸

【来源】《严氏济生方》卷六

【组成】琥珀别研　白芍药　川乌炮，去皮　川牛膝去芦，酒浸　鳖甲醋炙　蓬莪术炮　当归去芦，酒浸　厚朴姜制，炒，各一两　木香不见火　泽兰叶　官桂不见火，各半两　麝香别研，五分

【用法】上为细末，酒糊为丸，如梧桐子大。每服七十丸，空心温酒、米饮任下。

【功效】破瘀消癥。

【主治】妇人血瘕，腹中有块，攻刺小腹，痛重，或腰背相引而痛，久而不治，黄瘦羸乏。

化积散

【来源】《全国中药成药处方集》（济南方）

【组成】槟榔十斤　三棱五斤　莪术五斤

【用法】上为细末，每斤加巴豆霜一两六钱。每服一钱，红糖水送下。小儿酌减。

【功效】行气消癥。

【主治】男妇五积六聚，癥瘕痃癖；小儿乳积、食积、虫积，积聚痞块。

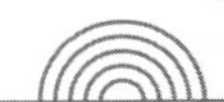

化痞膏（一）

【来源】《疡医大全》卷二十一

【组成】生大黄一两　半夏　荆三棱　苏木　穿山甲　陈皮　当归尾　全蝎　番木鳖　红花　陈枳壳　厚朴　蓬莪术　血余　大贝母　川乌　天南星　香附　赤芍药　草乌　坚槟榔各三钱　蜈蚣十条　巴豆仁五十粒　大鳖一个，切四块　桃枝　杨枝　槐枝各十寸　葱十根　水红花子五钱　白凤仙根五根

【用法】麻油三斤同煎，药枯去滓，再入东丹二十四两收膏，取起冷定，入后药：阿魏、苏合油各五钱，血竭、真没药（去油）、肉桂、孩儿茶、潮脑、滴乳香（去油）、虎骨（煅）、青黛各三钱，冰片、麝香、干漆各二钱，皮硝一两，瓦楞子（煅）三钱，共研极细，筛入膏内，搅匀，摊贴。

【功效】化瘀消积。

【主治】痞积癥瘕。

化痞膏（二）

【来源】《疡医大全》卷二十一引刘长随方

【组成】当归尾一两　红花一两　金银花一两　三棱一两　白芥子一两　莪术一两　胡芦巴一两　昆布一两　生地黄一两　桃仁一两　乱头发一两　大黄一两　熟地黄一两　鳖甲一两　穿山甲一两　海藻三钱　两头尖三钱　阿魏三钱　蓖麻子三钱　川乌三钱　巴豆仁三钱　黄连三钱　天南星三钱　漏芦三钱　大贝母三钱　半夏三钱　川萆薢三钱　大戟三钱　胡黄连三钱　甘遂三钱　凤仙子三钱　芫花三钱　海浮石三钱　阿胶三钱　威灵仙三钱　槟榔三钱　直僵蚕三钱　全蝎三钱　瓜儿竭三钱　乳香去油，三钱　粉甘草三钱　金线重楼三钱　没药去油，三钱　土木鳖三十个　番木鳖三十个　独蒜三十个　蜈蚣三十条　水红花子四两　鲜商陆八两　活鲫鱼一个（重半斤）　麻油一斤　黄丹飞，晒，炒，一斤半　麝香一钱

【用法】上药除乳、没、竭、麝、阿魏五味另研收贮，临摊掺膏药上，群药同油熬膏法修合。

【功效】破瘀消积。

【主治】痞积癥瘕。

化痞丸

【来源】《疡医大全》卷二十一引刘长随方

【组成】莪术醋炒　海浮石煅　瓦楞子煅　干漆　大茴香　山楂　穿山甲　丁香　五灵脂　白芷　陈皮　延胡索　木香　牡丹皮　青皮　桔梗　枳壳　胡椒　神曲　蒲黄　香附　桃仁　红花　川芎　当归　厚朴　砂仁　鳖甲醋炒　朴消各三钱　阿魏五钱　小茴香　赤芍药　使君子净肉　桂皮　铁花粉各四两　水红花子四两

【用法】上为末，皂荚煎汤为丸，如梧桐子大。每服三十丸，壮实人可加至四五十丸，俱酒送下，一日三次。一料可治二人。

【功效】散结消癥。

【主治】痞积癥瘕。

化癥丸

【来源】《续本事方》卷一

【组成】巴豆五两，去油膜　蓬莪术三两，醋煮　荆三棱三两，醋煮　丁香皮二两　木香一两半　厚朴三两　石菖蒲二两　良姜一两　虻虫一两半　川牛膝一两　香附子四两　石莲二两

【用法】上为细末，稀面糊为丸，如小绿豆大。积年癥瘕成块，第一服用熟水下二十丸，自后每日三丸五丸，更量虚实加减与之，五日去尽积块；日近脾胃有积者，每服五丸，饭饮吞下，一服取效；妇人血气成块及血瘕，每服二十丸，苏木同酒、童子便各一半，煎五七沸令温，空心吞下，自后每日用温酒送下三丸，其血块遂旋消，从大小二便去尽自知；小儿蛔虫腹痛不能忍，日夜叫唤，百药不救者，橘皮汤送下七丸，诸虫皆下，常服，白汤或姜汤送下三五丸；中酒及酒积，大便鲊臭者，白汤、旧酒各半，吞下七丸；一切噎塞，心下硬痛，皆用枣汤送下五丸，不拘时候。

【功效】行气，破瘀，消癥。

【主治】丈夫、妇人、小儿年深日近，沉积癥块，面色黄青，时上抢心，吐水吞酸，舌生白沫，妇人积年月经不调，渐成血气或蛊块，中焦之间，覆如杯碗，连年累月，渐至瘦瘠，寒热往来，一切脾胃受寒，久不痊愈之疾。

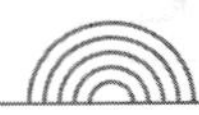

鸡鸣遇仙丹

【来源】《北京市中药成方选集》

【组成】黑丑炒，一百九十二两 牙皂角十二两 槟榔二十四两 枳壳炒，四十八两 茵陈十二两 大黄二十四两 木香二十四两 橘皮四十八两 三棱炒，二十四两 莪术炙，二十四两

【用法】上为细末，过箩，用冷开水泛为小丸。每服二钱，温开水送下。孕妇忌服。

【功效】行气化痰，化积消癥。

【主治】癥瘕积聚，胸满腹胀，痰涎堵塞，反胃呕吐。

积气丹

【来源】《黄帝素问宣明论方》卷七

【组成】槟榔二个 芫花一两 硇砂二钱 巴豆二钱半，生 青皮去白，三钱 陈皮三钱 蓬莪术一两 鸡爪黄连一两 京三棱一两 章柳根一两 牛膝一两 肉豆蔻三个 大戟半两 川大黄半两 甘遂半两 白牵牛半两 干姜半两 青礞石半两 干漆半两 木香二钱半 石菖蒲三钱

【用法】上为末，醋面糊为丸，如梧桐子大。每服一丸，临卧烧枣汤送下，每夜一丸或二丸。候肚内作声，病退为度。

【功效】行气，破瘀，消积。

【主治】一切新久沉积气块，面黄黑瘦，诸气无力，癥瘕积聚，口吐酸水。

加减莪术散

【来源】《胎产新书》

【组成】当归二钱 莪术二钱 延胡索二钱 熟地二钱 枳壳二钱 青皮二钱 白术二钱 黄芩二钱 川芎三钱 三棱三钱 小茴三钱 砂仁三钱 干漆一钱 红花一钱 香附五钱 甘草二钱

【用法】上为末。每日服三钱，空心酒送下。

【功效】散瘀血，温调血脉。

【主治】妇人三十八九，经水断绝，腹中有块疼痛，头晕眼花，饮食不思。

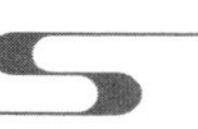

加减温经汤

【来源】《中医妇科治疗学》

【组成】当归三钱　川芎三钱　桂心三钱　芍药三钱　莪术醋炒，三钱　党参三钱　牛膝二钱　甘草炙，二钱

【用法】水煎服。

【功效】温经行血。

【主治】积冷脏寒所致的经闭，少腹冷痛拒按，喜热熨，脉沉紧者。

加减香棱丸

【来源】《中医妇科治疗学》

【组成】木香二钱　丁香二钱　三棱二钱　枳壳二钱　青皮二钱　川楝肉二钱　茴香一钱　台乌三钱　香附三钱　莪术三钱

【用法】水煎，空腹时温服。

【功效】理气行滞，活血消癥。

【主治】肝肾气郁，少腹两侧疼痛，拒按，有块不坚，推之可移，胸胁胀痛，痞满不思食，有时少腹中部亦痛，但不拒按，月经后期，舌淡苔白，脉弦滑。

加味温经汤

【来源】《竹林女科》卷一

【组成】当归尾一钱　赤芍一钱　川牛膝一钱　肉桂一钱　莪术醋炙，一钱　破故纸盐水炒，一钱　小茴香一钱　香附四制者，一钱　乌药炒，一钱　川芎一钱　甘草五分　生姜三片

【用法】水煎服。

【功效】温经散寒，活血祛瘀。

【主治】石瘕。经来之后，寒入阴户，客于胞宫，血凝不行而腹渐大，如有胎孕，在壮盛之妇，半年之后气力强健，不治自消，若虚弱者，必成肿胀。

见晛丸

【来源】《产育宝庆集》卷上

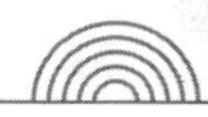

【组成】姜黄　京三棱　荜澄茄　陈皮去白　高良姜　人参　蓬莪术各等分

【用法】上为末，用细切萝卜慢火煮令烂，研细，将汁煮糊为丸，如梧桐子大。

【功效】行气活血，消食和胃。

【主治】产后口干烦渴，心下痞闷，因荣卫大虚，血气未定，食面太早，胃不能消化，面毒结聚于胃脘，上熏胸中所致者。

经验万病无忧散

【来源】《普济方》卷二五六引《医学切问》

【组成】槟榔二两　雷丸二两　贯众二两　大腹皮二两　京三棱二钱　蓬莪术二钱　鹤虱二钱　木香二钱　甘草四两　大黄十两，炒　粉霜二钱　牵牛头末，一两半，生者

【用法】上为细末。每服五钱，五更初，鸡不叫，人不知，井华水调下，天明时取下，其病自出，恶物自下，然后补之。忌生冷。

【功效】行气消积。

【主治】沉重气块，水肿、血蛊、气膨，小肠膀胱偏坠，奔豚气，胃胀，脚气，下嗝气翻胃吐食，心气疼痛，肺胀咳嗽，吐血鼻衄，肠风下血，五淋腰疼，三十六种风，二十四般气；妇人赤白带下，癥瘕血块。

开郁二陈汤（一）

【来源】《万氏女科》卷一

【组成】陈皮　白茯苓　苍术　香附　川芎各一钱　半夏　青皮　莪术　槟榔各七分　甘草　木香各五分

【用法】生姜为引。

【功效】理气化痰，破瘀消癥。

【主治】气郁血闭，经闭不行。

开郁二陈汤（二）

【来源】《竹林女科》卷一

【组成】苍术一钱　香附童便制，一钱　川芎一钱　青皮七分　莪术七分　槟榔七分　木香五分

【用法】生姜为引。

【功效】开郁行滞。

【主治】形瘦血郁经闭。

棱莪散

【来源】《镐京直指》

【组成】蓬莪术三钱　荆三棱三钱　延胡索三钱　山楂肉三钱　制香附三钱　茜草根四钱　瓦楞子六钱，煅　制川朴一钱　红木香一钱五分　土鳖虫三钱

【用法】上为细末，口服。

【功效】祛瘀行气。

【主治】肝气日久，脾土受戕，气竭伤血，血瘀阻气，胀而转肿，腹中常痛，脉弦细涩，大便滞塞，及癥瘕胀病。

棱莪消积汤

【来源】《妇产科学》

【组成】三棱三钱　莪术三钱　丹参三钱　赤芍三钱　延胡索三钱　丹皮三钱　桃仁四至五钱　苡仁四至五钱　红藤一两　败酱草一两

【用法】根据病情进展情况，每日可给一至二剂，每剂二汁，每 4 ～ 8 小时一次。

【功效】破瘀理气，清化湿热。

【主治】盆腔炎癥瘕期。

理冲汤

【来源】《医学衷中参西录》上册

【组成】生黄芪三钱　党参二钱　于术二钱　生山药五钱　天花粉四钱　知母四钱　三棱三钱　莪术三钱　生鸡内金黄者，三钱

【用法】用水三盅，煎至将成，加好醋少许，滚数沸服。

【功效】益气行血，调经祛瘀。

【主治】妇人经闭不行，或产后恶露不尽，结为癥瘕，以致阴虚作热，阳虚作冷，食少劳嗽，虚证沓来，室女月闭血枯，男子痨瘵，一切脏腑癥瘕、积聚、气郁、脾弱、满闷、痞胀，不能饮食。

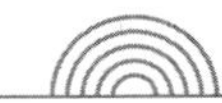

理冲丸

【来源】《医学衷中参西录》上册

【组成】水蛭不用炙，一两　生黄芪一两半　生三棱五钱　生莪术五钱　当归六钱　知母六钱　生桃仁带皮尖，六钱

【用法】上药七味，共为细末，炼蜜为丸，桐子大。开水送服二钱，早、晚各一次。

【功效】益气养血，化瘀消癥。

【主治】妇人经闭不行，或产后恶露不尽，结为癥瘕，以致阴虚作热，阳虚作冷，食少劳嗽，虚证沓来，室女月闭血枯，男子痨瘵，一切脏腑癥瘕、积聚、气郁、脾弱、满闷、痞胀，不能饮食。

木槟汤

【来源】《医学入门》卷八

【组成】木香　槟榔　玄胡索　金铃子　三棱　莪术　厚朴　桔梗　川芎　当归　白芍　黄芩　甘草各等分

【用法】水煎服。

【功效】行气，活血，止痛。

【主治】产后心痛，七情感伤，血与气并。

木香调胃散

【来源】《胎产新书》

【组成】木香钱半　陈皮钱半　甘草钱半　三棱一钱　莪术一钱　车前子一钱　大腹皮一钱　红豆一钱　砂仁一钱　苍术一钱　木通一钱　山楂一钱　萆薢一钱　姜皮五分

【用法】空心服。

【功效】活血通经，利水消肿。

【主治】经来遍身浮肿。

蟠葱散

【来源】《太平惠民和剂局方》卷三（新添诸局经验秘方）

【组成】延胡索三两　苍术米泔浸一宿，去皮，半斤　甘草爁，半斤　莪术六两　三棱煨，六两　青皮去白，六两　丁皮四两　缩砂去皮，四两　槟榔四两　肉桂去粗皮，二两　干姜炮，二两

【用法】上为末，每服二钱，水一盏，连根葱白一茎，煎七分，空心、食前稍热服。

【功效】温经止痛，行气消积。

【主治】脾胃虚冷，攻筑心腹，连胁肋刺痛，胸膈痞闷，背膊连项拘急疼痛，不思饮食，时或呕逆，霍乱转筋，腹冷泄泻，膀胱气刺，小肠及外肾肿痛；及治妇人血气攻刺，癥瘕块硬，带下赤白，或发寒热，胎前产后恶血不止，脐腹疼痛；一切虚冷，不思饮食。

清热调血汤（一）

【来源】《古今医鉴》卷十一

【组成】当归　川芎　白芍　地黄　黄连　香附　桃仁　红花　延胡索　牡丹皮　蓬莪术

【用法】上作一剂。水煎，温服。

【功效】清热养血，化瘀止痛。

【主治】妇人经水将来，腹中阵阵作痛，乍作乍止，气血俱实。

清热调血汤（二）

【来源】《古今医鉴》卷十一

【组成】当归　川芎　白芍药　生地黄　黄连　香附　桃仁　红花　延胡索　牡丹皮　蓬莪术

【用法】上作一剂。水煎，温服。

【功效】清热养血，化瘀止痛。

【主治】妇人经水将来，腹中阵阵作痛，乍作乍止，气血俱实。

神仙一块气

【来源】《万病回春》卷三

【组成】青皮　陈皮　三棱炒　香附童便浸，炒　莪术各一两　神曲　麦芽炒　萝卜子炒　白丑取头末　槟榔　郁金　黄连各五钱　枳实　百草霜　皂角各二钱五分

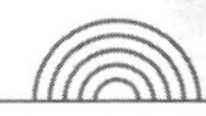

【用法】上为细末，面糊为丸，如绿豆大，每服二十五或三十丸，视疾上下，为食后先，热酒、姜汤任下。

【功效】消食化滞，行气解郁。

【主治】噎嗝痞满，胸胁刺痛，癥瘕疝气，食积不消等病。

四君子汤加味

【来源】曾广盛方

【组成】党参30克　白术24克　茯苓15克　甘草9克　莪术60克　三棱30克　牛膝15克

【用法】水煎服，每日一剂，日服二次。

【功效】益气健脾，祛瘀通络。

【主治】脾虚湿阻，瘀血阻滞胞宫。

调经琥珀汤

【来源】《妇科玉尺》卷一

【组成】三棱　莪术　白芍　刘寄奴　当归　熟地　官桂　甘菊　延胡索　蒲黄

【用法】水煎服。

【功效】理气调经，破瘀消癥。

【主治】闭经。

调经回春膏

【来源】《北京市中药成方选集》

【组成】当归三两　生地一两　肉桂去粗皮一两　厚朴一两　全蝎一两　白芷一两　玄胡一两　防风一两　蓖麻子一两　杏仁一两　花粉一两　白芍一两　黄柏一两　玄参去芦一两　草乌一两　乌药一两　川芎一两　丹参一两　丝瓜络一两　细辛五钱　独活五钱　羌活五钱　枳实五钱　山甲六钱　桃仁六钱　三棱六钱　莪术六钱　红花六钱　牛膝六钱　黄连八钱　猪牙皂八钱　槟榔八钱　大黄一两四钱　川乌一两四钱　木香一两四钱　香附二两　益母草二两　熟地二两。上药酌于碎断，用香油三百二十两炸枯，过滤去滓，炼至滴水成珠，春用黄丹一百三十八两，秋用黄丹一百三十六两，搅匀成膏，取也放入冷水中，出火毒后，加热熔化，兑细料粉：

丁香七钱　干姜二钱　阿魏一钱　乳香二钱　没药二钱　血竭二钱　肉桂去粗皮，四两　冰片六钱　麝香二钱

【用法】上研为细粉，每十六两膏油，兑药粉八钱，搅匀摊贴，大张六钱，小张四钱。贴脐上。

【功效】理气通经，化瘀止痛。

【主治】月经不调，血色不正，瘀血结块，胁胀腹痛。

调经养血丸

【来源】《万病回春》卷六

【组成】香附十二两，酒，醋，盐汤，童便各浸三日，取出炒　当归酒洗，二两　白芍酒炒，二两　川芎一两　生地黄酒洗，二两　茯苓去皮，一两　白芷一两　牡丹皮酒洗，一两　干姜炒，一两　肉桂一两　红花一两　桃仁泡去皮，一两　延胡索六钱　没药一两　半夏香油炒，一两　甘草炙，一两　小茴炒，三钱　莪术煨，醋炒五钱　阿胶蛤粉炒成珠，一两

【用法】上为末，醋糊为丸。每服八十丸，空心，白汤、黄酒任下。

【功效】养血调经，散寒止痛。

【主治】妇女经脉不行或不调、或前或后，赤白带下，久不成孕。

通经甘露丸

【来源】《慈禧光绪医方选议》

【组成】当归八两　丹皮四两　枳壳二两　陈皮三两　五灵脂三两　砂仁二两　熟地四两　生地四两　元胡四两，炙　熟军八两　赤芍三两　青皮三两　香附一斤半，炙　炮姜二两　桂心二两　三棱八两　莪术八两　甘草二两　藏红花二两

【用法】以醋三斤，煮苏木四两取汁，泛为小丸。

【功效】活血化瘀，理气消癥。

【主治】妇人月经不通，或有癥瘕癖块，少腹胀痛，骨蒸劳热。

通经丸

【来源】《竹林女科》卷一

【组成】三棱醋炒　莪术醋炒　当归酒洗　川芎　赤芍　穿山甲炒　芫花

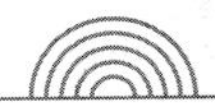

刘寄奴

【用法】粳米糊为丸，酒送下。

【功效】破血通经。

【主治】室女月经初来，不知保养，误饮冷水或用冷水洗衣、洗手，血见冷而凝，以致经闭，面色青黄，遍身浮肿。

温经汤

【来源】《妇人大全良方》卷一

【组成】当归　川芎　芍药　桂心　牡丹皮　莪术各半两　人参　甘草　牛膝各一两

【用法】水煎服。

【功效】温经养血，化瘀止痛。

【主治】妇人经道不通，绕脐寒疝痛彻，其脉沉紧。

乌鸡煎丸

【来源】《太平惠民和剂局方》卷九（续添诸局经验秘方）

【组成】乌雄鸡一个　乌药　石床　牡丹皮　人参去芦　白术　黄芪各一两　苍术米泔浸，切，焙一两半　海桐皮　肉桂去粗皮　附子炮，去皮，脐　白芍药　蓬莪术　川乌炮　红花　陈皮各二两　延胡索　木香　琥珀　熟干地黄洗，焙　肉豆蔻　草果各半两

【用法】上锉细，用乌鸡一只，烫去毛及肠肚，将上件药，安放鸡肚中，用新瓷罐、好酒一斗，同煮令干，去鸡骨，以油单盛，焙干为细末，炼蜜为丸，如梧桐子大。每服三十丸，胎前、产后伤寒，蜜糖酒送下；胎前气闷壮热，炒姜酒送下；赤白带下，生姜、地黄煮酒送下；产后败血攻心，童便炒姜酒送下；产后血块攻筑，心腹疼痛，延胡索酒送下；胎前呕逆，姜汤送下；催生，炒蜀葵子酒送下；安胎，盐酒送下；室女经脉当通不通，四肢疼痛，煎红花酒送下；血气攻刺，心腹疼痛，煎当归酒送下；血晕，棕榈烧灰酒送下；血邪，研朱砂、麝香，酒送下；血闷，煎乌梅汤，朱砂送下；子宫久冷，温酒或枣汤送下，空腹日一服；血风劳，人参酒送下；心腹疞痛，炒茴香盐酒送下；血散四肢，遍身虚浮黄肿，赤小豆酒送下；常服，温酒、醋汤任下，并空心食前服。

【功效】理气活血，温经通脉。

【主治】妇人胎前产后诸般疾患。

乌金丸

【来源】《慈禧光绪医方选议》引《良方集成》

【组成】台乌　熟大黄　人参　莪术　三棱　赤药　黄芩　延胡索　丹皮　阿胶　蒲黄　香附　乌豆衣　生地忌铁器　川芎各三两　刘寄奴　蕲艾　白扁豆各二两，以上用苏木水炙

【用法】上为细末，炼蜜为丸，每丸重一钱，蜡皮封固。

【功效】理气解郁，活血调经。

【主治】妇人七情抑郁，气滞食减，口苦咽燥，五心烦热，面黄肌瘦，胸胁刺痛，崩漏带下。

消积通经丸

【来源】《鲁府禁方》卷三

【组成】南香附醋炒，十两　艾叶醋炒，二两　当归酒洗，二两　南芎一两　赤芍一两　生地二两　桃仁去皮，一两　红花酒洗，一两　三棱酣炒，一两　莪术醋炒，一两　干漆炒，一两

【用法】上为细末，醋糊为丸，如梧桐子大。每服八十丸，临卧淡醋汤送下。

【功效】调经行血，温中化瘀。

【主治】经闭。

泽兰丸

【来源】《圣济总录》卷一五一

【组成】泽兰叶　牡丹皮　川芎　当归切，焙　延胡索　蓬莪术炮，锉　京三棱炮，锉　芍药　熟干地黄焙，各一两　桂去粗皮　青橘皮去白，炒　乌头炮裂，去皮，脐，各三分

【用法】上为细末，酒糊为丸，如梧桐子大。每服二十丸，空心、食前温酒送下。

【功效】养血祛瘀，散寒止痛。

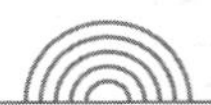

【主治】室女血气不调，经止后复来，脐腹冷疼。

撞气阿魏圆

【来源】《太平惠民和剂局方》卷三（绍兴续添方）

【组成】茴香炒　青皮去白　甘草炒　蓬莪术炮　川芎　陈皮去白，各一两　白芷半两　丁香皮炮，一两　缩砂仁　肉桂去皮，各半两　生姜切作片子，用盐半两腌一宿，炒黑色，四两　胡椒　阿魏醋浸一宿，以面同为糊，各二钱半

【用法】上为末，用阿魏糊丸，如芡实大，每药丸一斤，用朱砂七钱为衣。丈夫气痛，炒姜盐汤下一至二粒；妇人血气，醋汤送下；常服一粒，嚼烂，茶、酒任下。

【功效】行气活血，散寒止痛。

【主治】五种噎疾，九般心痛，痃癖气块，冷气攻刺，及脾胃停寒，胸满膨胀，腹痛肠鸣，呕吐酸水，丈夫小肠气，妇人血气、血刺等疾。